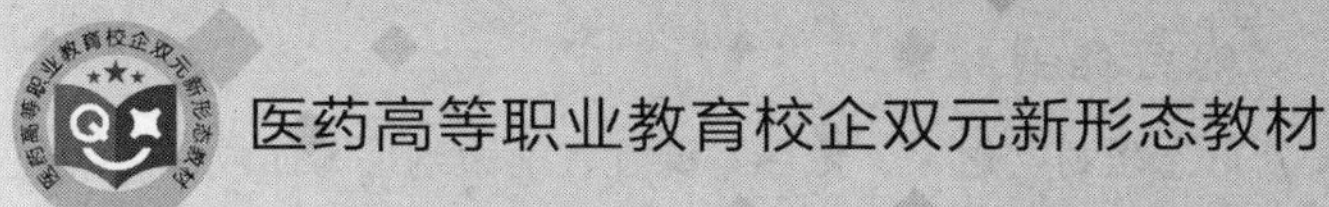
医药高等职业教育校企双元新形态教材

女性生殖健康护理技能指导

（供护理及助产专业用）

主　　编　姚伟妍　唐　娟

副 主 编　高丽玲　曹俊艳

编　　者　（以姓氏笔画为序）

庄佳娥（惠州卫生职业技术学院）

刘　珍（济南阳光大姐服务有限责任公司）

刘秋霞（惠州卫生职业技术学院）

吴　萍（惠州卫生职业技术学院）

陈　珏（贝瑞佳月子会所广东惠州分店）

陈玉莲（惠州市第一妇幼保健院）

姚伟妍（惠州卫生职业技术学院）

高丽玲（惠州卫生职业技术学院）

唐　娟（惠州卫生职业技术学院）

曹俊艳（惠州市惠城区树和瑜伽馆）

廖葵丽（惠州卫生职业技术学院）

编写秘书　庄佳娥（惠州卫生职业技术学院）

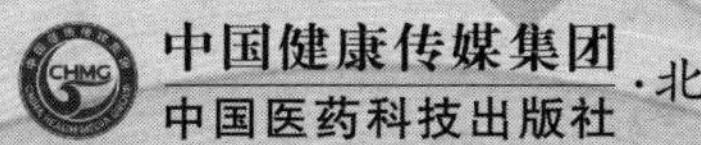

中国健康传媒集团
中国医药科技出版社 ·北京

内容提要

本教材是“医学高等职业教育校企双元新形态教材”之一，依照本课程教学大纲编写而成，主要包括产科护理技能和妇科护理技能两个模块，共6个项目、54个任务。内容与国家护士执业资格考试接轨，参照全国助产士规范化培训标准、最新的专家共识及诊治指南，强调对接临床岗位需求，体现了科学性、先进性和适用性。本教材为书网融合教材，即纸质教材有机融合数字教材，教学配套资源（PPT、微课、视频、思维导图等），题库系统，数字化教学服务（在线教学、在线作业、在线考试），从而使教材内容更加立体化、多样化，易教易学。

本教材主要供高等职业院校护理及助产专业师生教学使用，也可作为相关专业人员的参考用书。

图书在版编目（CIP）数据

女性生殖健康护理技能指导 / 姚伟妍，唐娟主编 . —北京：中国医药科技出版社，2022.12（2025. 8 重印）.

医药高等职业教育校企双元新形态教材

ISBN 978-7-5214-3636-5

Ⅰ. ①女… Ⅱ. ①姚… ②唐… Ⅲ. ①女性—生殖医学—护理学—高等职业教育—教学参考资料 Ⅳ. ① R473.71

中国版本图书馆 CIP 数据核字（2022）第 230512 号

美术编辑 陈君杞

版式设计 南博文化

出版 **中国健康传媒集团** | 中国医药科技出版社

地址 北京市海淀区文慧园北路甲22号

邮编 100082

电话 发行：010-62227427 邮购：010-62236938

网址 www.cmstp.com

规格 787×1092mm $^1/_{16}$

印张 14 $^1/_2$

字数 326千字

版次 2022年12月第1版

印次 2025年8月第2次印刷

印刷 三河市万龙印装有限公司

经销 全国各地新华书店

书号 ISBN 978-7-5214-3636-5

定价 55.00 元

版权所有 盗版必究

举报电话：010-62228771

本社图书如存在印装质量问题请与本社联系调换

获取新书信息、投稿、为图书纠错，请扫码联系我们。

数字化教材编委会

主　　编　姚伟妍　唐　娟

副 主 编　高丽玲　曹俊艳

编　　者（以姓氏笔画为序）

庄佳娥（惠州卫生职业技术学院）

刘　珍（济南阳光大姐服务有限责任公司）

刘秋霞（惠州卫生职业技术学院）

吴　萍（惠州卫生职业技术学院）

陈　珏（贝瑞佳月子会所广东惠州分店）

陈玉莲（惠州市第一妇幼保健院）

姚伟妍（惠州卫生职业技术学院）

高丽玲（惠州卫生职业技术学院）

唐　娟（惠州卫生职业技术学院）

曹俊艳（惠州市惠城区树和瑜伽馆）

廖葵丽（惠州卫生职业技术学院）

编写秘书　庄佳娥（惠州卫生职业技术学院）

前言

为了更好贯彻落实《健康中国行动（2019—2030年）》和《全国护理事业发展规划（2021—2025年）》，培养高素质、复合型、技能型女性生殖健康护理专业人才，根据《“十四五”职业教育规划教材建设实施方案》、“十四五”时期全面推进健康中国建设对护理事业发展新要求，惠州卫生职业技术学院组织多年从事女性生殖健康护理、临床工作和产妇康复中心的一线教师共同完成《女性生殖健康护理技能指导》的编写，旨在引导学生女性生殖健康护理操作技能的教学课程思政思想，培养学生专业精神、职业精神和工匠精神，强化临床与日常生活护理操作技能的培训，对巩固女性生殖健康理论知识与提高学生的女性生殖健康护理操作技能具有重要意义，是《妇产科护理》主干教材的重要辅助与拓展资源。

本教材分为产科护理和妇科护理技能两部分。产科护理技能分为产前、产时、产后三个护理实训项目，共包括39个工作任务；妇科护理技能分为妇科一般护理技能、妇科常用诊疗技术护理、计划生育护理三个护理实训项目，共15个工作任务。按照章节主要内容在主干教材中出现的顺序进行编排，融入“母婴护理1+X证书、护士资格考试大纲、母婴护理竞赛、产妇康复”内容，不仅可以更好地体现该书与主干教材的紧密联系，也有助于学生将临床护理技能、日常生活护理技能与理论知识的学习有效地结合。每个任务统一按照护理操作流程编写，各任务主要包括情景导入、工作任务、任务目标、操作前准备、操作方法、操作后处理、注意事项、思考题、操作考核评分标准与评价表等；每个操作任务从女性生殖健康护理职业岗位的实际需要出发，突出护理技能专业特色，贴近临床、贴近岗位，实用性强。

本教材可供中高职护理、助产专业师生教学使用，也可作为在职护理人员、产后康复及母婴护理人员学习使用的参考书。

本教材在编写过程中得到学校领导、临床一线工作者、母婴护理行业人员的大力支持和帮助，在此谨致真诚的谢意。由于编者水平所限，不妥之处在所难免，敬请广大读者提出宝贵意见，以便今后修订完善。

编　者

2022年8月

目　录

模块一　产科护理技能

模块二 妇科护理技能

模块一　产科护理技能

项目一　产前护理技能

任务一　女性生殖系统解剖

PPT

情景导入

黄女士，17岁，未婚。自诉至今尚未初潮，B超检查：子宫偏小，未发现其他异常。现担心自己生殖系统发育异常，来院咨询。

【工作任务】

1. 完成外阴检查。
2. 进行女性生殖器系统的健康宣教。

【任务目标】

知识目标	1. 熟悉外生殖器的大体解剖结构。 2. 掌握女性内生殖器的解剖和功能。 3. 了解内生殖器与邻近器官的关系。
能力目标	能够评估女性外、内生殖器官发育是否异常。
素质目标	1. 沟通有效、指导科学。 2. 关心、理解、尊重妇女。 3. 具有严谨细心的职业态度与职业奉献精神。

【操作前准备】

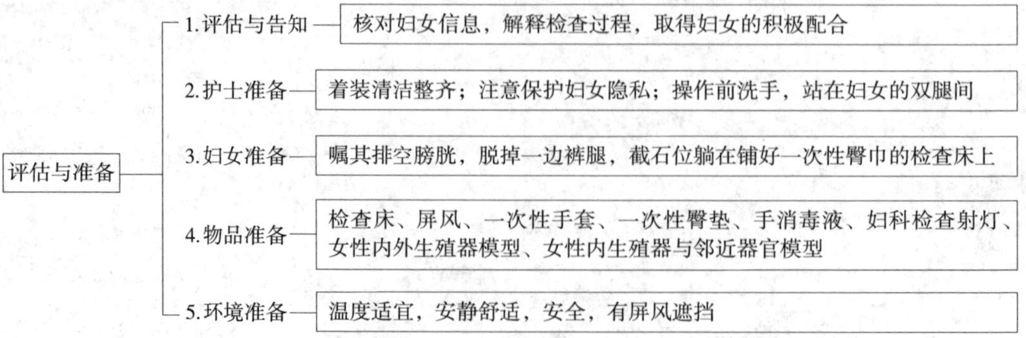

【操作方法】

认识女性生殖器

1. 外生殖器的解剖结构（图 1–1）： 阴阜（脂肪垫）、大阴唇（血运丰富）、小阴唇（神经极敏感）、阴蒂（性反应器官）、阴道前庭。不同类型处女膜结构（图 1–2）。

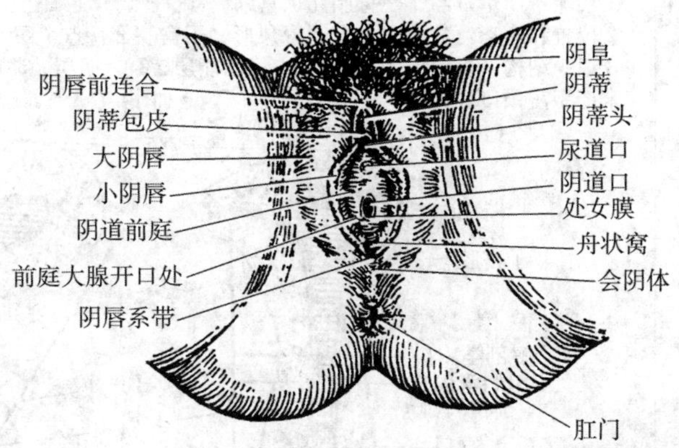

图 1–1　外生殖器结构

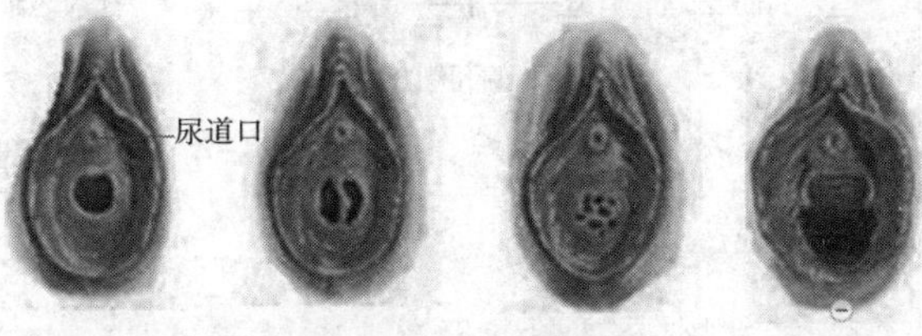

图 1–2　不同处女膜结构

2. 内生殖器的解剖结构（图 1–3）：阴道、子宫、输卵管、卵巢。

（1）阴道的解剖特点及功能

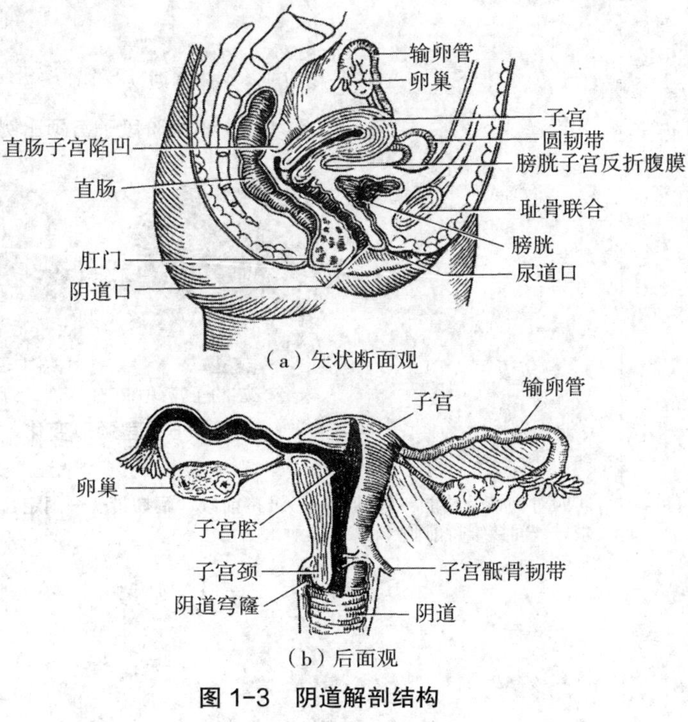

输卵管
卵巢
子宫
圆韧带
直肠子宫陷凹
膀胱子宫反折腹膜
直肠
耻骨联合
膀胱
肛门
尿道口
阴道口

（a）矢状断面观

输卵管
子宫
卵巢
子宫腔
子宫颈
子宫骶骨韧带
阴道穹窿
阴道

（b）后面观

图 1–3　阴道解剖结构

认识女性生殖器

①功能：经血排血、分娩通道、性交。
②解剖形态：前壁短（7~9cm）、后壁长（10~12cm）、上端包绕宫颈、后穹窿穿刺点。
③组织结构：分黏膜层、肌层、纤维层，黏膜层被覆复层鳞状上皮、无腺体、横形皱襞较多。
（2）子宫的解剖特点及功能：子宫的功能、位置和形态、组织结构。
①功能：产生月经、孕育胎儿、宫缩。
②位置和形态：盆腔中央，倒置梨形、子宫峡部特点（图1–4）。
③组织结构：黏膜层（基底层1/3、功能层2/3）、肌层、浆膜层；女性不同阶段宫颈变化（图1–5），未产型宫颈口呈圆型，已产型呈“一”型（图1–6）；

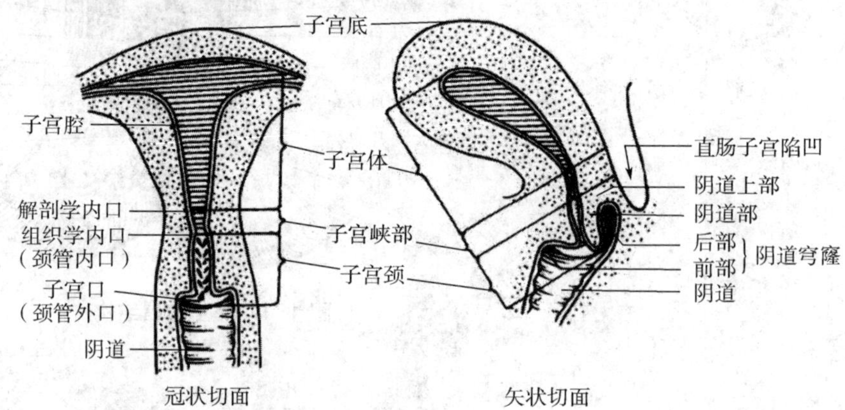

图1–4　子宫解剖结构

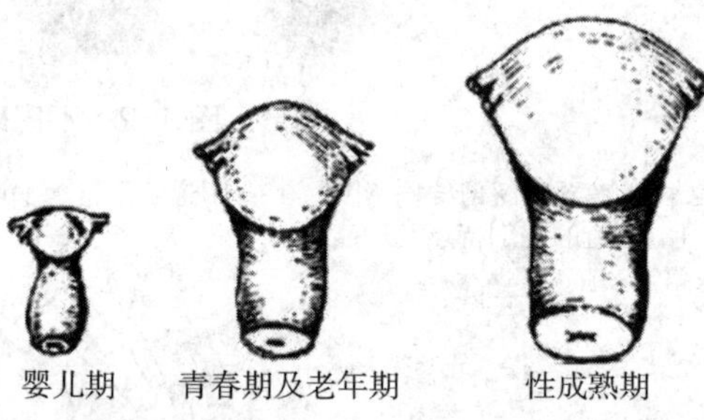

图1–5　不同阶段子宫颈比例变化

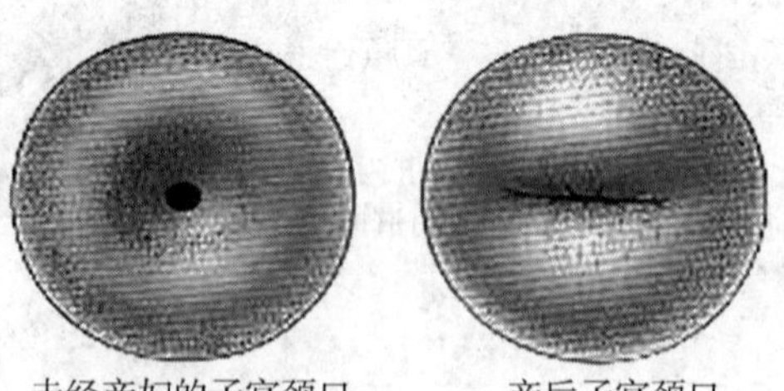

图1–6　宫颈口变化

④四对韧带及功能：圆韧带——维持前倾、阔韧带——固定宫体、主韧带——固定宫颈、宫骶韧带——间接维持前倾（图1–7）。

认识女性生殖器

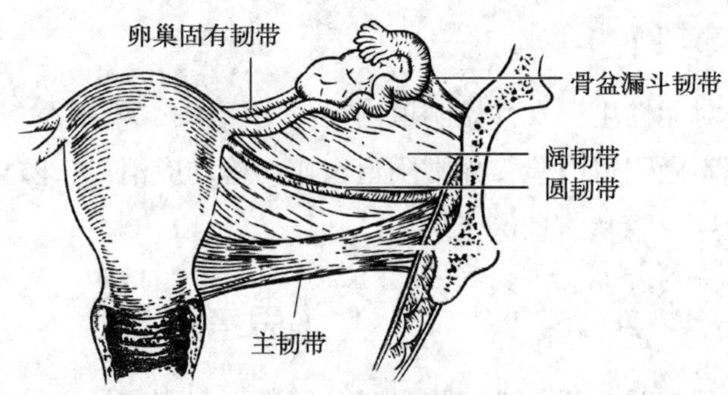

图 1-7　子宫韧带

（3）输卵管和卵巢的解剖特点

①输卵管的形态与功能、组织结构（图1-8）：由内向外依次为间质部、峡部、壶腹部、伞端。精卵结合，输送受精卵的管道。

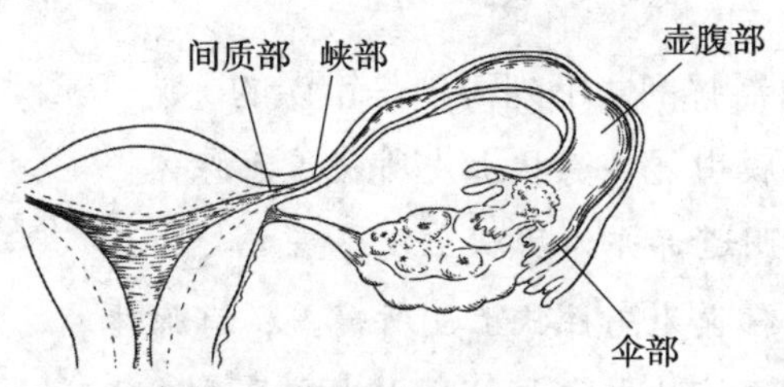

图 1-8　输卵管结构

②卵巢的形态与功能、组织结构（图1-9）：一对扁椭圆形腺体，表面无腹膜，皮质在外，髓质在内，皮质内有数以万计的卵泡。产生与排出卵子，分泌性激素。

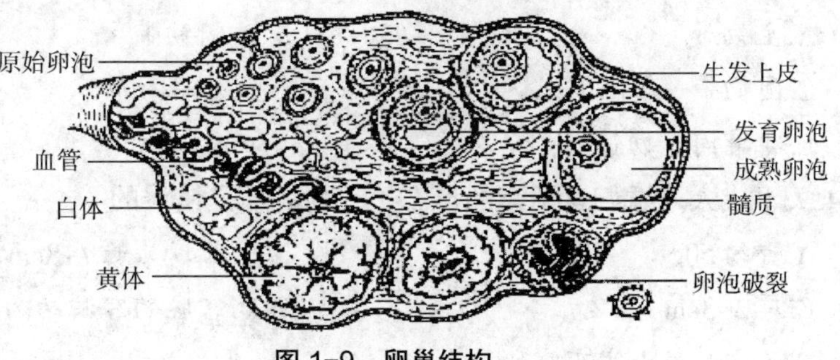

图 1-9　卵巢结构

3. 女性生殖器官与邻近器官的关系（图1-10）：尿道（邻近阴道）、膀胱（影响子宫位置）、输尿管（宫颈旁与子宫动脉交叉）、直肠（妇科手术易伤及）、阑尾（邻近附件，妊娠时其位置外上方移位）。

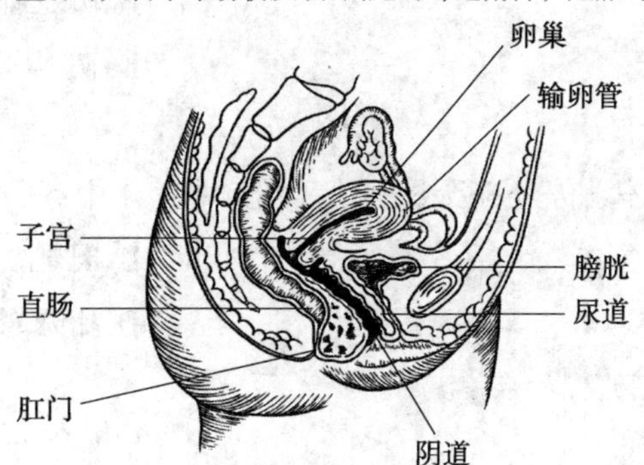

图 1-10　女性生殖器官邻近器官

【注意事项】

1.禁止对无性生活女性做阴道内检。

2.经期不做阴道内检，异常阴道出血内检均应消毒，防止发生医源性感染。

3.注意患者隐私信息保密。

【思考题】

1.做全子宫及单侧附件切除术时，切断下列哪项最不易损伤输尿管

A.骨盆漏斗韧带　　B.卵巢固有韧带

C.子宫骶骨韧带　　D.子宫动脉

E.主韧带

2.关于生殖器解剖，下列哪项是错误的

A.阴道黏膜由复层鳞状上皮所覆盖无腺体

B.子宫颈阴道部亦为鳞状上皮覆盖

C.宫颈管黏膜为高柱状上皮所覆盖，有腺体

D.宫颈外口鳞状上皮与柱状上皮交界处为宫颈癌好发部位

E.子宫峡部黏膜与宫颈黏膜相同

3.固定宫颈位置的重要韧带是

A.主韧带　　B.阔韧带

C.圆韧带　　D.宫骶韧带

E.卵巢固有韧带

4.关于成人未婚妇女子宫的形态，下列哪项是错误的

A.重约50g　　B.长度为长7~8cm，宽4~5cm

C.厚2~3cm　　D.宫腔的容积约为10ml

E.子宫腔呈上宽下窄的三角形

5.下列哪项不属于女性外生殖器

A.阴道　　B.阴道前庭

C.大阴唇　　D.阴阜

E.阴蒂

6.患者，27岁，停经56天，行人工流产术，术中穿破阴道前壁。最可能伤及的器官是

A.膀胱和尿道　　B.阑尾

C.直肠　　D.输尿管

E.乙状结肠

（吴　萍　姚伟妍）

任务二 骨盆测量

PPT

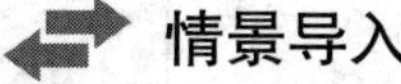
情景导入

李女士，25岁，孕1产0。平素月经规律，末次月经2022年9月1日，停经6周时有轻微恶心、食欲不振、疲乏困倦等症状出现，到我院就诊，确诊为“宫内早孕”，孕10周我院进行首次产检，进行骨盆外测量。

【工作任务】

1. 为该孕妇核实孕周。
2. 进行骨盆外测量，判断骨盆形态。
3. 该孕妇临产后入院，请为她进行骨盆内测量。

【任务目标】

知识目标	1. 掌握骨盆内外测量的径线名称、测量方法、正常值。 2. 熟悉骨盆内外测量临床意义。
能力目标	1. 评估孕妇骨盆形态、大小，以帮助孕妇选择最佳的分娩方式。 2. 能判断所测骨盆有无异常。
素质目标	1. 沟通有效、指导正确。 2. 关心、理解孕妇，珍视生命。 3. 具有严谨细心的职业态度与职业奉献精神。

【操作目的】

判断骨盆大小及其形态，决定胎儿能否经阴道分娩。

【适应证】

1. 骨盆外测量：首次产前检查常规进行骨盆外测量，间接了解骨盆的大小及形态。

2. 骨盆内测量：阴道分娩前或产时，需要进一步确定孕妇骨盆径线大小，以帮助孕妇选择最佳的分娩方式。

【操作前准备】

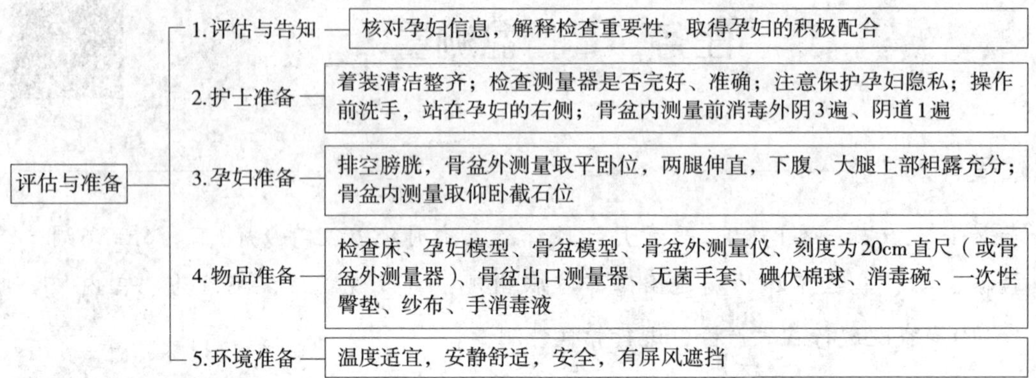

【操作方法】

骨盆外测量

1. 髂棘间径：孕妇取伸腿仰卧位，检查者两示指触摸到两侧髂前上棘外缘，将骨盆测量仪置于测量点进行测量数值，正常值为23~26cm（图1-11）。

2. 髂嵴间径：测量两髂嵴外缘最宽的距离。孕妇体位同上位，检查者持骨盆测量仪在孕妇两髂嵴外缘滑动，边滑动边看测量值变化，取其最大值，正常值为25~28cm（图1-12）。髂棘间径与髂嵴间径间接了解骨盆入口横径大小。

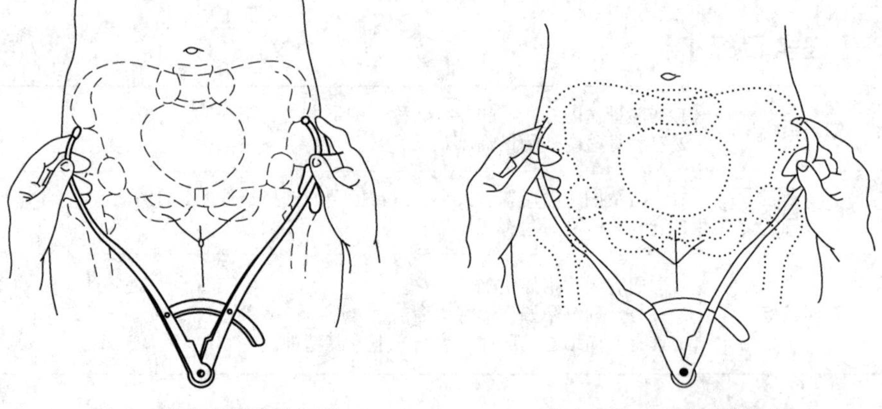

图 1-11　测量髂棘间径　　图 1-12　测量髂嵴间径

3. 骶耻外径：孕妇取左侧卧位，右腿伸直，左腿屈曲，检查者将骨盆测量仪分别置于耻骨联合上缘中点和第五腰椎棘突下（髂嵴最高点向下延线与脊柱相交点下1~1.5cm处标示或腰骶部米氏菱形窝的上角）的距离，轻轻深按，测得数值，正常值为18~20cm（图1-13）。此径线值间接了解骨盆入口前后径大小。

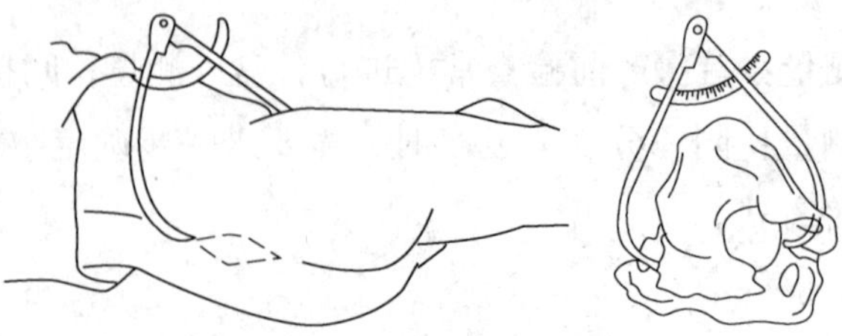

图 1-13　测量骶耻外径

骨盆外测量

4.坐骨结节间径：孕妇取仰卧位，两腿屈曲，双手抱膝。检查者将骨盆测量仪分别置于两侧坐骨结节内侧缘，查看测量的距离，正常值为8.5~9.5cm或可容纳成人一横拳（图1-14）。此径线值直接评估盆出口横径大小。

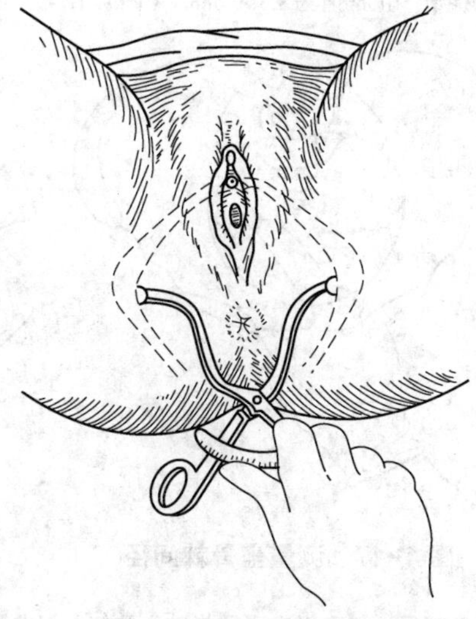

图 1-14　测量坐骨结节间径

5.耻骨弓角度：孕妇同上，检查者用两拇指尖斜着对拢放置于耻骨联合下缘，左右两拇指平放在耻骨降支，测量两拇指尖的角度，正常值为90°，小于80°为异常（图1-15）。此径线值反映骨盆出口横径宽度。

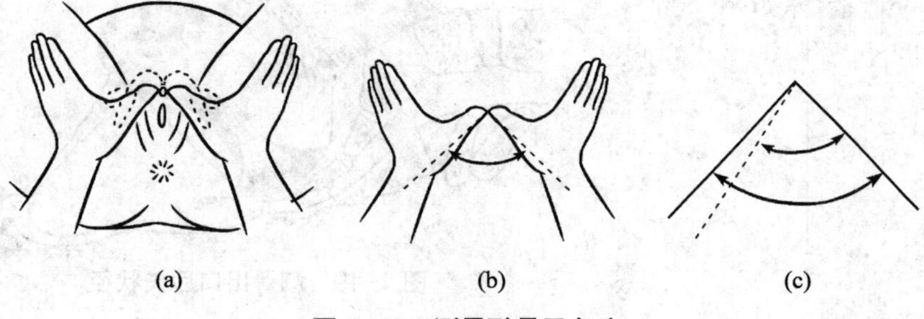

图 1-15　测量耻骨弓角度

骨盆内测量

1.对角径：孕妇取膀胱截石位，检查者戴消毒手套，无菌手套，一手示、中两指伸入阴道，用中指尖触到骶岬上缘中点，示指上缘紧贴耻骨下缘，另一手示指标记此接触点，抽出阴道内的手指，测量指尖到此接触点的距离，正常值为12.5~13cm（图1-16）。

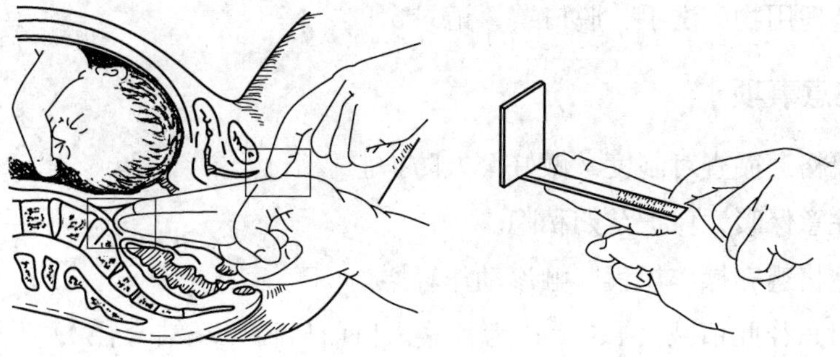

图 1-16　测量对角径

骨盆内测量

2.坐骨棘间径：检查者一手示、中两指放入阴道内，触及两侧坐骨棘，估计其间的距离，正常值为10cm（图1-17）。

3.坐骨切迹宽度：将阴道内的示指置于骶棘韧带上移动，能容纳3横指（5.5~6cm）为正常，否则为中骨盆狭窄。正常值为8.5~9.5cm。（图1-18）。

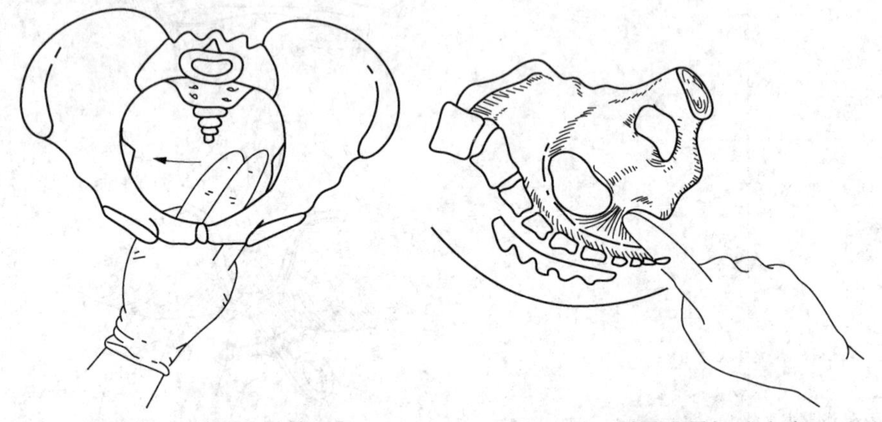

图1-17　测量坐骨棘间径　　图1-18　测量坐骨切迹宽度

4.出口后矢状径：检查者右手示指伸入孕妇肛门向骶骨方向，拇指置于体外骶尾部，两指共同找到骶骨尖端，用骨盆出口测量器一端置于坐骨结节间径中点，另一端置于骶骨尖端，测量器标出的其间距离，正常值为8~9cm（图1-19）。

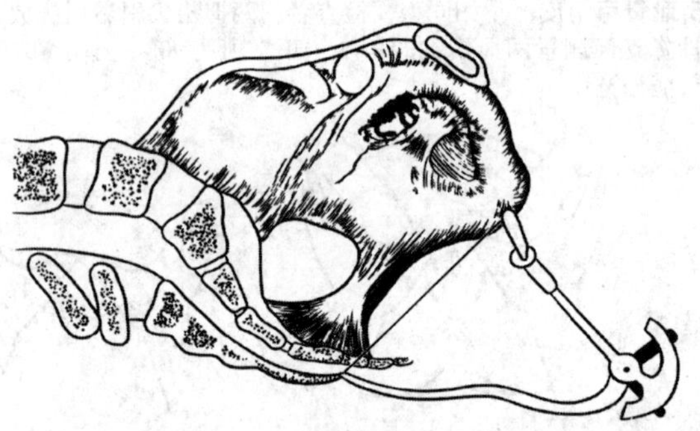

图1-19　测量出口后矢状径

【操作后处理】

1.观察孕妇表现，听取感受，告知检查结果及相关事宜。

2.协助孕妇整理衣物，离床。

3.整理用物，洗手，脱口罩，记录。

【注意事项】

1.严格遵循查对制度，做好个人防护。

2.注意保暖，保护孕妇私隐。

3.严格遵守操作规程，触诊动作轻柔。

4.对角径此值减去1.5~2cm为骨盆入口前后径（真结合径）；坐骨棘间径是中骨盆最短

径线；坐骨切迹宽度代表中骨盆后矢状径（骶棘韧带宽度）；出口后矢状径与出口横径之和>15cm，一般大小胎儿可阴道分娩。

5.测量结果异常应报告医生。

【思考题】

（一）选择题

1.中骨盆横径即坐骨棘间径，平均值是

A. 9cm　　B. 10cm

C. 11cm　　D. 12cm

E. 13cm

2.骨盆的出口横径是指

A.髂棘间径　　B.髂脊间径

C.坐骨结节间径　　D.坐骨棘间径

E.骶耻外径

3.某孕妇，身高150cm，孕1产0，现妊娠4个月。产前检查骨盆出口横径小于8cm，应进一步测量

A.前矢状径　　B.后矢状径

C.坐骨棘间径　　D.对角径

E.骶耻外径

4.下列不属于骨盆内测量的径线是

A.坐骨结节间径　　B.出口后矢状径

C.坐骨棘间径　　D.对角径

E.骶棘韧带宽度

5.患者，女，28岁。孕1产0，孕40周。骨盆测量：髂棘间径23cm，髂嵴间径25cm，骶耻外径18cm，坐骨结节间径7.5cm，对角径13cm。该患者的径线不正常的是

A.对角径　　B.骶耻外径

C.髂嵴间径　　D.坐骨结节间径

E.髂棘间径

6.正常耻骨弓角度为

A. 60°　　B. 70°

C. 80°　　D. 90°

E. 100°

（二）案例分析题

孕妇，李某，30岁，已婚，平素月经规律。现停经45天，出现恶心呕吐，家中自行早早孕试验为阳性，为进一步确诊，前来医院检查。B超检查提示宫内早孕，孕9周。确诊“宫内早孕”，完善产检手册。请回答以下问题：

1. 为了解骨盆的形态有无异常，需要做的检查项目是什么？

2. 骨盆外测量中最重要的径线是哪一条？

3. 若测出口横径小于8cm，需要再检测哪一条径线？如何评估能否阴道试产？

4. 骨盆内测量需要了解哪些径线？

附：骨盆内、外测量操作考核标准与评价表

骨盆外测量操作考核标准与评价表

姓名：　　　　学号：　　　　班级：　　　　分数：

项目		分值	考核评价要点	评分细则	得分	备注
操作目的		2	能准确说出操作目的	2		
操作准备	护士	2	要求洗手、戴口罩正确	2		
	用物	2	准备齐全，放置合理	2		
	孕妇	2	了解操作目的、方法并愿意合作，已排空膀胱	2		
	环境	2	符合产科检查操作	2		
操作过程	安置体位	5	确认孕妇已排空膀胱，解释检查目的 护士站位正确，协助孕妇摆体位正确	2 3		
	髂棘间径	14	完整说出髂棘间径的概念 取点正确 放置骨盆外测量仪手法、位置正确并读数 判断结果并记录	4 4 4 2		
	髂嵴间径	14	完整说出髂嵴间径的概念 取点正确 放置骨盆外测量仪手法、位置正确并读数 判断结果并记录	4 4 4 2		
	骶耻外径	18	完整说出骶耻外径的概念 协助孕妇摆放体位正确 取点正确 放置骨盆外测量仪手法、位置正确并读数 判断结果并记录	4 4 4 4 2		
	坐骨结节间径	18	完整说出坐骨结节间径的概念 协助孕妇摆放体位正确 取点正确 放置骨盆外测量仪手法、位置正确并读数 判断结果并记录	4 4 4 4 2		

续表

项目		分值	考核评价要点	评分细则	得分	备注
操作过程	观察告知	5	准确判断结果并告知孕妇检查结果是否正常	5		
	整理记录	6	协助孕妇整理衣物，离床，整理床单位 用物处理妥当 洗手、脱口罩正确 记录检查结果	2 1 1 2		
操作评价		10	关爱患者、沟通有效、舒适安全 告知孕妇骨盆测量的结果 操作熟练、准确、整体计划性好，操作时间不超过6分钟	3 3 4		
关键缺陷			无人文关怀、无沟通、无安全意识、查对不严、发生事故等均不及格			
总分		100				

骨盆内测量操作考核标准与评价

姓名： 学号： 班级： 分数：

项目		分值	考核评价要点	评分细则	得分	备注
操作目的		2	能准确说出操作目的	2		
操作准备	护士	2	要求洗手、戴口罩正确	2		
	用物	2	准备齐全，放置合理	2		
	孕妇	2	了解操作目的、方法并愿意合作，已排空膀胱	2		
	环境	2	符合产科检查操作	2		
操作过程	安置体位	5	确认孕妇已排空膀胱，解释检查目的 护士站位正确，协助孕妇摆体位正确	2 3		
	外阴阴道消毒	5	洗手消毒，戴无菌手套 消毒外阴3遍、阴道1遍，注意顺序	2 3		
	对角径	14	完整说出对角径的概念 取点正确 测量手法、位置正确并读数 判断结果并记录	4 4 4 2		
	坐骨棘间径	14	完整说出坐骨棘间径的概念 取点正确 测量手法、位置正确并读数 判断结果并记录	4 4 4 2		
	坐骨切迹宽度	14	完整说出坐骨切迹的概念 取点正确 测量手法、位置正确并读数 判断结果并记录	4 4 4 2		
	出口后矢状径	14	完整说出出口后矢状径概念 取点正确 放置骨盆出口测量仪手法、位置正确并读数 判断结果并记录	4 4 4 2		

续表

项目		分值	考核评价要点	评分细则	得分	备注
操作过程	观察告知	6	准确判断结果并告知孕妇检查结果是否正常	6		
	整理记录	8	协助孕妇整理衣物，离床，整理床单位 用物处理妥当 洗手、脱口罩正确 记录检查结果	2 2 2 2		
操作评价		10	关爱患者、沟通有效、舒适安全 告知孕妇骨盆测量的结果 操作熟练、准确、整体计划性好，操作时间不超过6分钟	3 3 4		
关键缺陷			无人文关怀、无沟通、无安全意识、查对不严、发生事故等均不及格			
总分		100				

（姚伟妍）

任务三　腹部检查

PPT

情景导入

黄女士，27岁，孕1产0。平素月经规律，末次月经2022年9月1日，停经6周时有轻微恶心、食欲不振、疲乏困倦等症状出现，到我院就诊，确诊为“早孕”。孕18周左右有自觉胎动至今，孕期在我院定期产检，未见异常记录。

【工作任务】

1.产科门诊护士为孕妇核实孕周、胎方位。

2.识别听诊胎心音。

【任务目标】

知识目标	1.掌握孕妇产前检查的时间及内容；孕妇腹部检查的方法及临床意义。 2.熟悉妊娠期母体的变化。
能力目标	1.能判断胎儿大小、胎心音是否正常，判断胎方位及其衔接情况，并消除孕妇焦虑情绪。 2.能说出孕期腹部检查的目的和重要性。
素质目标	1.沟通有效、指导正确。 2.关心、理解孕妇，珍视生命。 3.具有严谨细心的职业态度与职业奉献精神。

【适应证】

孕妇的常规产科检查，用于胎方位、胎先露的判定。

【操作前准备】

评估与准备

- 1.评估与告知——核对孕妇信息，说明检查的目的和过程，以解除顾虑，取得孕妇的积极配合
- 2.护士准备——着装清洁整齐，修剪指甲、洗手，戴口罩、帽子。操作前洗手，站在孕妇的右侧
- 3.孕妇准备——排空膀胱，孕妇上检查床，取屈膝仰卧位，双腿稍分开，充分暴露腹部，护士温热双手后抚摸孕妇腹部使其放松，消除紧张情绪
- 4.物品准备——检查床、塑料皮尺、布制娃娃、孕妇检查模型、胎心多普勒或胎心听筒、医用超声耦合剂、带秒针的手表
- 5.环境准备——温度适宜，安静舒适，安全，有屏风遮挡

【操作步骤】微课1

腹部检查

1.视诊：观察腹部外形、大小、腹部有无手术瘢痕、妊娠纹、静脉怒张和水肿等。注意是否为尖腹或悬垂腹。

2.测宫高、腹围：双手触摸宫底位置并标示，将软尺零端量自耻骨联合上缘中点至宫底位置，准确读出数值并记录（图1-20）。再将软尺经腹部最高点绕腹部一周，准确读出数值并记录（图1-21）。

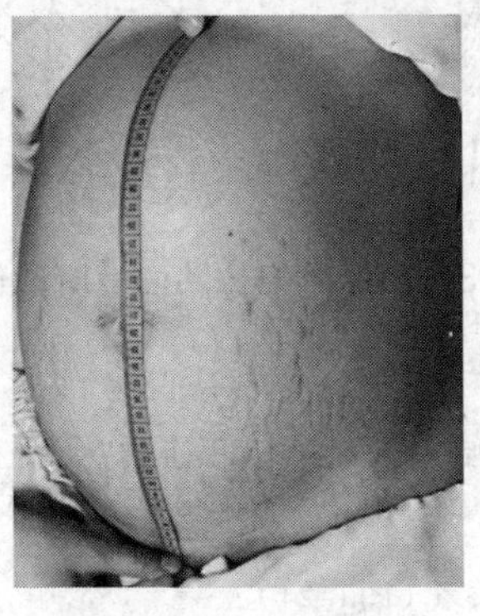
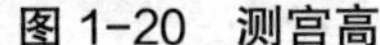

图 1-20　测宫高

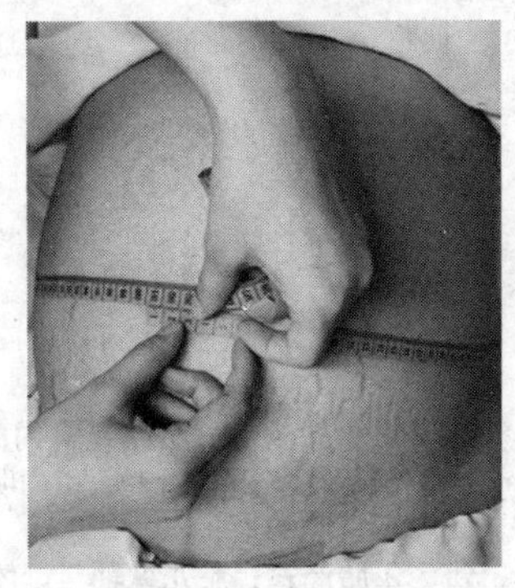

图 1-21　测腹围

3.触诊：嘱孕妇双腿屈曲，按四步触诊法进行（图1-22）。

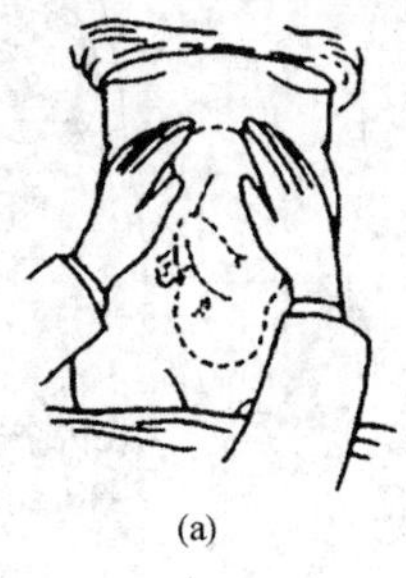

(a)

(b)

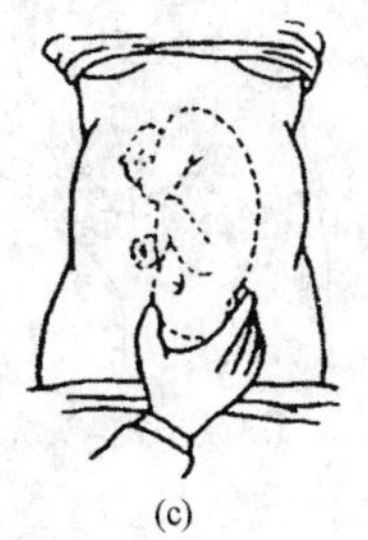

(c)

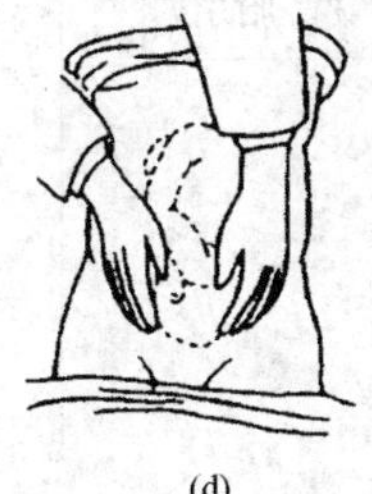

(d)

图 1-22　腹部检查四部触诊

腹部检查

（1）第一步：检查者面向孕妇头部，双手尺侧置于子宫底部，了解子宫外形并摸清子宫底位置，同时标示宫底高度，测量宫底高度以估计胎儿大小与妊娠月份是否相符。然后以双手指腹相对轻推，判断子宫底的胎儿部分，如为胎头，则硬而圆且有浮球感，如为胎臀，则软而宽且形状略不规则。此步目的是为辨别宫底高度与孕周是否相符，宫底为胎头或胎臀。

（2）第二步：操作者向孕妇头部，两手分别置于腹部左右两侧，一手固定，另一手轻轻深按检查，两手交替，分辨胎背及胎儿四肢的位置。平坦饱满者为胎背，确定胎背是向前、侧方或向后；可变形的高低不平部分是胎儿的肢体。此步目的是为辨别胎背与胎肢体。

（3）第三步：操作者面向孕妇头部，右手置于耻骨联合上方，拇指与其余4指分开，握住胎先露部，进一步检查是胎头还是胎臀，并左右推动以确定是否衔接。如先露仍高浮，表示尚未衔接；如已衔接，则胎先露部不能被推动。此步目的是为判断胎先露及其衔接情况。

（4）第四步：操作者向孕妇足部，两手分别置于胎先露部的两侧，再次判断先露部的诊断是否正确，并将胎先露向骨盆入口方向深压，以确定先露部的入盆程度。此步目的是为核实前三步判断是否正确。

4.听诊：孕妇取仰卧位，根据胎方位选择听诊部位。靠近胎背侧上方的孕妇腹壁上听胎心音最清楚（图1-23）。似钟表“滴答”声，速度较快，正常胎心音为110~160次/分。枕先露于脐下方左或右侧；臀先露于脐上方左或右侧；肩先露于脐部下方。胎心过快或减慢均提示胎儿缺氧。胎心听诊1分钟，注意与脐血流、子宫动脉等杂音鉴别。

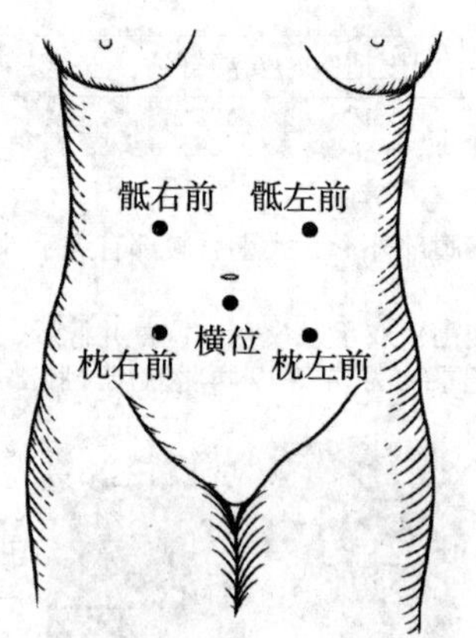

图 1-23　不同胎方位胎心音听诊位置

胎产式、胎先露、胎方位

1.胎儿姿势：胎儿在宫内的姿势。胎头俯屈，颏部贴近胸壁，脊柱略前弯，四肢屈曲交叉于胸腹前，其体积及体表面积均明显缩小，整个胎体成为头端小，臀端大的椭圆形，以适应妊娠晚期椭圆形宫腔的形状。

2.胎产式：胎儿纵轴与母体纵轴的关系（图1-24）。

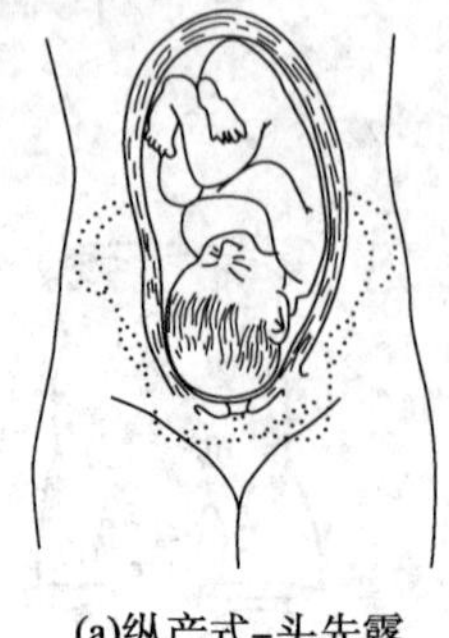

(a)纵产式-头先露

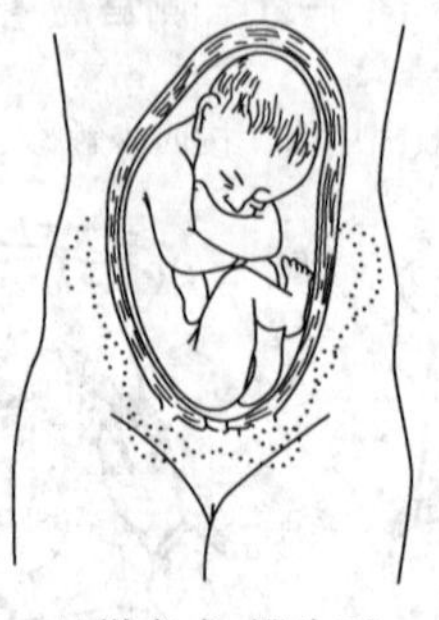

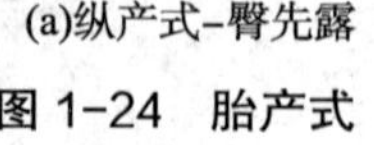

(a)纵产式-臀先露

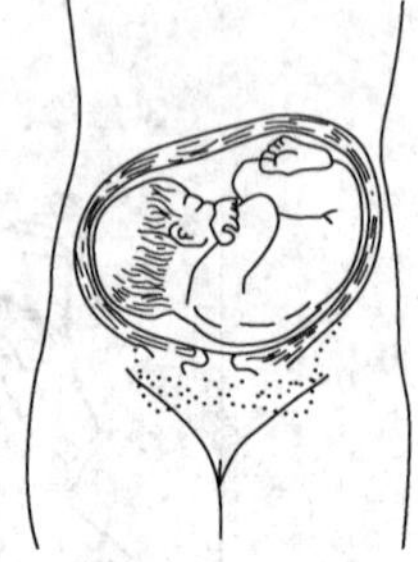

(c)横产式-肩先露

图 1-24　胎产式

胎产式、胎先露、胎方位

（1）纵产式（二者平行）：有头先露、臀先露。
（2）横产式（二者垂直）：肩先露。

3.胎先露：最先进入母体骨盆入口的胎儿部分。

（1）头先露：包括枕先露、前囟先露、额先露、面先露（图1-25）。

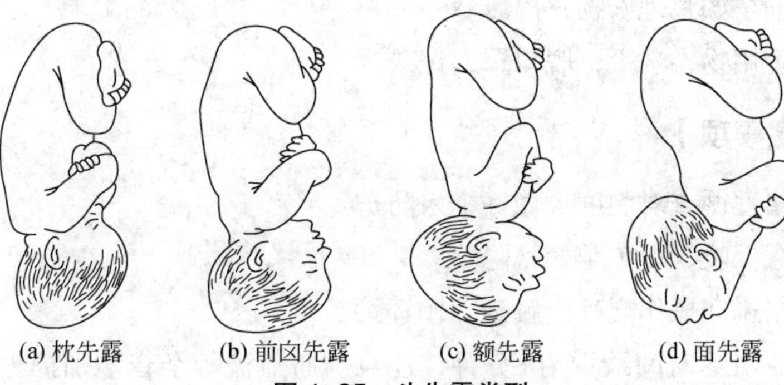

图1-25 头先露类型

（2）臀先露：包括完全臀先露、单臀先露、足先露（图1-26）。

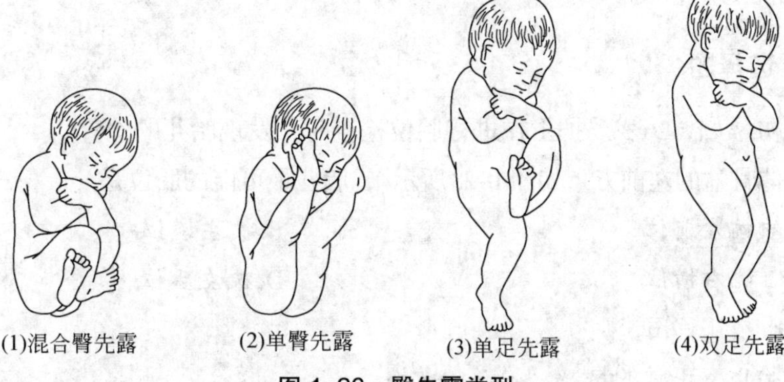

图1-26 臀先露类型

（3）肩先露：即横位，最危险的胎先露。
（4）复合先露：除了一个主要先露（头或臀）以外，尚有上肢和下肢同时入盆者，最多见为头与手复合先露（图1-27）。

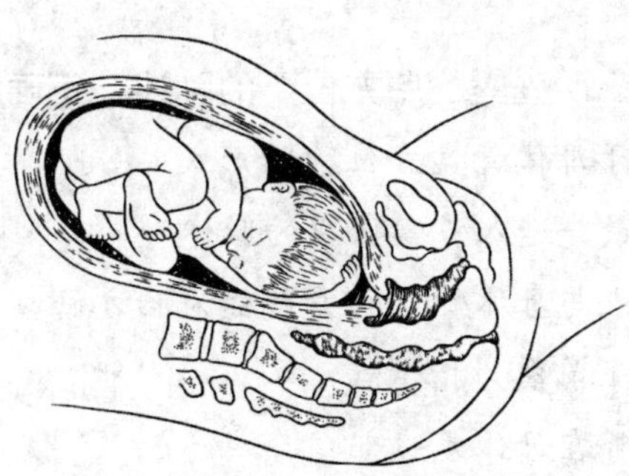

图1-27 复合先露

4.胎方位：胎先露的指示点与母体骨盆前后左右横的关系。

（1）头先露、臀先露各有6种胎方位，只有LOA，ROA属于正常胎方位。
（2）肩先露有4种胎方位。

【操作后处理】

1.观察孕妇表现，听取感受，告知检查结果及相关事宜。

2.协助孕妇整理衣物，离床。

3.整理用物，洗手，脱口罩，记录。

【注意事项】

1.严格遵循查对制度，做好个人防护。

2.注意保暖，保护孕妇私隐。

3.严格遵守操作规程，触诊动作轻柔。

4.胎心听诊时间最少为1分钟，注意与脐血流等杂音鉴别护士应边听诊边计时。如有宫缩，胎心听诊应在宫缩间歇时进行。

【思考题】

（一）选择题

1.初孕妇，26岁。护士在进行胎位检查时，发现胎儿的枕骨位于母体骨盆的左前方（如图1–28所示），胎儿最可能的胎位是

A.枕左前位　　B.枕左横位

C.枕右横位　　D.枕左后位

E.额前位图

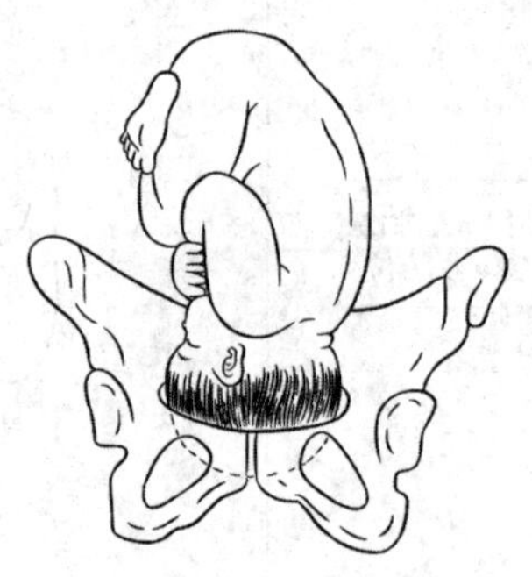

图 1–28

2.胎心率正常的是

A. 100次/分　　B. 98次/分

C. 109次/分　　D. 168次/分

E. 142次/分

3.关于“胎产式、胎先露、胎方位”的陈述，正确的是

A.胎体纵轴位于母体骨盆方位称胎产式

B.胎先露是指最先进入骨盆出口的胎体

C.胎先露指示点与母体骨盆的关系称为胎方位

D.枕先露以枕下前囱为指示点

E.枕左前是胎臀在母体左腹部

4.正常妊娠24周末，子宫底高度在

A.脐上1横指　　B.脐下1横指

C.平脐　　D.脐下2横指

E.脐上2横指

5.初产妇，30岁。护士用四步触诊法为产妇进行产前检查，图1–29所示动作是四步触诊法中的

A.第一步手法　　B.第二步手法

C.第三步手法　　D.第四步手法

E.第一步手法和第二步手法

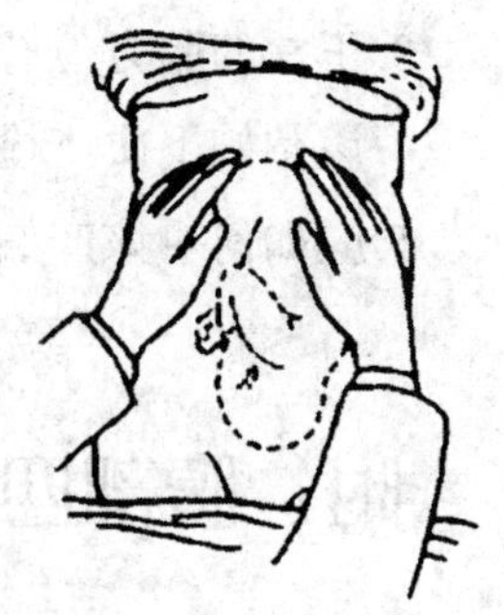

图1–29

6.初产妇，30岁。护士用四步触诊法为产妇进行产前检查，图1–30所示动作是四步触诊法中的

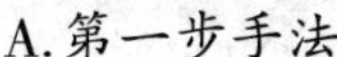

A.第一步手法　　B.第二步手法

C.第三步手法　　D.第四步手法

E.第一步手法和第二步手法

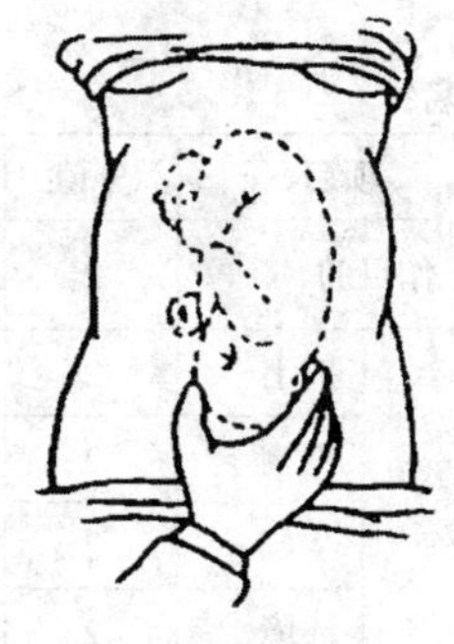

图1–30

7.下列哪种先露为横产式

A.面先露　　B.肩先露

C.顶先露　　D.臀先露

E.枕先露

8.超声多普勒法不能探测的是

A.胎心音　　B.胎动音

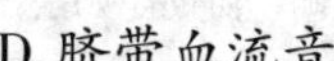

C.胎儿肝功能　　D.脐带血流音

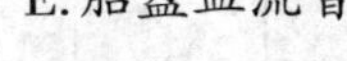

E.胎盘血流音

9.初孕妇，孕34周，产前检查：胎背在母体腹部左前方，宫底处扪及浮球感，胎心于脐左上方听得清楚，其胎方位是

A.枕左前　　B.枕右前

C.骶左前　　D.骶右前

E.枕左横

10.初孕妇，孕28周，胎方位为枕左前位，听诊胎心的部位应在

A.脐下左侧　　B.脐上左侧

C.脐上右侧　　D.脐下右侧

E.脐周围

（二）案例分析题

王某，28岁，初产妇，平素月经规律，月经周期28天，每次经期持续3~4天。其末次月经是2022年2月11日，现孕36周，孕期定期产检，曾在当地卫生院检查发现胎位不正，夫妻俩很着急，故今天前来医院复查有无异常。

1.如何进行产检腹部检查？

2.如何听诊胎心音？

3. 正常的胎方位有哪些？最常见的异常胎方位是什么？最危险的胎方位是什么？

4. 该孕妇下次产检的时间？

5. 应如何对该产妇进行健康宣教？

附：腹部四步触诊、胎心听诊操作考核标准与评价表

腹部四步触诊、胎心听诊操作考核标准与评价

姓名：　　　　学号：　　　　班级：　　　　分数：

<table>
<tr><th colspan="2">项目</th><th>分值</th><th>考核评价要点</th><th>评分细则</th><th>得分</th><th>备注</th></tr>
<tr><td colspan="2">操作目的</td><td>2</td><td>能准确说出操作目的</td><td>2</td><td></td><td></td></tr>
<tr><td rowspan="4">操作准备</td><td>护士</td><td>2</td><td>要求洗手、戴口罩正确</td><td>2</td><td></td><td></td></tr>
<tr><td>用物</td><td>2</td><td>准备齐全，放置合理</td><td>2</td><td></td><td></td></tr>
<tr><td>孕妇</td><td>2</td><td>了解操作目的、方法并愿意合作，已排空膀胱</td><td>2</td><td></td><td></td></tr>
<tr><td>环境</td><td>2</td><td>符合产科检查操作</td><td>2</td><td></td><td></td></tr>
<tr><td rowspan="6">操作步骤</td><td>安置体位</td><td>5</td><td>确认孕妇已排空膀胱，解释检查目的
护士站位正确，协助孕妇摆体位正确</td><td>2
3</td><td></td><td></td></tr>
<tr><td>视诊</td><td>4</td><td>清楚了解腹部情况</td><td>4</td><td></td><td></td></tr>
<tr><td>四步触诊</td><td>40</td><td>第一步：护士站位、触诊手法正确，结果判断正确
估计胎儿大小与妊娠月份是否相符
第二步：护士站位、触诊手法正确，结果判断正确
第三步：护士站位、触诊手法正确，结果判断正确
第四步：护士站位、触诊手法正确，结果判断正确</td><td>9
4
9
9
9</td><td></td><td></td></tr>
<tr><td>胎心听诊</td><td>20</td><td>孕妇体位正确
选择听诊部位正确
听诊方法正确</td><td>4
8
8</td><td></td><td></td></tr>
<tr><td>观察告知</td><td>5</td><td>准确判断结果并告知孕妇检查结果是否正常</td><td>5</td><td></td><td></td></tr>
<tr><td>整理记录</td><td>6</td><td>协助孕妇整理衣物，离床，整理床单位
用物处理妥当
洗手、脱口罩正确
记录检查结果</td><td>2
1
1
2</td><td></td><td></td></tr>
<tr><td colspan="2">护理评价</td><td>10</td><td>关爱患者、沟通有效、舒适安全
告知孕妇胎方位及胎心情况
操作熟练、准确、整体计划性好，操作时间不超过5分钟</td><td>3
3
4</td><td></td><td></td></tr>
<tr><td colspan="2">关键缺陷</td><td></td><td>无人文关怀、无沟通、无安全意识、查对不严、发生事故等均不及格</td><td></td><td></td><td></td></tr>
<tr><td colspan="2">总分</td><td>100</td><td></td><td></td><td></td><td></td></tr>
</table>

（姚伟妍）

任务四　胎动计数

PPT

情景导入

李女士，G_1P_0，孕28周来医院产检，自述今晨醒来感胎动频繁，后面就没怎么感觉到胎动，很着急，询问如何判断胎儿在宫内有无危险？

【工作任务】

1.指导孕妇计数胎动。
2.指导孕妇识别异常胎动。

【任务目标】

知识目标	1.掌握胎动计数方法及其正常值。 2.熟悉计数胎动的注意事项。
能力目标	1.能教会孕妇自我计数胎动的方法。 2.能判断胎动是否正常。
素质目标	1.操作认真负责、沟通有效、指导正确。 2.关心、理解孕妇，珍视生命。 3.具有严谨细心的职业态度与职业奉献精神。

【适应证】

孕妇于孕28周后自我监测胎儿宫内安危情况。

【操作前准备】

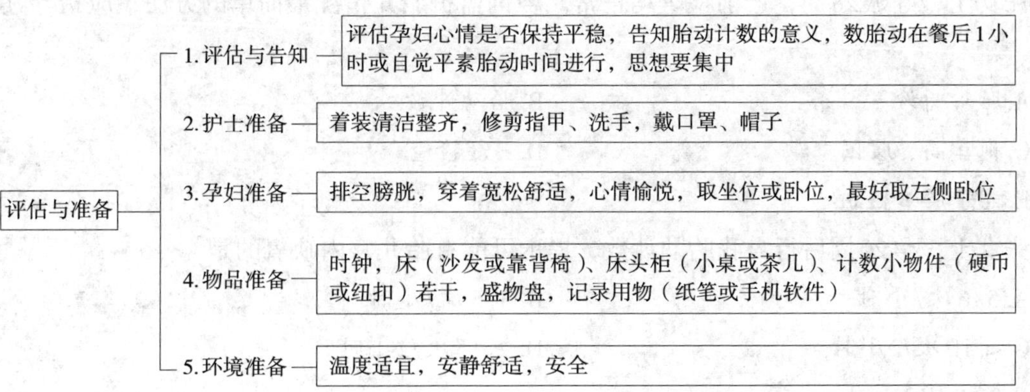

【操作方法】

胎动计数
- **1.数胎动方法：** 孕妇双手轻放在腹部两侧；记录开始时间；孕妇思想集中，感知胎动；胎动1次，将小物件放盛物盘中1个，数胎动1小时；1小时结束，统计小物件数，记录胎动数。
- **2.12小时胎动计算方法：** 每日早（8~9点）、中（12~1点）、晚（8~9点）在固定时间内各记录1小时，三次胎动次数总和乘以4，即为12小时的胎动数。

【操作后处理】

1.协助孕妇坐起，整理用物并把物品归放原处。

2.判断胎动是否正常

（1）正常胎动：每小时不少于3~5次，12小时胎动≥30次，只要胎动有规律、有节奏每日变化次数不大，均属正常。

（2）异常胎动：若胎动计数<10次/12小时或相比平时节律增减超过50%，则提示胎儿缺氧的可能，请立即到医院就诊；若胎动连续3~4天明显偏离日常的节律，建议咨询医生；若胎动消失，不可延误，应立即就诊，以免造成胎儿宫内死亡。

3.清洗双手，填写检查记录。

4.向孕妇说明检查情况及注意事项。

【注意事项】

1.检查时体位舒适，衣着宽松。

2.避免漏记胎动，注意胎动规律和节奏。

3.胎动判断方法正确。

【思考题】

（一）选择题

1.汪女士，妊娠28周，产前检查均正常。咨询监护胎儿情况最简单的方法，应指导其采用

A.胎心听诊　　B.胎动计数

C.测宫高、腹围　　D.B超检查

E.电子胎心监护

2.张女士，孕20周后行自我胎动计数，提示可能有胎儿宫内缺氧的是

A. 5~6次/小时　　B. 3~5次/小时

C.＜10次/2小时　　D.≥15次/2小时

E. 30次/12小时

3.关于计数胎动注意事项，错误的是

A.环境要安静　　B.思想要集中

C.心情要平静　　D.孕妇最好右侧卧位的姿势

E.避免漏计胎动数，以确保测量的数据准确

（二）案例分析题

李女士，初产妇，孕30周，想了解如何判断胎动，如何计数胎动？

（姚伟妍）

任务五　孕期运动指导

PPT

情景导入

王女士，G_1P_0，孕20周，怀孕后怕动胎气，活动明显减少，不知该如何进行有意的运动锻炼，今日产检，想了解孕期有哪些运动适合孕妇？

【工作任务】

1.完成孕妇孕期运动的方法。

2.指导孕妇孕期运动。

【任务目标】

知识目标	1.掌握孕妇不同孕期运动的方法与步骤。 2.熟悉孕期运动时注意事项。
能力目标	1.能指导孕妇不同孕期进行运动。 2.能讲解孕妇孕期运动的好处及注意事项。
素质目标	1.操作认真负责、沟通有效、指导正确。 2.尊重与关爱孕妇，珍视生命。 3.具有耐心、细心、严谨求实的职业态度与职业奉献精神。

【禁忌证】

1.有流产、早产史、妊娠合并症及并发症（妊娠高血压疾病、前置胎盘、多胎妊娠、腹痛、阴道流血、流液）者。

2.有发热（≥体温38℃）、疲劳、感冒等身体不适。

【操作前准备】

评估与准备

- 1. 评估与告知 —— 向孕妇解释孕期运动的目的方法，避免餐后或空腹饥饿时运动，放松心情
- 2. 护士准备 —— 着装清洁整齐，修剪指甲、洗手，戴口罩、帽子
- 3. 孕妇准备 —— 排空膀胱，穿舒适、宽松有弹性、吸汗散热的服装
- 4. 物品准备 —— 坚硬平坦的床1张，抱枕1个，靠背椅子1个，瑜伽垫1个、瑜伽毛毯1个、音乐播放器
- 5. 环境准备 —— 室内光线充足，空气流通新鲜，室温保持22 ~ 24℃，地面无划伤或绊倒孕妇的物品，无湿滑

【操作方法】

孕早期（0~13周）

1. 盘腿吉祥坐：盘腿坐在毛毯（或抱枕）上，背部挺直，手臂向前伸直十指交叉翻转手腕，吸气朝头顶上方伸展手臂，掌心朝向天花板，呼气放松肩部（图1–31）。每次3~5个呼吸，每天5~6次。放松肩背部肌肉，促进胸部淋巴循环，保持孕期的愉悦状态。

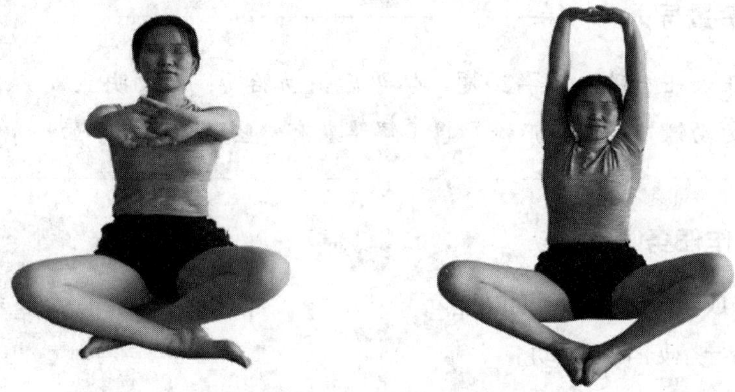

图 1–31　盘腿吉祥坐

2. 蛙式坐：坐在毛毯或（抱枕）上，屈双膝向两侧打开，并拢双脚尽靠近大腿根，双手拉住带子（可用围巾代替）（图1–32）。吸气腰挺直，背部放松，呼气伸展大腿两侧去向膝关节，膝关节尽量压向地面。呼气时膝关节恢复原位。每次5~8个呼吸，5~6次/天。缓解背痛，使肾脏更强壮，可增强盆底肌的强韧性和耐力，有助于顺产。

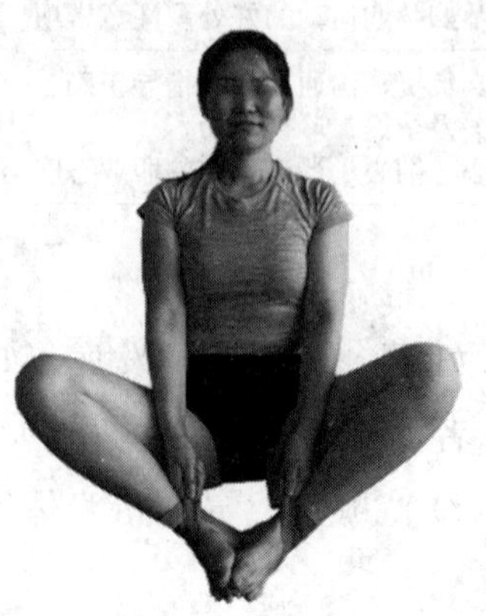

图 1–32　蛙式坐

孕早期（0~13周）

3.站立前屈：双手置于桌面，背部放松，双肩平衡下压，头在双手中间，吸气手臂伸展向桌面，呼气双肩下压打开腋窝（图1–33）。伏案工作后或就寝前进行，每次5~8个呼吸，5~6次/天。缓解抑郁，促进睡眠质量，强健胃部，为胎儿成长创造空间。

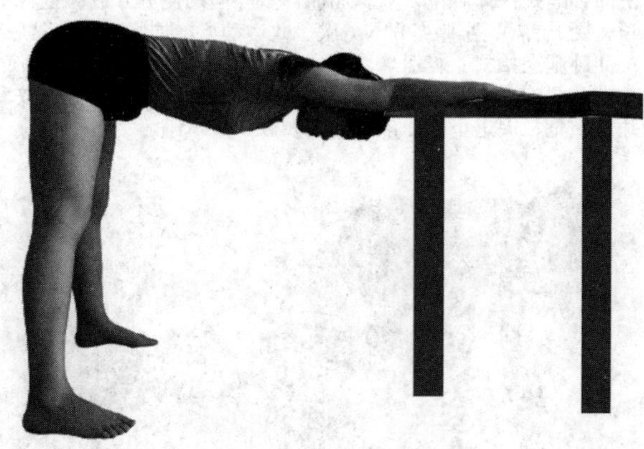

图1–33　站立前屈

4.肩部运动：站立，双脚与髋部同宽，手抓一条长带或者围巾，由前向上向后绕圈（图1–34），10~15次一组，每天2组。放松肩颈部肌肉，预防肩颈劳损。

5.足踝运动：跪坐抱枕上，双膝跪在垫子上，脚背完全贴地面，双脚趾指向正后方，身体坐直双手放在大腿上（图1–35）。任何时间均可进行，5~6次/天。消除腿部疲劳，预防腿抽筋及痉挛，放松足踝、增加柔韧度。

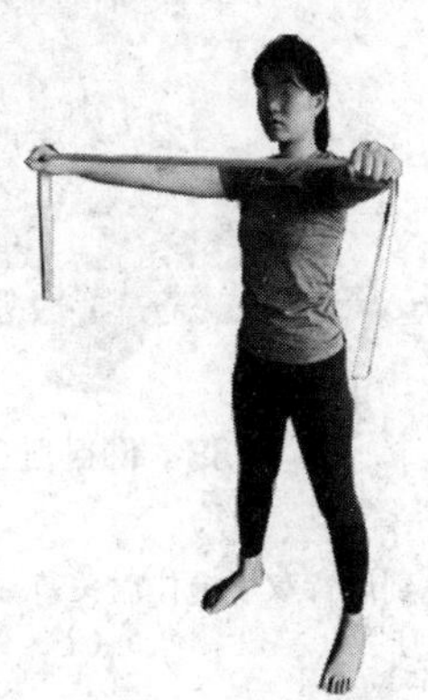

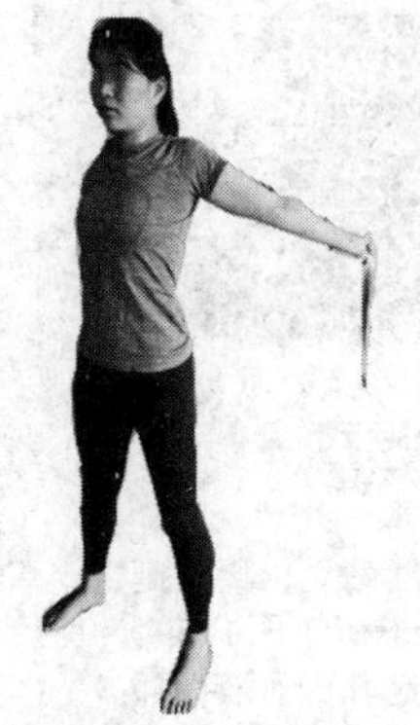

图1–34　肩部运动

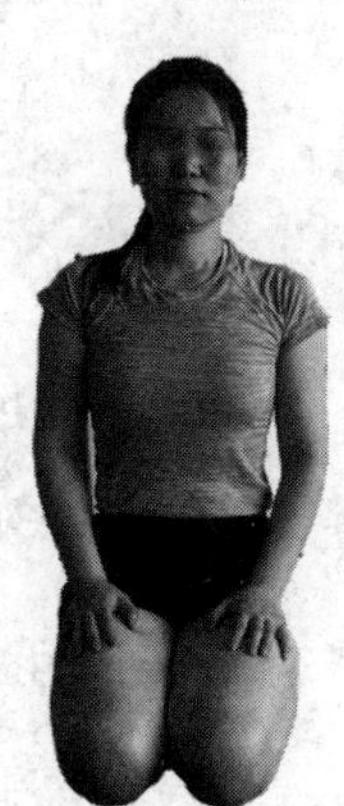

图1–35　足踝运动

6.腹式呼吸：平躺，双腿屈曲，双手置于下腹部，深吸气直至腹部鼓起，慢慢呼气吐气。任何时间均可进行。放松全身肌肉，为胎儿提供充足氧气，转移分娩时疼痛。

7.胸式呼吸：双手置于胸前，经鼻吸气至肺部充满气体，屏住片刻然后将经口将气完全吐出。双手感知呼吸深浅。减弱横隔升降对子宫压力，转移分娩时疼痛。

孕中期（13~24周）

1. **腰背伸展运动**：双脚分开约一米，吸气提胸腔双手叉腰，呼气骨盆前屈至90°，双手支撑于垫子或矮凳上，双臂伸直保持吸气胸腔上提（图1-36），早晚各做5~6次。此运动可改善腰背部不适，加强背部腿部肌肉韧性，创造腹部空间。

2. **仰卧蛙式**：仰卧位，双腿屈曲，双膝向两侧分开放在抱枕上，双脚并拢脚掌贴合，双手伸直到头顶（图1-37），早晚各做5~6次。此运动可增加腹直肌与盆底肌的强韧性，促进腋窝淋巴系统循环。

3. **仰卧腿上抬式**：仰卧臀垫高（使用抱枕），双腿屈膝抬高，两脚略分开腿伸直脚跟抵住墙，手臂自然放松在身体两侧（图1-38），保持1~3分钟。早晚各做5~6次。此运动可安定神经系统，提升睡眠质量，促进下肢血液回流，减轻下肢水肿。

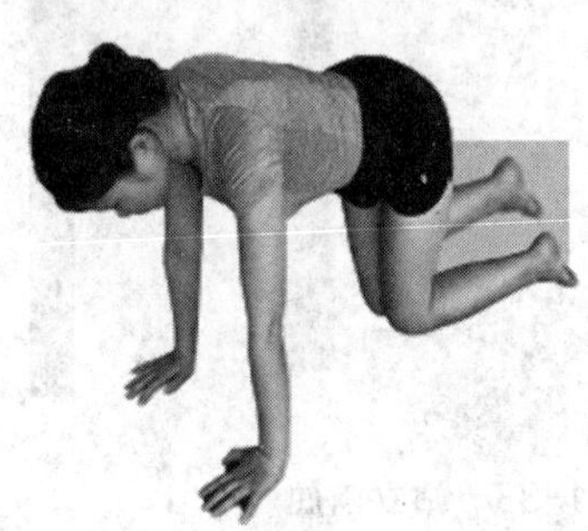
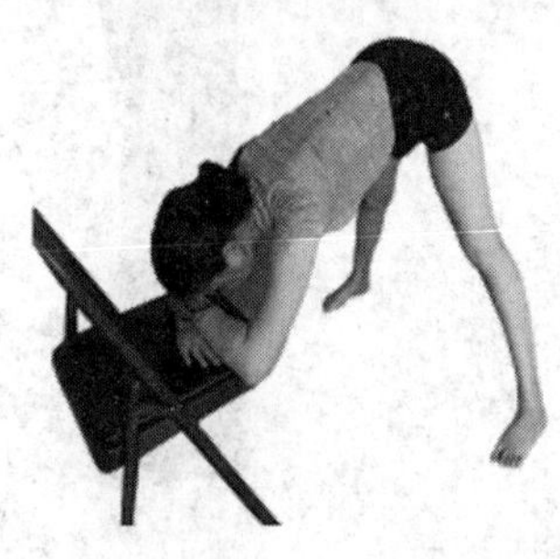

图1-36　腰背伸展运动

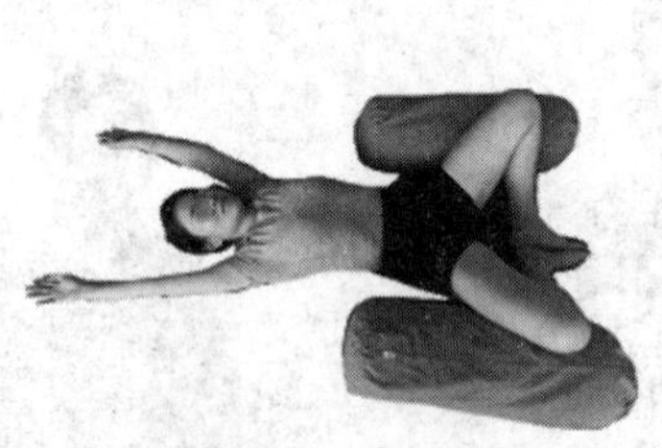

图1-37　仰卧蛙式

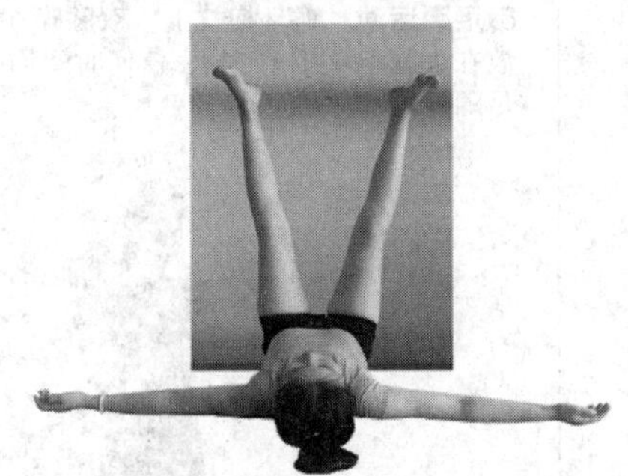

图1-38　仰卧腿上抬式

孕晚期（25周~分娩）

1. **胸部运动**：自然站立，腰背挺直，双手臂绕到后背双手抱住肘关节，吸气双肩向后扩张，呼气双手拉着手臂肩膀下沉（图1-39），保持5~8个呼吸，早晚各做5~6次。此运动可增强胸部肌肉，防止乳房下垂，促进乳房血液循环。

2. **背靠墙坐**：慢慢蹲下，坐在抱枕上双脚外八，双膝分开比肩宽，手肘支撑在双膝上双手交握，呼吸时额头放在手背上，使身体重心集中于骨盆区域（图1-40），保持5~8个呼吸，早晚各做5~6次。此运动可缓解下背部不适，减轻上躯干的压力，增强骨盆肌肉张力。

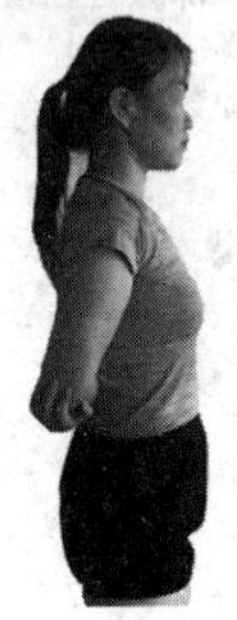

图1-39　胸部运动

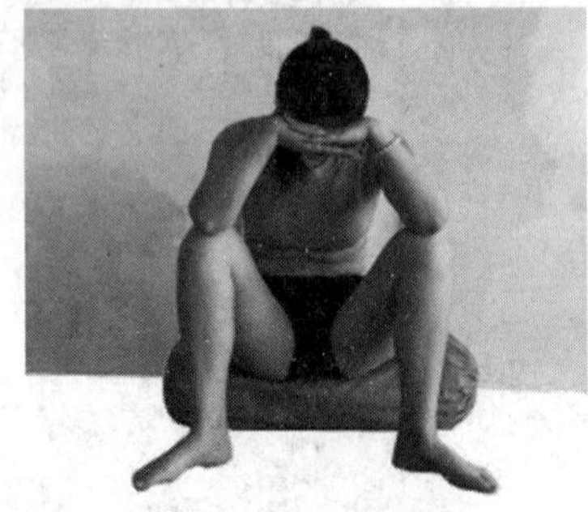

图1-40　背靠墙坐

孕晚期（25周~分娩）

- **3.肛提肌运动**：仰卧位，双腿弯曲，臀部收缩上提，感觉像解小便但要憋住（收缩尿道口及盆底肌肉），然后放松；感觉像解大便但要憋住（收缩肛门会阴部肌肉）再放松，反复重复动作，5~6次/天。避免真正用力。此运动可增强盆底肌肉的强韧性，增加产道弹性，避免压力性尿失禁和大便失禁。预防子宫脱垂。
- **4.吹蜡烛运动**：坐位，双手置于下腹两侧，假想眼前20cm处有一蜡烛，用力一次吹灭。先深吸气然后再将气体完全吐出。妊娠早期开始练习，近分娩增加次数，此运动可增加腹肌肌肉收缩和韧性。
- **5.喘气运动**：坐位，张口做胸式短促急呼吸，将腹部肌肉放松。此运动可减少胎儿娩出时会阴产道撕裂伤。

【操作后处理】

1.协助孕妇采取左侧卧位，改善胎盘血流灌注，避免仰卧位低血压综合征。

2.为孕妇补充水分，擦干汗液。

3.清洗双手，填写检查记录。

4.向孕妇说明分娩时需使用肌肉群的运动，指导练习，增加熟练度。

【注意事项】

1.有运动禁忌证的孕妇，应经医生同意进行合适的运动项目。

2.孕妇应根据自己身体的状况，循序渐进原则，从最简单少量的运动开始，避免过度疲劳。运动量以孕前70%~80%为宜。运动中，孕妇心率不超过120次/分。

3.产前体操运动时间应控制在每日20分钟，若有不适及时终止。若无不适，每天都应进行，以养成习惯，增加熟练度，分娩时利用肌肉群收缩与舒张减轻分娩疼痛，加快产程进展。

4.运动前，要先排空膀胱并心情放松，孕妇宜赤脚，衣服要宽松，并伴以轻松音乐。

5.避免空腹饥饿时或用餐后1小时内或运动。

6.运动中呼吸要均匀，不能屏气，动作不宜过猛，应避免摔跤、过度劳累。

7.做完仰卧运动后，避免立刻起身，以免发生直立性低血压而导致晕厥。

8.运动中及运动结束后应注意喝水，补充水分。

9.运动结束后可采取左侧卧位，改善胎盘血流灌注，并避免因下腔静脉回流受阻导致仰卧位低血压。

【思考题】

（一）选择题

1.孕早期运动的项目不包括

A.吹蜡烛运动　　B.盘腿压膝运动

C.大腿伸展运动　　D.头颈部运动

E.肩部运动

2. 关于妊娠期运动的好处，不正确的是

A. 控制体重合理增长　　B. 缓解孕期焦虑和紧张的情绪

C. 增加盆底肌的韧性　　D. 促进乳房增大

E. 有助于顺产

3. 妊娠期适宜的运动项目，错误的是

A. 散步　　B. 慢跑

C. 滑雪　　D. 跳慢舞

E. 孕妇操

4. 以下适合运动的情况是

A. 餐后半小时　　B. 腹痛

C. 空腹饥饿　　D. 双胎妊娠

E. 阴道流血

5. 关于妊娠期运动的注意事项，不正确的是

A. 运动中及运动后及时补充水分　　B. 运动中孕妇的心率不超过120次/分

C. 宜选择硬、平坦的床进行运动　　D. 坚持循序渐进的原则

E. 运动中出现不适，能忍受可以继续练习

（二）病例分析题

李女士，孕20周，前来孕妇学校咨询孕期能做哪些活动？请给予孕期活动健康指导。

（曹俊艳）

书网融合……

答案解析

微课1

项目二　产时护理技能

任务一　胎心监护仪

情景导入

李女士，25岁，孕1产0。孕40^{+3}周，因下腹部规律阵痛4小时入院，孕期定期产检，未见异常。今日上午7时无诱因出现下腹部规律阵痛，无阴道流血、无阴道流水。听诊胎心110次/分，胎位LOA。

【工作任务】

1. 完成实施胎心监护流程。
2. 分析胎心监护图形的临床意义。

【任务目标】

知识目标	1. 掌握胎儿电子监护仪的设备名称及使用方法；胎儿电子监护仪的正常值及意义。 2. 熟悉胎儿电子监护仪的使用注意事项。
能力目标	1. 能够准确实施胎儿电子监护仪的操作流程。 2. 能够对检查结果判断准确，并给予健康指导。
素质目标	1. 沟通有效、指导正确。 2. 珍视生命，具有严谨细心的护理职业态度。

【适应证】

产前检查室、临产室和分娩室评估胎儿宫内安危。

【操作准备】

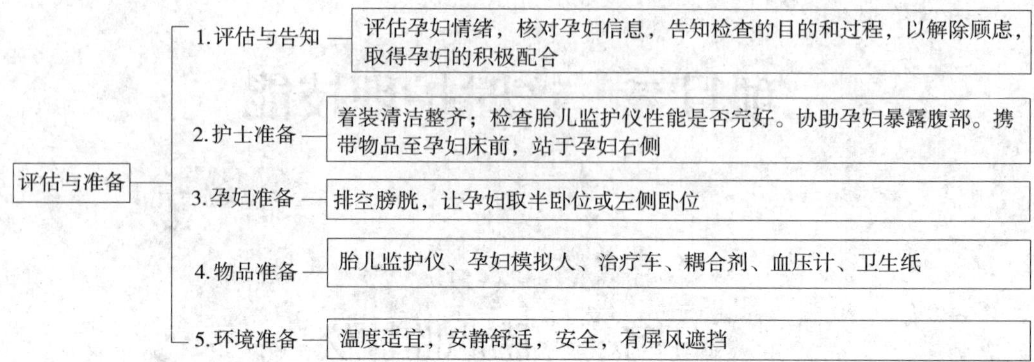

【操作方法】

胎心监护仪

1. 寻找胎心最清晰位置：通过四部触诊确定听诊胎心最清晰的位置。

2. 固定探头：将胎心探头涂抹耦合剂后，放在孕妇腹壁胎心最清楚的位置，腹带固定。将子宫收缩压力探头置于子宫底下3横指处，并用另一条腹带固定（图2-1）。

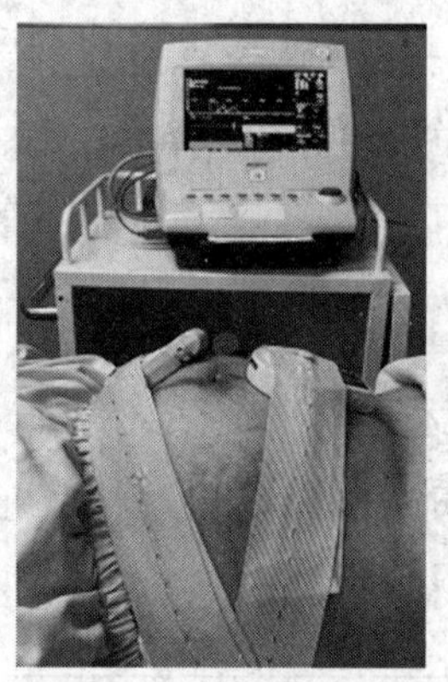

图 2-1　胎心监护仪

3. 胎心监护20分钟：连接好监护仪后，教会孕妇使用胎动描记按钮。监护过程中，注意观察通过扬声器传出的胎心跳动的频率。

4. 初看胎心监护图形：初看胎心监护描记的图形。若20分钟内无胎动，可轻轻推动孕妇腹壁，再延长监测20分钟。

5. 关闭胎儿电子监护仪：擦去孕妇腹壁耦合剂，协助孕妇整理衣裤。撕下胎心监护记录纸。在记录纸上注明孕妇的姓名、妊娠周数、监护日期及时间。

【操作后处理】

1. 告知结果：分析胎心监护图形，评分，告知孕妇结果。

（1）正常胎心基线范围：110~160次/分。

（2）早期减速：胎头受压。

（3）晚期减速：胎盘功能不良，胎儿缺氧。

（4）变异减速：脐带受压。

2. 健康教育：进行健康宣教，教会孕妇自数胎动的方法及注意事项。

3. 整理床单及用物，分类归放原处。

【注意事项】

1. 注意导线连接正确无误。

2. 固定探头的腹带松紧要适中，过松影响压力曲线，过紧造成孕妇不适。

3. 监测环境要相对安静，保证孕妇情绪平静。

4. 监测过程中注意保持孕妇坐位或侧卧位，出现胎心异常时，首先改变孕妇体位，防止脐带受压导致胎心异常。

【思考题】

（一）选择题

1. 胎儿电子监护仪提示胎儿缺氧的表现是

A. 加速　　B. 早期减速

C. 晚期减速　　D. 变异减速

E. 以上都不是

2. 正常胎心基线范围是

A. 130~160次/分　　B. 110~160次/分

C. 140~160次/分　　D. 110~140次/分

E. 120~140次/分

3. 胎心监护时，一般监护

A. 10分钟　　B. 15分钟

C. 20分钟　　D. 25分钟

E. 30分钟

4. 胎儿心动过速是指胎心基线

A. 大于160次/分　　B. 大于140次/分

C. 大于180次/分　　D. 大于200次/分

E. 大于220次/分

5. 分析下图图型（图2–2）为

A. 正常胎心图形　　B. 早期减速

C. 变异减速　　D. 晚期减速

E. 正弦波

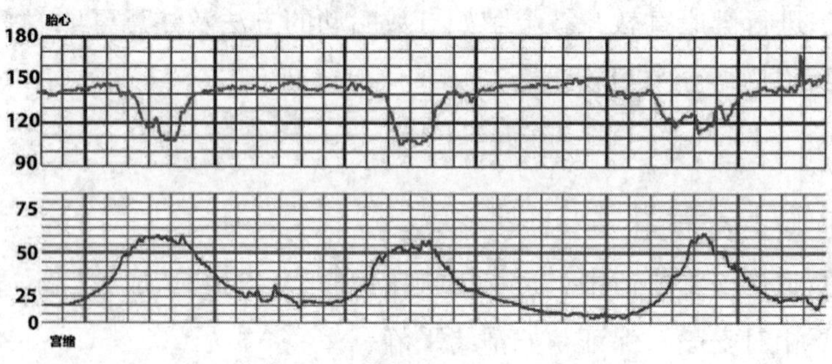

图 2-2

6. 分析下图图型（图2-3）为

A. 正常胎心图形
B. 早期减速
C. 变异减速
D. 晚期减速
E. 正弦波

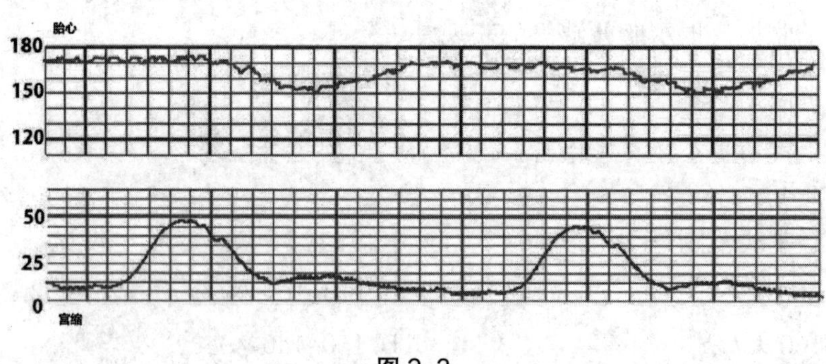

图 2-3

7. 分析下图图型（图2-4）为

A. 正常胎心图形
B. 早期减速
C. 变异减速
D. 晚期减速
E. 正弦波

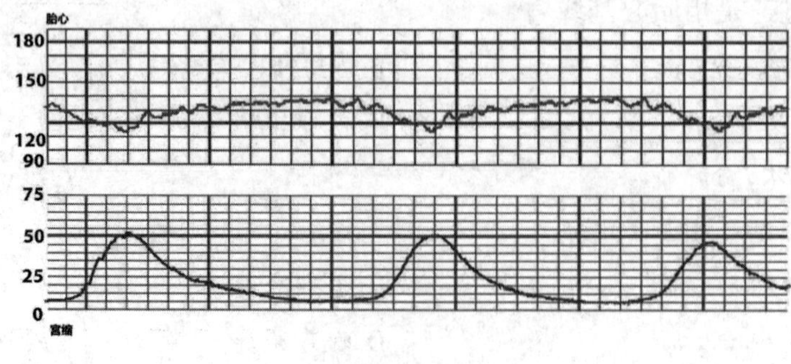

图 2-4

（二）病例分析题

王女士，35岁，孕2产1。孕36周，因自觉胎动减弱1天前来医院就诊。作为接诊的护士，请回答以下问题：

1.你应采取的护理措施有哪些？

2.若为胎儿缺氧，胎心监护曲线有哪些特点？

（姚伟妍）

任务二　绘制产程图

情景导入

初产妇，G_1P_0，孕40^{+2}周，见红1天，阵发性腹痛10小时入院。入院时产检：头先露已入盆，规律宫缩规律宫缩40秒/4-5分钟，胎心150次/分。阴查：阴道少许血性分泌物，LOA，S^{-1}，宫口开3cm。

评估产妇无头盆不称、无胎儿窘迫等自然分娩禁忌，予阴道试产。

【工作任务】

1.评估产妇目前情况。

2.严密观察产程情况，正确绘制产程图。

【任务目标】

知识目标	1.掌握产程图的绘制方法。 2.熟悉异常产程图表现。
能力目标	1.能够规范、完整绘制产程图。 2.能够根据产程图快速了解产程进展情况。
素质目标	1.能与产妇进行有效的沟通并取得配合，减少对分娩恐惧，增强自然分娩的信心。 2.关心产妇，具有职业担当与奉献精神。

【操作目的】

动态观察产程进展，及时发现异常，改善母儿预后。

【操作前准备】

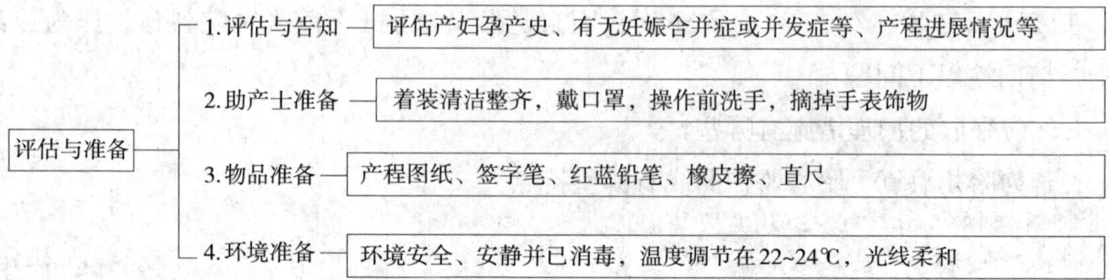

【操作方法】

绘制产程图

1. **填写基本信息**：核对并填写产妇一般情况、孕产情况、产检情况。
2. **识别产程图**：图上部为产程曲线绘制区，其横坐标为临产时间，以小时（h）为单位；纵坐标分别为宫口扩张度，用厘米（cm）为单位；胎心率用次/分为单位；先露下降水平，以先露与坐骨棘关系（–/0/+）为单位（图2–5）；图下部为附属表格，记录产妇宫缩情况、血压羊水破裂及产程备注等。

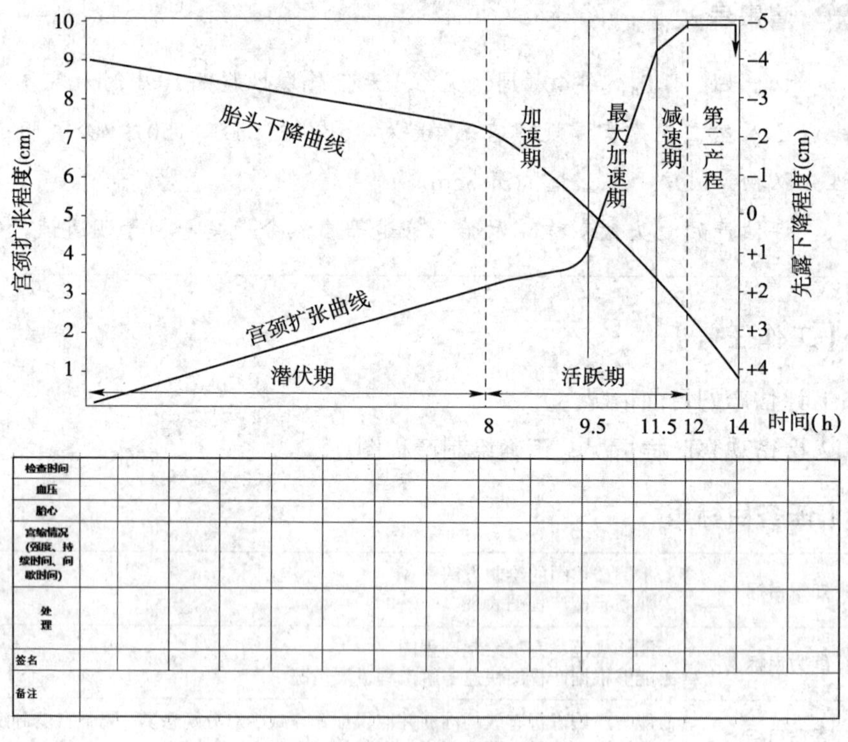

图 2–5　产程图（交叉型）

3. **绘制产程图起点**：评估产程情况，当宫口扩张3cm时，开始绘制产程图。
4. **绘制警戒线与异常线**：以宫口3cm作为起点，以起点标志点处取与之相距4小时的纵坐标10cm的标志点画一斜行连线为警戒线；与警戒线间隔4小时画一斜平行线，为异常线。两斜线之间为处理区间，需积极处理。若产程曲线越过警戒线则表明有难产的风险（图2–6）。

绘制产程图

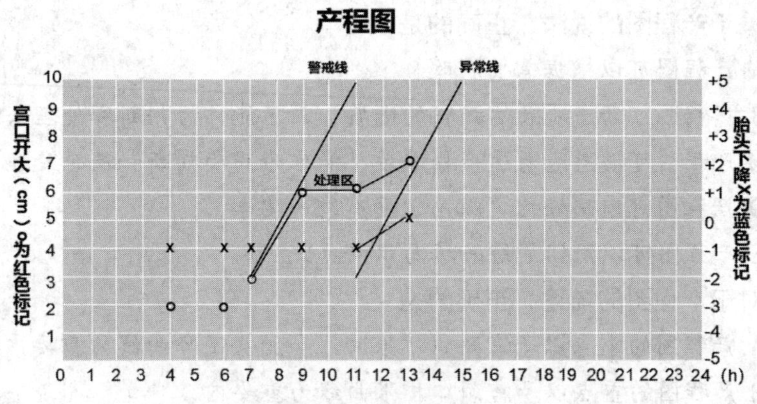

图 2-6　异常产程图

5. 绘制产程情况：在产程图上图中用红色“○”标记宫口扩张程度，并用红色直线连接；用蓝色“×”标记胎先露下降程度，并用蓝色直线连接；用黑色“●”标记胎心率，并用黑色虚线连接。产程图下面表格根据对应时间点填写宫缩持续时间、宫缩间歇时间、血压结果及产程中特殊情况及处理备注。

6. 绘制宫口开全及出生时间：用红色“⊗及↓”表示，并用黑色签字笔标记出生时间。

【操作后处理】

1. 完善记录人及记录时间。

2. 及时记录检查结果，产程曲线如位于处理区间需积极处理。

【注意事项】

1. 评估产程，正确选择起始点。临产时间、入院后的第一次宫口先露检查、宫口扩张2cm均可作为曲线起始点。

2. 字迹工整、不涂改，认真填写并签全名。

【思考题】

（一）选择题

1. 关于产程图的定义，正确的是

A. 在头位分娩过程中，以曲线形式记录宫颈扩张和胎头下降的相应关系，同时还要观察宫缩及胎心变化

B. 在头位分娩过程中，以直线形式记录观察宫缩及胎心变化，同时还要观察宫颈扩张和胎头下降的相应关系

C. 在头位分娩过程中，以曲线形式记录宫颈扩张和胎头下降的变化，同时还要观察宫缩及胎心关系

D. 在头位分娩过程中，以直线形式记录宫颈扩张和胎头下降的变化，同时还要观察宫缩及胎心关系

E. 在头位分娩过程中，以直线形式记录宫颈扩张、胎头下降变化、宫缩及胎心关系

2.关于产程图的说法，正确的是

A.产程图可以根据需要涂改

B.产程图可动态地表达产程的进展，但不能作为判断和处理头位难产的依据

C.产程图可动态地表达产程进展，能作为正确判断和及时处理头位难产的重要依据

D.产程图可以用任何笔填写，没有统一要求

E.产程图可以用铅笔统一填写以便更改

3.对于产程图的描述，正确的是

A.产程图的重点以子宫颈口扩张曲线和胎头下降曲线为重要内容

B.产程图的重点以子宫颈口扩张曲线为重要内容

C.产程图的重点以胎头下降曲线为重要内容

D.产程图的重点以胎心率为重点内容

E.产程图的重点以宫缩为重点内容

4.关于宫颈扩张曲线的说法，正确的是

A.宫颈扩张曲线可将第一产程分为潜伏期和活跃期

B.宫颈扩张曲线不能显示产程的分期

C.宫颈扩张曲线可以中间断开

D.宫颈扩张曲线不能有平台期

E.宫颈扩张曲线可分成两条曲线记录

5.关于产程图，下列哪项说法正确

A.横坐标为临产时间　　B.纵坐标左侧为宫口扩张程度

C.纵坐标右侧为先露下降程度　　D.产程图对产程进展一目了然

E.以上都正确

（二）案例分析题

产妇张女士，30岁，G_1P_0，停经39^{+2}周，于昨日14时出现少许阴道流血，咖啡色样，偶感下腹胀痛，今凌晨3时许感下腹胀痛明显，20min约有4次，持续30秒，无阴道流液，胎动如常，遂入我院。入院产检：LOA宫口开1cm，头先露已入盆，先露-2，羊膜囊张力大，胎心率145bpm，OCT（-），骨盆内测量（-）。于今晨5时许宫缩约40秒/4-5分钟，强度中等。宫口开2cm，先露-2，胎心率142bpm。今晨9时许自然破膜羊水清，宫缩约50秒/2-3分钟，强度中等。宫口开5cm，先露s0，胎心率140bpm。于11时宫缩约60秒/2分钟，宫口开7cm，S^{+1}。13时宫缩约60秒/1.5-2分钟，宫口开9cm，S^{+2}。14时，宫口开全，S^{+3}。14时40分，自然分娩一男婴，体重3300g，阿普加评分1分钟9分，5分钟10分，15时胎盘自然娩出，完整，出血量约150ml。产程中胎心监测均在120—160次/分，产妇生命体征平稳，无特殊干预。

根据产妇情况绘制产程图。

（唐　娟）

任务三　分娩球使用技术、产程中体位指导

PPT

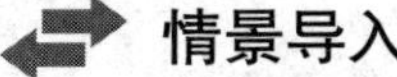

情景导入

胡女士，初产妇，G_1P_0，孕38^{+2}周，因阵发性腹痛7小时于今日上午8时入院。入院时产检：宫缩40秒/5分钟，胎心148次/分。阴查：阴道内少许血性分泌物，LOA，S^{-2}，宫口开3cm。入院后2小时，产妇目前自觉腹痛及会阴区酸胀不适，精神紧张，寻求非药物减痛，促进产程进展。

【工作任务】

1.评估产妇入院时情况，制定处理原则。

2.针对产妇不适与紧张，实施使用分娩球、产程体位的指导。

【任务目标】

知识目标	1.掌握分娩球的使用目的、适应证及禁忌证；不同体位分娩球的使用方法、不同体位的指导。 2.熟悉分娩球使用的注意事项。
能力目标	1.能够正确指导产妇使用分娩球缓解产痛。 2.能够熟练操作使用分娩球。 3.能够正确指导产妇在产程中采取合适体位，以缓解产痛、促进产程进展。
素质目标	1.能与产妇进行有效的沟通并取得配合，减少对分娩恐惧，增强自然分娩的信心。 2.关心产妇，具有职业担当与奉献精神。

【操作目的】

1.通过使用分娩球增强产妇肌肉及韧带的弹性，促进自然分娩；减轻分娩疼痛，促进产程进展。

2.不同体位指导可降低骨盆底软组织对胎头下降的阻力，利于胎儿下降、旋转与娩出，加速产程。

3.矫正潜在或已经存在的胎头位置异常。

【适应证】

1.单胎、头位、胎儿情况正常者。

2.胎膜未破。

【禁忌证】

1.妊娠合并症和并发症，如重度子痫前期、多胎、前置胎盘、胎盘早剥、脐带脱垂等。

2.胎儿因素：胎位不正（臀位、横位）、胎心音出现异常、有早产征兆等。

3.待产中使用哌替啶或安定等镇静镇痛药物。

4.四肢不能自主活动，存在精神疾患或沟通障碍者。

【操作前准备】

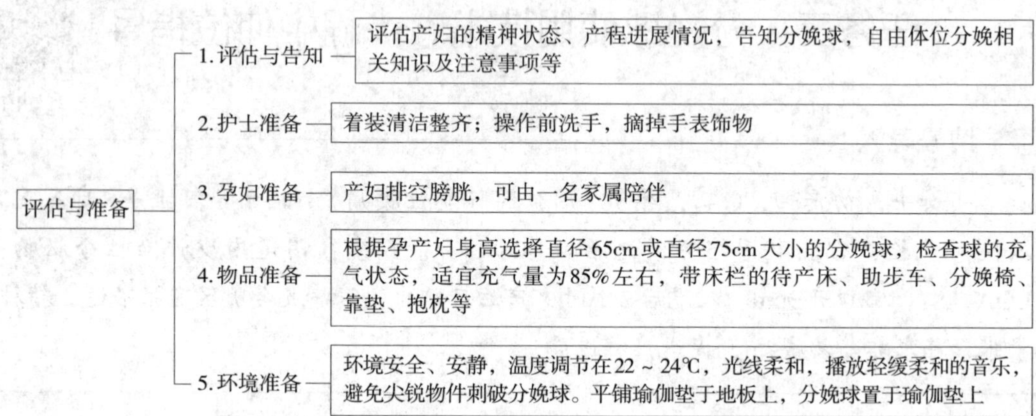

【操作方法】

分娩球使用

1. 坐位：扶产妇直坐于球上，重心靠球后2/3部，双腿张开撑地，膝关节呈90°，两脚放在前方，两脚间距离为60~70cm，取上下震荡或左右摇摆，双手扶着床沿或助产士（图2-7）。

2. 跪趴位：协助产妇跪于瑜伽垫上，上身趴于分娩球上（图2-8）。

3. 站趴位：将分娩球放于床上，协助产妇站着趴在分娩球上，两脚分开呈45°，左右摇摆或转圈摇摆。

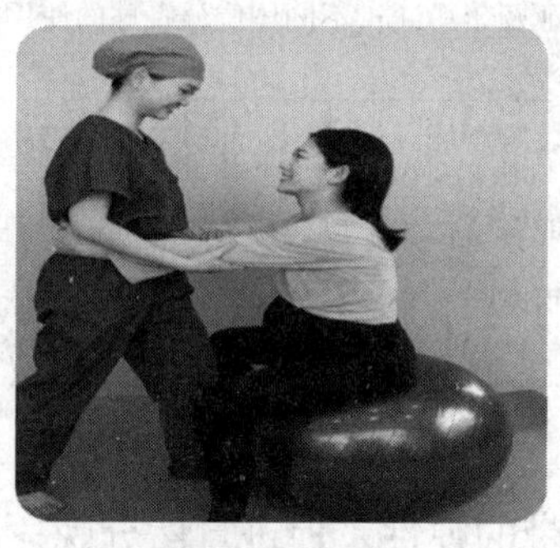

图 2-7　坐位

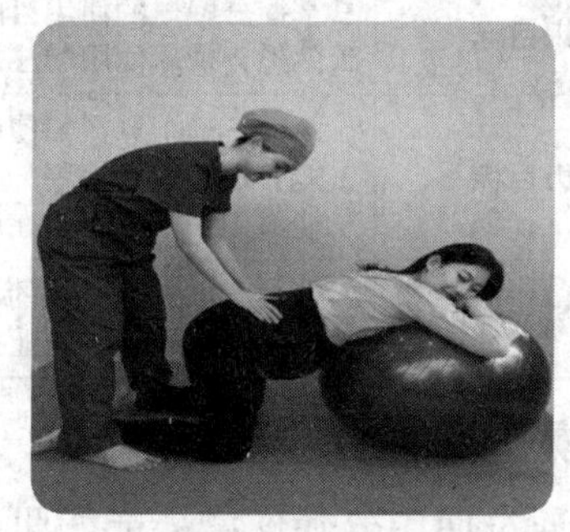

图 2-8 跪趴位

不同体位指导

1. 仰卧位：协助孕妇平卧于床上，两腿自然分开，床头高度根据产妇舒适度进行调整。适用于产程顺利者，利于产妇休息。

2. 侧卧位：协助产妇侧卧于床上，全身放松，采用与胎方位同侧卧位，即向胎方位方向侧卧，可在两腿间、腰背部放置枕头。适用于第一产程。

3. 侧俯卧位：协助产妇侧卧于床上，全身放松，采用与胎方位同侧俯卧位，下面的上肢置于体后。左侧俯卧位时，产妇下腿伸直，上腿膝关节弯曲90°贴于床面，躯体与床面呈60°，也可联合弓箭步，将上腿用力蹬在陪产者胯部，宫缩时陪产者前倾身体向产妇的脚轻微用力，使产妇胯部和膝盖弯曲，深度弯曲产妇的腿。右侧俯卧位时相反。适用于枕后位、前不均倾位，促进胎儿旋转。

4. 直立坐位：协助产妇上身垂直床边或固定好的瑜伽球上，或反坐在椅子上，双手扶住陪产者或椅子靠背，两腿分开。此体位可促进胎先露下降、扩张宫口，也可在腰骶部按摩缓解腰痛。

5. 前倾坐位：协助产妇上身前倾反坐在有靠背的椅子上，上身前倾趴于椅背上；或上身前倾坐床边，上身前倾趴于陪产者身上。此体位可促进胎儿旋转，缓解腰骶部疼痛。

6. 蹲位：协助产妇取下蹲动作，双手可扶住床沿或陪产者，双脚分开，也可重复站立和下蹲的动作。适用于第二产程，通过增加骨盆出口径线及重力，促进胎儿下降。

7. 站位：协助产妇站立，上身可趴在陪产者或支撑物上，可配合音乐左右摇摆骨盆进行慢舞。适用于枕后位及促进胎儿下降。

8. 其他自由体位：由产妇自主选择一种最能舒缓疼痛的体位，并根据产妇耐受情况更改不同体位。

【操作后处理】

1.整理用物，记录胎方位、胎心及产程进展情况。

【注意事项】

1.使用分娩球前一定要检查充气量，根据产妇身高选择合适大小的分娩球。
2.做好孕妇防护，保证母儿及产程安全。使用时固定分娩球，避免球体滚动。
3.告诉孕妇发生阴道流水或有强烈的排便感要及时告知。
4.坐位时间不宜过长，以免外阴部水肿。
5.初产妇宫口开大7~8cm（经产妇4cm）时停止。
6.每个体位持续时间15分钟，以产妇舒适为主。
7.适时指导产妇进食和排空膀胱。

【思考题】

（一）选择题

1.常用分娩球的直径有哪些
A. 35/45cm　B. 45/55cm
C. 65/75cm　D. 75/85cm
E. 85/90cm

2.使用分娩球前对孕妇进行评估，绝对禁忌证是
A.持续性阴道出血　B.癫痫
C.慢性支气管炎　D.自然流产
E.有早产史

3.分娩球充气程度以包住臀部为宜，避免过度
A.膨胀　B.充气
C.刺激　D.用力
E.扁平

4.使用分娩球时指导产妇上球，垂直坐立于球心，膝关节屈曲应为
A. 90°　B. 60°
C. 30°　D. 45°
E. 120°

5.关于应用分娩球的好处，下列说法错误的是
A.减少骨盆部肌肉压力
B.分散注意力，减少对宫缩痛的敏感性
C.使身体肌肉放松，促使宫口扩长

D.通过转换姿势使肌肉避免过分拉紧

E.不能促使胎头下降，加速产程，减轻疼痛

6.关于分娩体位的禁忌证，下列哪项是错误的

A.胎膜早破且先露高浮者　　B.合并异常产前出血者

C.臀位或横位有产兆者　　D.存在精神疾患或沟通障碍不能配合者

E.前不均倾位

（二）案例分析题

产妇王女士，G_2P_0，孕40^{+2}周。见红1天，阵发性下腹部胀痛4小时于上午10时入院。入院时产检：宫缩40秒/4~5分钟，胎心152次/分。阴查：阴道内少许血露，LOA，S^{-2}，宫口开3cm。

1.评估该产妇目前情况？

2.产妇感下腹部及腰痛不适，寻求非药物缓解方法，请口述处理原则？

（唐　娟）

任务四　宫缩评估与观察、产科阴道指检

情景导入

胡女士，初产妇，孕38^{+2}周，自述见红1天，阵发性腹痛7小时入院产检。现拟进行相关产科检查，以明确进一步处理原则。

【工作任务】

1.准确评估宫缩的频率、持续时间及强度。

2.实施临产后产科阴道检查，评估检查结果。

【任务目标】

知识目标	1.掌握手测及胎心监护仪监测宫缩的方法及注意事项。 2.掌握阴道检查方法及注意事项。
能力目标	1.能够正确手测评估宫缩。 2.能够正确使用胎心监护仪评估宫缩。 3.能够通过产科阴道检查正确了解阴道情况，评估宫颈位置、质地、宫颈管消退及扩张情况；评估盆腔大小，确定胎先露类型、胎先露下降程度、胎方位，有无产瘤及其大小、是否破膜、有无脐带脱垂，评估产程进展。
素质目标	1.能与产妇进行有效的沟通并取得配合，减少对分娩恐惧，增强自然分娩的信心。 2.关心产妇，具有职业担当与奉献精神。

【操作目的】

1. 评估宫缩的频率和强度、胎先露情况、阴道及宫颈情况。
2. 初步判断待产妇是否能阴道试产及评估产程进展。

【适应证】

1. 临产后评估产程进展情况，是否能阴道试产。
2. 缩宫素激惹试验评估宫缩。
3. 第二产程中全程了解胎心变化及宫缩情况。
4. 查找阴道异常出血或胎心异常原因。

【禁忌证】

1. 前置胎盘。
2. 妊娠最后一个月及临产后，应减少不必要的阴道检查。

【操作前准备】

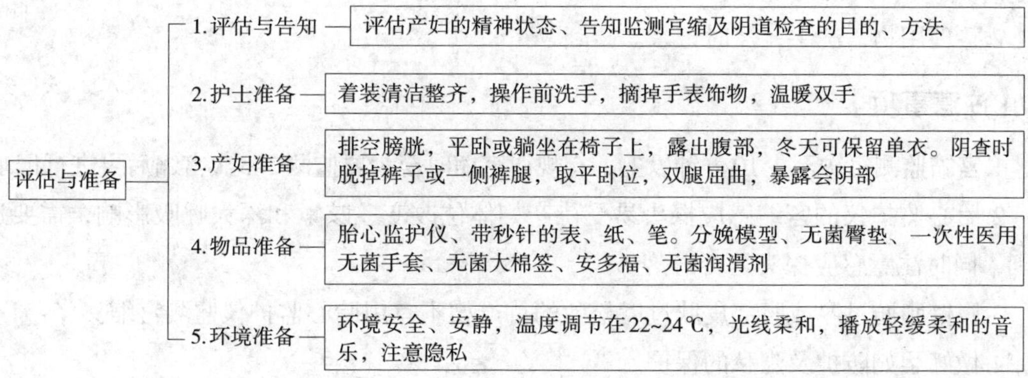

【操作方法】

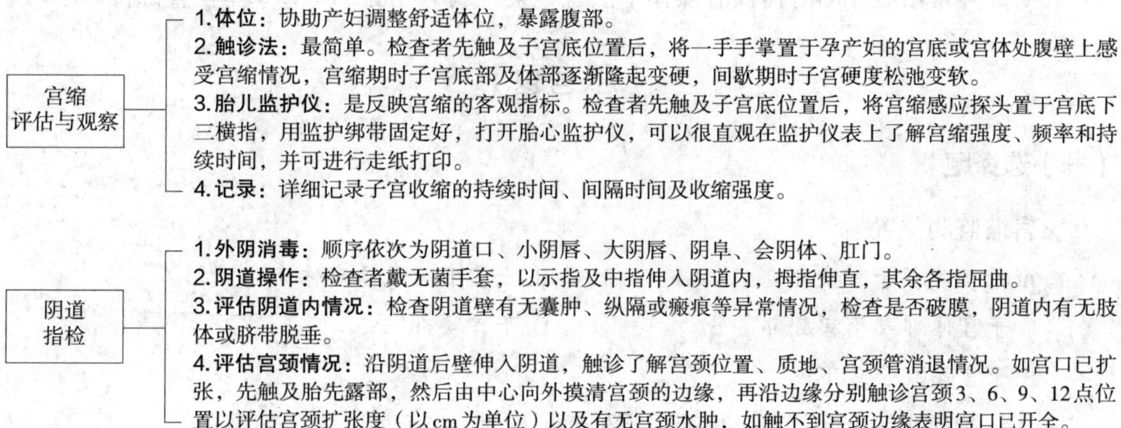

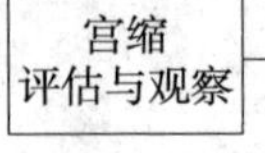

5.评估胎先露、胎方位：检查坐骨棘、骶尾骨，核实胎先露类型，再根据矢状缝、囟门与骨盆的关系确定胎方位；根据先露部最低点与坐骨棘之间的距离来确定先露位置，在坐骨棘平面以上用（–）表达，平对坐骨棘用0表达，在坐骨棘平面以下用（+）表达，均以cm为单位（图2-9）；明确有无产瘤及其大小。

6.评估产程情况及分娩方式：初步判断待产妇产程进展及能否行阴道试产。

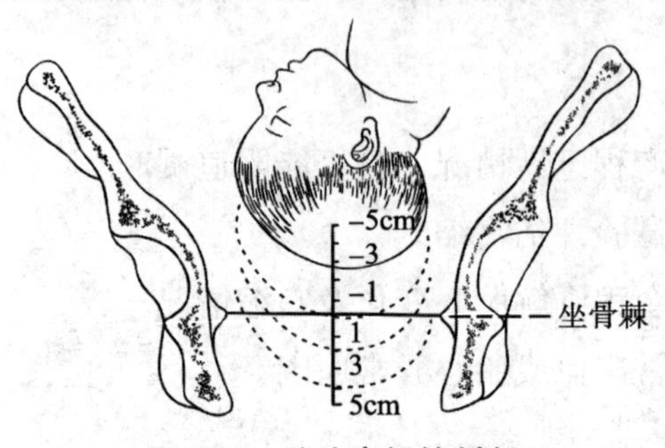

图 2-9　胎头高低的判断

【操作后处理】

1.阴道检查后再次消毒会阴并擦干。

2.协助孕产妇穿好衣物，起身。

2.整理用物，洗手，及时记录。

【注意事项】

1.宫缩监测每次至少10分钟以上，有规律宫缩时至少要监测2~3次宫缩后再进行记录。

2.胎心监护仪的宫缩感应探头易受待产妇体位改变、咳嗽和深大呼吸影响，需要进行区别，同时注意感应探头是否滑落。

3.腹壁脂肪过厚或腹部皮肤过度松弛的待产妇不宜用胎心监护仪监测宫缩。

4.做好孕妇防护及隐私的保护。

5.严格无菌操作原则。

6.明确异常出血原因时需注意操作手法宜轻柔，调节光源，充分暴露检查部位。

【思考题】

（一）选择题

1.宫缩监测位置为

A.子宫颈或子宫峡部　　B.子宫下段或子宫体

C.子宫体部或子宫底部　　D.子宫峡部

E.子宫颈或子宫下段

2.了解胎先露的下降程度，可通过下列何项检查

A. 腹部四步触诊　　B. 腹部听诊
C. 肛门检查或阴道检查　　D. B超检查
E. 多普勒仪监测

3. 阴道检查禁忌证为
A. 临产评估内骨盆　　B. 判断是否能阴道试产
C. 胎膜早破　　D. 脐带脱垂
E. 前置胎盘

4. 下列哪项不能通过阴道检查进行
A. 初步判断待产妇是否能阴道试产　　B. 评估产程进展
C. 评估宫颈位置　　D. 评估胎先露位置及胎体位置
E. 评估胎方位

5. 第一产程常用评估判断潜伏期或活跃期的方法为
A. 胎心监护仪　　B. 床边超声
C. 四步触诊　　D. 超声多普勒
E. 阴道检查

（二）案例分析题

孕38周，初产妇。骨盆外测量正常，胎头双顶径8.5cm，规律宫缩4小时，未破膜，胎心率136次/分，头位已入盆。

1. 此时较合适的处理是什么？
2. 产妇强烈要求阴道分娩，请予以评估其是否符合条件？

（唐　娟）

任务五　临产外阴冲洗、消毒及铺巾

情景导入

胡女士，初产妇，G_1P_0，孕38^{+2}周，因阵发性腹痛7小时于今日上午8时入院，入院时产检：宫缩40秒/5分钟，胎心148次/分。阴查：阴道内少许血性分泌物，LOA，S^{-1}，宫口开3cm。

【工作任务】

1.评估产妇目前情况，制定处理原则。

2.产妇于当天17时宫口开全，现请你为产妇做好接产准备，进行外阴冲洗、消毒及铺巾。

【任务目标】

知识目标	1.掌握外阴冲洗及消毒顺序及注意事项。 2.掌握产包的开包方法及注意事项。 3.掌握铺巾顺序及注意事项。
能力目标	1.能独立完成接生前外阴的冲洗及消毒操作。 2.能独立完成分娩物品的准备。 3.能独立完成铺无菌巾操作及器械摆放。
素质目标	1.能与产妇进行有效的沟通并取得配合，减少对分娩恐惧，增强自然分娩的信心。 2.关心产妇，具有职业担当与奉献精神。

【操作目的】

清洁消毒外阴，严格实施无菌技术，减少产时感染机率，促进产妇舒适，为阴道分娩做好接产准备。

【适应证】

初产妇宫口开全、经产妇宫口开6cm且宫缩有力，拟行阴道试产者。

【禁忌证】

明显头盆不称、横位、胎儿窘迫等估计经阴道分娩困难、有剖宫产指征者。

【操作前准备】

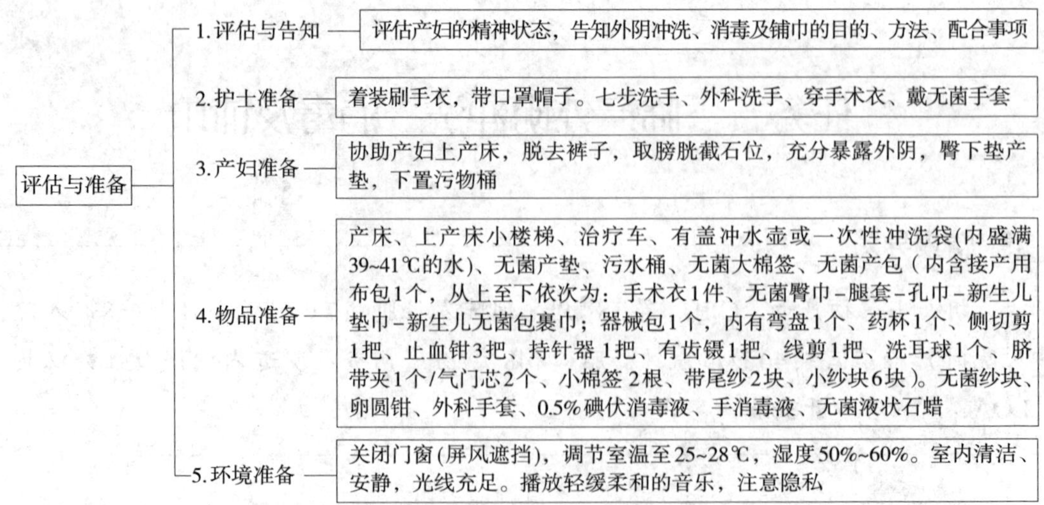

【操作方法】 微课1 微课2

外阴冲洗、消毒、开产包

1.评估产妇：评估产妇会阴部皮肤情况及会阴条件，有无阴道流血、流液情况。

2.外阴冲洗：取大棉签用温水浸湿，轻触会阴皮肤，询问产妇水温是否合适。用温水自上至下、从外到内进行冲洗，即阴阜、左右大腿内上1/3、腹股沟、大小阴唇、会阴体、左右臀部、肛门，边冲洗边用大棉签擦洗，直至完全去除外阴血污、黏液及肛周大便，并用无菌大棉签由内向外顺序擦干外阴。更换垫巾。

3.外阴消毒：用0.5%碘伏浸湿的灭菌大棉签或用卵圆钳夹取浸湿0.5%碘伏的无菌纱块，按从内到外，由上到下连续消毒外阴3遍，即尿道口与阴道口、左右小阴唇、左右大阴唇、阴阜、左右腹股沟、大腿内上1/3、会阴体、左右臀部、肛门（图2-10）。消毒后自然待干。

4.开产包：检查产包有效期，打开外层产包，接生助产士外科洗手后穿手术衣，戴无菌手套。

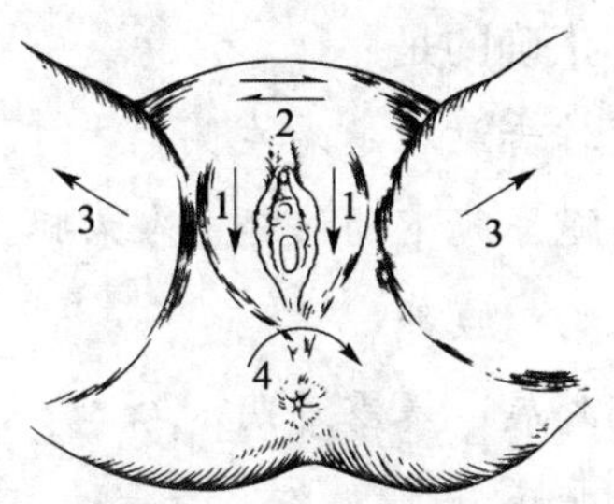

图 2-10　外阴消毒顺序

铺无菌巾、开器械包

1.铺臀巾：助产士双手拿住臀巾的上侧两角，双手反折包裹于两折角内，在产妇宫缩间歇期，嘱产妇抬起臀部、将臀巾的近端快速铺于产妇臀下与腰对齐。

2.铺腿套：取腿套（产妇配合抬起左腿）先套穿产妇近侧腿，用同样方法套穿对侧腿套。

3.铺孔巾：双手拿住孔巾的上侧两角，在无菌台上轻轻抖开并托起孔巾中段以免孔巾下端过长接触污染，将孔洞处对准产妇会阴区铺开，孔巾上段铺放至产妇腹部，孔巾下段铺平在产床上，形成最大无菌区域，并将会阴保护垫置于会阴旁孔巾上。

4.铺新生儿垫巾：双手拿住新生儿垫巾的上侧两角，将其铺平在辐射台上，并将新生儿包裹巾放置于上面以预热包裹新生儿。

5.开器械包：将接生器械包打开，按接产顺序规范摆放至操作台上，将气门芯套在血管钳上。

【操作后处理】

1.与台下巡回护士核对器械并记录在记录单上。

2.铺无菌巾过程中过程中需注意胎心变化及产程情况，随时做好保护会阴、接产准备。

【注意事项】

1.严格遵循查对制度，做好个人防护，严防产妇摔伤。

2.消毒原则为由内向外，自上而下。严格遵守无菌操作规程，进行第二遍消毒时，消毒范围不能超过第一遍范围。

3.铺无菌巾时应充分暴露接产视野。严格无菌操作，四边包布下垂部位至少10cm。

4.注意保暖，保护产妇私隐，告知孕产妇不能触碰已消毒区域。

【思考题】

（一）选择题

1. 产前会阴冲洗，物品准备错误的是

A. 操作者七步洗手，戴口罩　　B. 测量水温39~41℃

C. 检查会阴冲洗包的有效期、密封性　　D. 查对医嘱

E. 备皮

2. 下列会阴冲洗操作正确的是

A. 患者仰卧位，操作者站在患者左侧

B. 脱去产妇左侧裤腿，脱下的裤腿盖在右腿上，取浴巾再盖上

C. 以棉被盖左腿及胸、腹部

D. 双腿呈屈膝位稍外展，暴露外阴

E. 冲洗顺序同消毒顺序

3. 下列会阴冲洗操作错误的是

A. 冲洗并擦洗肛门

B. 冲洗方法应由上至下，由内向外，冲洗擦拭次数以清洁为标准

C. 擦干净会阴部水迹

D. 撤去垫巾，更换新的垫巾

E. 协助患者整理衣裤及床单位，嘱患者开窗通风

4. 关于会阴消毒操作注意事项，错误的是

A. 消毒原则应当是由内向外，自上而下

B. 操作过程中注意遮挡患者，给予保暖，避免受凉

C. 进行第二遍外阴消毒时，消毒范围顺序及范围同前次

D. 操作中遵循无菌操作原则

E. 操作中注意产妇的产程进展情况

5. 关于会阴消毒的顺序，正确的是

A. 用持物钳夹取浸有消毒液的纱块或大棉签消毒尿道口与阴道口→小阴唇、大阴唇→阴阜→左右大腿内侧上1/3处→会阴、左右臀部→肛周→肛门

B. 用持物钳夹取浸有消毒液的纱块或大棉签消毒大阴唇、小阴唇→尿道口与阴道口→阴阜→左右大腿内侧上1/3处→会阴、左右臀部→肛周→肛门

C. 用持物钳夹取浸有消毒液的纱块或大棉签消毒阴阜→大阴唇、小阴唇→尿道口与阴道口→左右大腿内侧上1/3处→会阴、左右臀部→肛周→肛门

D. 用持物钳夹取浸有消毒液的纱块或大棉签消毒大阴唇、小阴唇→尿道口与阴道口→

阴阜→左右大腿内侧上1/3处→会阴、左右臀部→肛门→肛周

E. 用持物钳夹取浸有消毒液的纱块或大棉签消毒阴阜→大阴唇、小阴唇→左右大腿内侧上1/3处→会阴、左右臀部→肛门→肛周

（二）案例分析题

某经产妇，孕3产1，无难产史，孕39周，规律宫缩3小时，急诊检查：宫缩40~45秒/3~4分钟，胎心140次/分，头先露，宫口开4cm，阴道有少许血性分泌物。现拟予以阴道试产，请为该产妇行外阴冲洗及消毒。

1. 请口述外阴冲洗、消毒顺序及注意事项。

2. 请口述铺巾最佳时机、顺序及注意事项。

附：第一产程处理实训考核评分标准

第一产程处理操作考核标准与评价

姓名： 学号： 班级： 分数：

项目		分值	考核评价要点	评分细则	得分	备注
操作目的		2	能准确说出操作目的	2		
素质要求		4	帽子、口罩、头发、着装符合进入产房要求。	2		
			仪表端庄大方，态度认真和蔼	2		
接生前准备	环境准备	1	（口述）产房内环境、温度、湿度隐私	1		
	用物准备	2	七步洗手后准备产包并检查有效期 携用物至产床旁	1 1		
	产妇准备（志愿者与模型配合）	10	（口述） 产妇上台时机 核对身份 正确体位 持续胎心监护 正确指导产妇用力	 3 1 1 1 4		
	评估	8	产妇用力是否正确 宫缩与胎头下降情况 宫缩期及间歇期胎心变化 产妇会阴皮肤情况	2 2 2 2		
	外阴清洁	20	与产妇沟通外阴清洁消毒目的，并取得其配合 试温 冲洗顺序及范围 有无擦干 更换臀垫（口述）	1 1 15 2 1		
	外阴消毒	20	消毒液选择 消毒顺序及范围 消毒原则为由内向外，自上而下	1 15 4		

续表

项目		分值	考核评价要点	评分细则	得分	备注
接生前准备	接产者准备	2	外科洗手，穿手术衣，戴手套（口述） 打开产包（巡回助产士）	1 1		
	铺无菌巾	20	按顺序铺好接生无菌巾 无菌观念 外阴暴露情况	15 2 3		
	清点器械	1	与巡回助产士共同清点产包内用物，并按顺序规范摆放	1		
综合评价		10	操作正确并熟练，无菌观念强	5		
人文素养			能有效沟通，人文关怀到位	5		
关键缺陷			无人文关怀、无沟通、无安全意识、查对不严、发生事故等均不及格			
总分		100				

任务六　接生处理（自然分娩含脐带处理）

PPT

PPT

情景导入

胡女士，初产妇，G_1P_0，孕38^{+2}周，因阵发性腹痛7小时于今日上午8时入院，入院时产检：宫缩40秒/5分钟，胎心148次/分。入院时阴查：阴道内少许血露，LOA，S^{-2}，宫口开3cm。产妇于17时宫口开全，可触及前羊水囊。评估产妇无阴道分娩禁忌，拟予以阴道试产。

【工作任务】

1. 快速评估产妇目前情况，制定处理原则。
2. 完成第二产程操作。

【任务目标】

知识目标	1. 掌握自然分娩助产的具体方法。 2. 掌握保护会阴技巧，避免会阴严重撕裂。 3. 掌握建立新生儿正常呼吸的方法，对新生儿进行正确处理。
能力目标	1. 能判断接生时机。 2. 能独立完成自然分娩接生技术，使胎儿安全娩出。 3. 能早期识别分娩并发症。
素质目标	1. 能与产妇进行有效的沟通并取得配合，减少对分娩恐惧，增强自然分娩的信心。 2. 关爱生命，关心产妇，具有职业担当与奉献精神。

【操作目的】

保护会阴，促进产妇产程自然进展，完成分娩过程，帮助母儿安全。

【适应证】

产妇宫口开全且宫缩有力，拟行阴道试产者。

【禁忌证】

明显头盆不称、横位、胎儿窘迫等估计经阴道分娩困难、有剖宫产指征者。

【操作前准备】

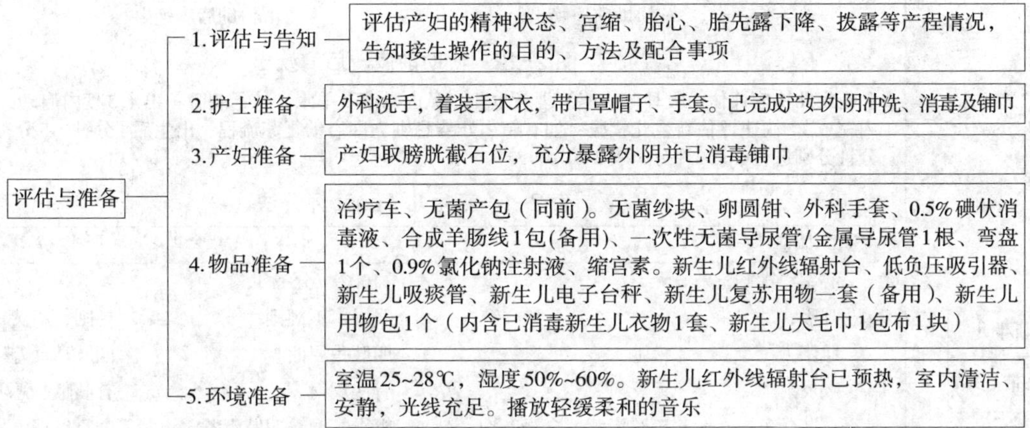

【操作方法】 微课3 微课4

协助胎儿娩出

1. 备物： 预热辐射台（无菌新生儿大毛巾、衣物一同预热）、打开吸痰器、连接吸引管。

2. 保护会阴及协助俯屈： 当初产妇胎头拨露3~4cm，经产妇宫口开全且会阴体膨隆时开始保护会阴。方法：助产士右肘支在产床上，右手拇指与其余四指分开（或5指并拢）、用会阴垫（或手掌大鱼际肌）置于产妇会阴体中心部，子宫收缩时向上向前托起会阴，左手轻压胎头枕部以协助胎头俯屈，控制胎头下降速度，正确指导产妇配合宫缩用力，宫缩间歇时右手稍放松但不能离开。

3. 协助胎头仰伸： 在胎头着冠后指导产妇在宫缩时张口哈气，在宫缩间歇期屏气用力。当胎头枕骨露出耻骨联合时，左手协助胎头缓慢仰伸（图2-11）。

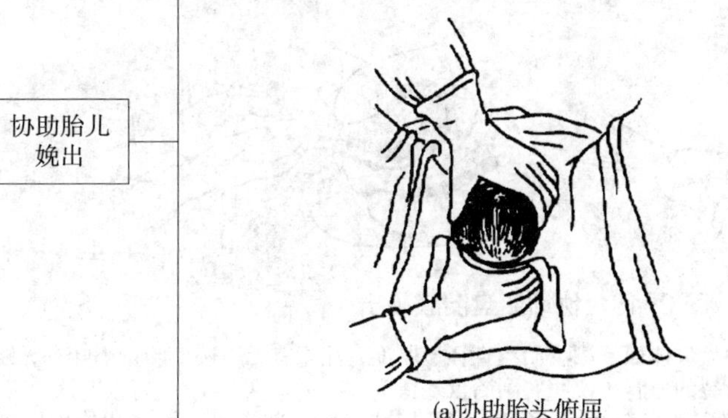

(a)协助胎头俯屈

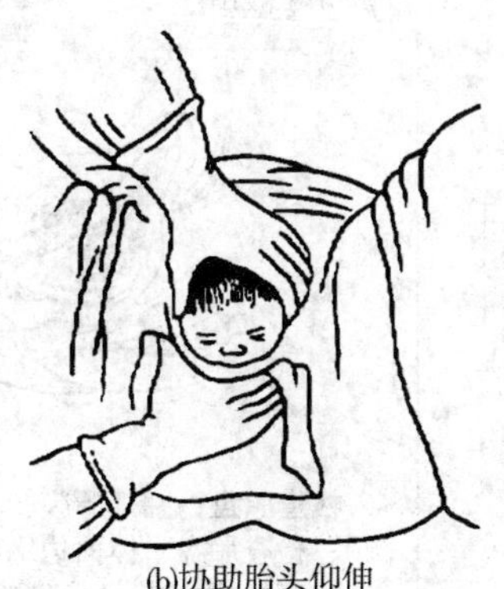

(b)协助胎头仰伸

图 2-11 保护会阴，协助胎头俯屈、仰伸

协助胎儿娩出

4.清理口鼻黏液及羊水：胎头娩出后助产士左手拇指和其余四指分开自鼻根向下颏挤压，轻轻挤出口鼻内的黏液和羊水。

5.胎头复位及外旋转：等待胎头自然复位、外旋转。需要观察胎头面部颜色是否有变紫。

6.胎肩及胎体娩出：在下次宫缩时轻轻下压胎颈，协助胎儿前肩娩出、后肩娩出（图2-12），双肩娩出后，松开保护会阴的手，双手协助胎体及下肢以侧位娩出。

7.娩出记录：记录胎儿娩出时间及性别，静脉滴注缩宫素20U（巡回助产士）。

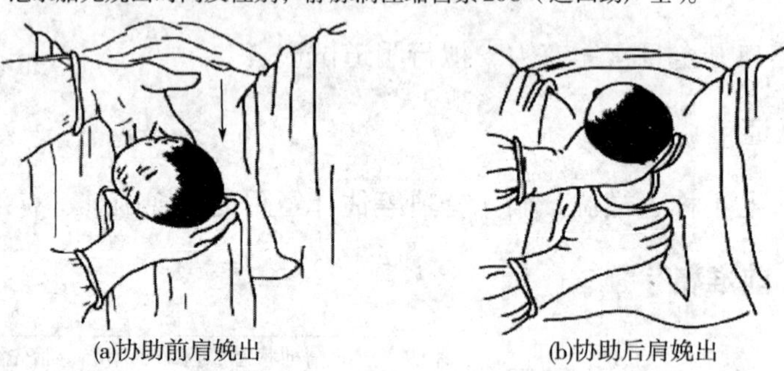

(a)协助前肩娩出　　(b)协助后肩娩出

图2-12　协助前肩、后肩娩出

新生儿Apgar评分、脐带处理

1.新生儿快速评估：吸耳球快速清理新生儿口鼻内黏液及羊水，抹干刺激（出生5秒内启动，30秒内完成），快速评估新生儿状况，如有新生儿窒息则立即启动复苏流程。出生后1分钟、5分钟、10分钟分别进行Apgar评分（表2-1）。

表2-1　新生儿Apgar评分法

体征	0分	1分	2分
心率	无	<100次/分	≥100次/分
呼吸	无	浅慢，不规则	规则，啼哭
肌张力	松弛	四肢稍屈曲	四肢活动好
喉反射	无反射	有些反射	有咳嗽，恶心
皮肤颜色	口唇青紫，全身苍白	躯干红润，四肢青紫	全身红润

2.结扎脐带：新生儿出生情况好，自然等待至少60秒或待脐动脉停止搏动后，先用两把血管钳钳夹脐带，两钳相隔2~3cm，在其中剪断脐带。

将新生儿抱起会阴部朝向产妇并要求产妇说出新生儿性别。

将新生儿抱至辐射台，用75%乙醇消毒脐带根部及其周围，在距离脐根上方0.5~1cm处进行气门芯（或脐带夹）结扎，结扎处外0.5cm一次性剪断脐带，挤出残血，脐带残端用75%乙醇消毒待干后用无菌纱布覆盖，再用脐带布包扎。

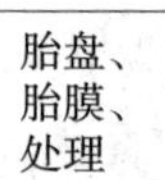

1.协助胎盘胎膜娩出：更换无菌手套，判断胎盘剥离征象。确定胎盘已剥离后，操作者左手按压宫底，右手轻拉脐带，当胎盘下降到阴道口时，两手捧住胎盘朝一个方向旋转并向外轻轻牵引，协助胎盘胎膜完整娩出（图2-13）。当胎膜部分断裂，可用血管钳夹住断裂上端的胎膜轻轻牵拉直至胎膜完全娩出。

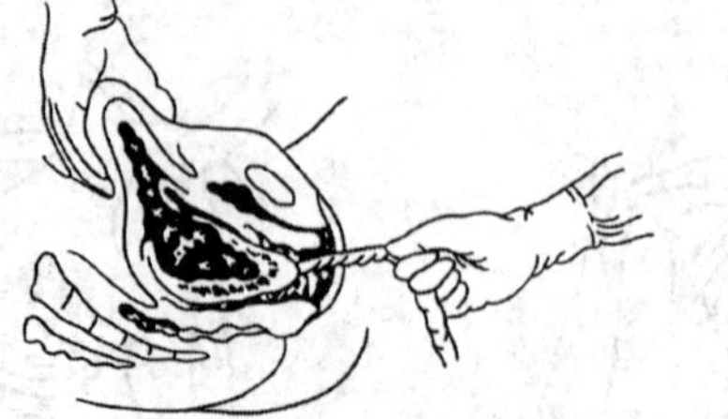

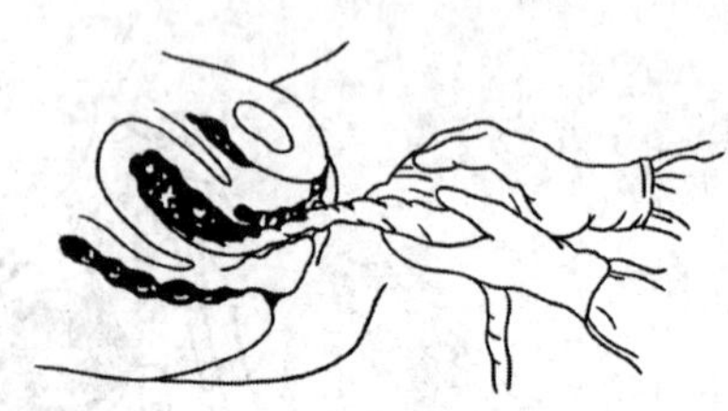

图2-13　协助胎盘胎膜娩出

2.检查胎盘：翻开胎膜，暴露胎盘母体面，测量胎盘直径、厚度，注意有无压迹、胎盘小叶有无缺损；检查胎盘子体面边缘有无断裂的血管（说明有副胎盘残留）。

3.检查胎膜：提起脐带检查胎膜是否完整（是否能完全覆盖胎盘）、破裂口与胎盘边缘的距离（如＜7cm说明胎盘存在前置状态）、有无黄染和增厚。

4.检查脐带：测量脐带长度、形态、血管数目，附着部位、有无扭转及打结等。

软产道检查、评估出血	**1.检查软产道：**由外向内仔细检查软产道（会阴—小阴唇内侧—尿道口—阴道—阴道穹窿—宫颈）有无裂伤，若有裂伤及时缝合，缝合松紧度要适当。 **2.评估出血量：**采用称重法、面积法及目测法估计出血量。 **3.整理用物：**清点器械及纱块、撤去用物、协助产妇垫好产妇用纸尿裤及裤子、整理接生台、接生用物分类处理。

【操作后处理】

1.新生儿交台下巡回助产士继续完成评估及护理。

2.准确清点器械，及时记录分娩信息。

【注意事项】

1.严格遵守无菌操作规程，注意保护会阴，防止严重撕裂伤。

2.胎头娩出即刻清理呼吸道。

3.正确判断胎盘是否已经剥离，在没有剥离前禁止强行牵拉脐带。

4.正确计算出血量，发现异常应及时报告医生。

【思考题】

（一）选择题

1.接产时会阴保护开始于

A.宫口开全时　　B.阴道口见到胎头时

C.胎头拨露使阴唇后联合紧张时　　D.胎头着冠时

E.双顶径出阴道口时

2.一产妇正常分娩时为预防产后出血，应用缩宫素最好在

A.胎头着冠时　　B.胎头拨露阴唇后联合紧张时

C.胎头娩出时　　D.胎肩娩出时

E.胎盘娩出后

3.初产妇，妊娠40周，临产15小时，宫口开全2小时，先露头S^{+2}，胎心118次/分，骨盆出口正常，枕后位，目前正确的做法是

A.静滴催产素　　B.阴道助产

C.剖宫产　　D.等待自然分娩

E.镇静、休息

4.产妇，临产4小时，宫缩25~35秒，间隔4~5分钟，胎心140次/分，先露部头、高浮，突然阴道流水，色清，宫口开大1指。下面处理不正确的是

A.记录破膜时间

B.鼓励产妇在宫缩时运用腹压加速产程进展

C.立即听胎心

D.超过12小时尚未分娩，加用抗生素

E.卧床，抬高臀部

5.协助胎盘娩出的正确护理措施是

A.胎盘娩出后，按摩子宫，刺激其收缩以减少出血

B.胎盘未完全剥离之前，用手按摩宫底

C.胎盘未完全剥离之前，牵拉脐带

D.胎盘未完全剥离之前，下压宫底

E.胎盘未完全剥离之前，徒手剥离胎盘

（二）案例分析题

某经产妇，孕3产1，无难产史，孕39周，规律宫缩3小时，急诊检查：宫缩40~45秒/3~4分钟，胎心140次/分，头先露，宫口开全，先露+3。现拟予以阴道试产，已行外阴冲洗、消毒及铺单，拟予以阴道接产。

1.接产要领是什么？

2.如何判断胎盘是否剥离？

附：接生处理实训考核评分标准

接生处理实训考核评分标准

姓名：　　学号：　　班级：　　分数：

项目		分值	考核评价要点	评分细则	得分	备注
操作目的		2	能准确说出操作目的	2		
素质要求		2	帽子、口罩、头发、无菌衣、手套等着装符合接产要求。	2		
			仪表端庄大方，态度认真和蔼	2		
用物准备		3	（巡回助产士）七步洗手后预热辐射台、打开吸引器并连接吸痰管（口述）	2		
			准备新生儿用物、新生儿窒息抢救物品并检查有效期，携用物至产床旁	1		
接生操作	保护会阴 协助胎头俯屈	20	保护会阴时机 保护会阴手法 指导产妇配合用力情况 控制胎头下降速度、协助俯屈	5 5 5 5		
	协助胎头仰伸	20	协助胎头仰伸手法 指导产妇配合用力情况	10 10		

续表

项目		分值	考核评价要点	评分细则	得分	备注
接生操作	清理	8	挤压口鼻黏液及羊水手法 等待胎头复位及外旋转	6 2		
	胎肩及胎体娩出	10	娩胎肩时机及手法 娩出胎体手法	5 5		
	新生儿初步处理	25	（口述）胎儿娩出时间及性别 （口述）指导静滴缩宫素 清理呼吸道 擦干刺激 快速新生儿阿普加评分 剪断脐带处理时机、方法 置入聚血盆 产妇确定性别 断脐处理	1 1 5 2 5 3 2 1 5		
综合评价		10	接生操作熟练，无菌观念强	5		
人文素养			能有效沟通，人文关怀到位	5		
关键缺陷			无人文关怀、无沟通、无安全意识、查对不严、发生事故等均不及格			
总分		100				

（唐　娟）

任务七　产后2小时观察与处理

PPT

情景导入

胡女士，初产妇，G_1P_0，孕38^{+2}周，因阵发性腹痛7小时于今日上午8时入院，入院时产检：宫缩40秒/5分钟，胎心148次/分。入院时阴查：阴道内少许血露，LOA，S^{-2}，宫口开3cm。产妇于当日17时宫口开全，于18:10时分娩一女活婴，于18:20时娩出胎盘，检查胎盘胎膜完整，检查无软产道裂伤，产时出血200ml。

【工作任务】

1.快速评估产妇目前情况、制定处理原则。

2.产妇已顺产一活女婴，现留产房内观察，完成产后2小时观察与处理。

【任务目标】

知识目标	1. 掌握产妇产后2小时观察的具体内容。 2. 掌握产后观察的重点。
能力目标	1. 能正常护理产后产妇及新生儿。 2. 能引导产妇产后正常排小便。
素质目标	1. 能与产妇进行有效的沟通并取得配合，减少对产后排便及下床的恐惧。 2. 关心产妇及新生儿，具有职业担当与奉献精神。

【操作目的】

严密观察产妇产后生命体征变化、阴道流血、宫缩及会阴情况，监护母儿安稳度过产后两小时。

【操作前准备】

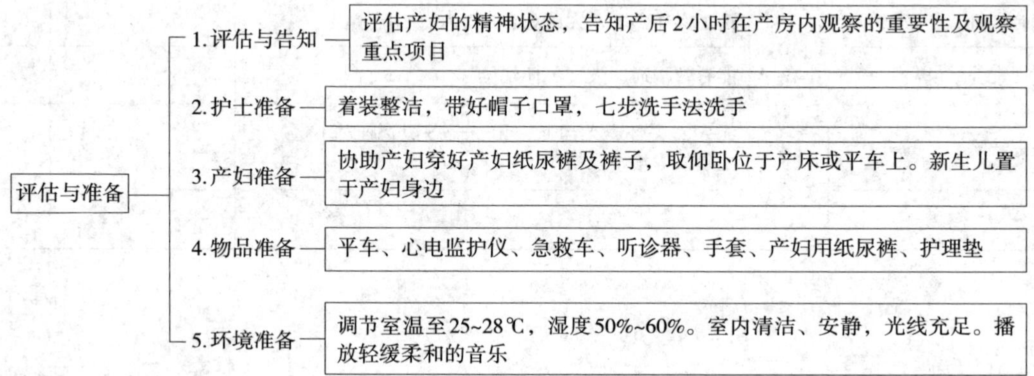

【操作方法】

产后2小时观察与处理

1. 监测生命体征：密切观察产妇血压、脉搏、呼吸、血氧饱和度、体温。

2. 严观产科情况：密切观察产妇宫底高度、子宫硬度、轮廓、阴道流血量及颜色。

3. 监测频率：每10~15分钟检查一次，连续监测4次正常，调整为每30分钟一次。

4. 询问产妇自觉症状：间断询问产妇有无不适，如疲乏、心慌、头晕、口渴、宫缩痛、肛门坠胀等。

5. 指导排尿：观察产妇膀胱是否充盈以及外阴、阴道有无血肿。督促产妇4小时内排小便，预防充盈膀胱影响子宫收缩。

6. 记录：协助产妇开奶，母婴在产房观察2小时后无异常，助产士检查护理文书，核对新生儿信息无误，填写交接单。

【操作后处理】

产后2小时观察母婴无异常后，将产妇及新生儿送回产后爱婴区休息。

【注意事项】

1. 严密观察产妇产后宫缩、阴道流血及生命体征变化。

2. 及时发现大出血，发现异常应及时报告医生。

【思考题】

（一）选择题

1.下列不属于产后2小时观察的内容是

A.生命体征　　B.阴道流血情况

C.膀胱充盈度　　D.乳汁分泌

E.宫底高度

2.关于生殖器官的观察和护理，正确的护理措施是

A.会阴护理前需观察恶露量、颜色

B.产后2小时为产后出血高发时间

C.会阴擦洗的原则为由内向外顺序

D.擦洗前排空膀胱，每天一次擦洗会阴

E.会阴切口硬结于产后4天可温水坐浴

3.产妇产后4~6小时应排尿的原因是

A.利于伤口恢复　　B.利于产妇舒适

C.利于产妇活动　　D.利于子宫收缩

E.利于乳汁分泌

4.产后2小时内的处理，下列哪项是错误的

A.观察阴道出血量　　B.注意子宫收缩

C.观察膀胱是否充盈　　D.一般产后2小时内不哺乳

E.测量血压脉搏

5.产后监护频率

A.每5~10分钟监护一次连续四次，无异常后改为30分钟

B.每10~15分钟监护一次连续四次，无异常后改为30分钟

C.每15~20分钟监护一次连续四次，无异常后改为30分钟

D.每15~30分钟监护一次连续四次，无异常后改为30分钟

E.每20~30分钟监护一次连续四次，无异常后改为30分钟

（二）案例分析题

某经产妇，孕3产1，无难产史，孕39周，规律宫缩3小时，急诊检查：宫缩40~45秒/3~4分钟，胎心140次/分，头先露，宫口开全，先露+3。于17时娩出一活婴，17:10时娩出胎盘，检查胎盘胎膜完整，检查无软产道裂伤，产时出血200ml。先留产妇于产房内观察2小时。

1. 产后观察内容？

2. 如何正确引导产妇排尿？

（唐　娟）

任务八　新生儿出生即刻护理

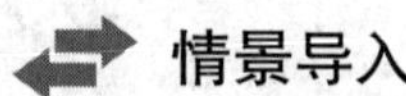

情景导入

李女士，G_1P_1，孕40周阴道顺产一活女婴，护士小丽为新生儿处理好脐带，1分钟、5分钟新生儿阿普加评分10分，然后为新生儿进行体格检查。

【工作任务】

1. 对刚出生的新生儿进行体查。

2. 识别新生儿有无异常。

【任务目标】

知识目标	1. 掌握新生儿出生时检查内容、方法。 2. 掌握新生儿身长、体重、头围、胸围的正常值。
能力目标	1. 能够识别新生儿有无异常。 2. 能够对新生儿父母实施健康指导。
素质目标	1. 沟通有效、指导正确。 2. 操作认真负责，尊重与关爱生命，珍视生命，具有严谨求实和职业奉献精神。

【操作前准备】

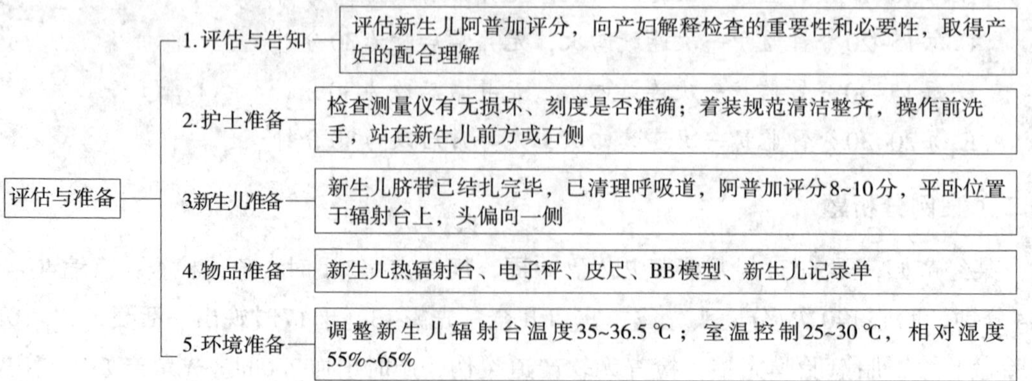

【操作方法】

微课5

新生儿体格检查

1.**查体表皮肤**：有无瘀点（斑）、脱屑、色素沉着、水肿等，毛发有无异常。
2.**头部**：观察头颅大小、囟门大小及紧张度、凹陷与隆起，头皮有无破损、血肿、产瘤。
3.**面部**：观察有无特殊面容、眼距宽窄、鼻梁高低、双耳位置与形状。
4.**眼、耳、鼻**：眼睑有无下垂、眼球突出、结膜充血、眼分泌物、瞳孔大小与形状、鼻形、有无鼻翼扇动、耳廓形状及耳道是否通畅。
5.**口腔**：观察舌形及舌系带，有无唇腭裂。
6.**颈部**：气管是否居中。
7.**胸、腹部**：锁骨有无断裂；有无畸形、特殊标志、隆起与凹陷。
8.**脊柱、四肢**：观察有无畸形、双手、检查肌张力、手指脚趾有无畸形（足外翻、并指），关节是否活动。
9.**会阴肛门生殖器**：观察有无畸形（肛门闭锁、两性畸形、尿道下裂）；男婴睾丸有无下降阴囊。
10.**测体重**：把治疗巾放在电子秤上，电子秤调零，将新生儿放在秤盘上，左手悬于新生儿上方保持安静时读取数字，以克（g）为计数单位，精确到10g或50g，记录体重。
11.**测身长**：将新生儿头顶部置于量尺的顶端，将新生儿双腿尽量伸直，读取足跟所在处的读数，以厘米（cm）为计数单位，精确到1cm。
12.**测头围**：左手拇指将软尺零点固定于新生儿头部右侧齐眉弓上缘，软尺经枕骨粗隆（后脑勺最突出的一点）回到零点，紧贴头皮，准确读数，以厘米（cm）为计数单位，精确到0.1cm。
13.**测胸围**：左手拇指将软尺零点固定新生儿胸前右侧乳头下缘处，右手拉软尺经右侧绕至后背两肩胛骨下角下缘，再经左侧回到零点，准确读数，以厘米（cm）为计数单位，精确到0.1cm。
14.**包裹新生儿**

【操作后处理】

1.洗净双手，正确填写新生儿记录单，并盖新生左脚印和母亲右手拇指印，系好手腕带（标注母亲姓名、住院号、新生儿性别、出生时间、体重）。

2.母婴同室（若早产儿、低体重儿送往新生儿病区）。

3.向产妇说明检查情况及注意事项。

4.密切观察新生儿的一般情况。

5.整理用物、洗手。

【注意事项】

1.操作台保持整洁，温度适宜。

2.新生儿全身裸露，便于观察皮肤颜色、肢体活动、反应情况。

3.操作者保持手的温暖。

4.检查动作轻柔、迅速。

5.新生儿体格检查，发现异常及时报告医生。

【思考题】

（一）选择题

1.关于评估新生儿有无异常，下列哪项是错误的

A.检查全身皮肤有无瘀点（斑）、脱屑、水肿

B.检查头颅有无血肿、产瘤、囟门大小及紧张度

C.观察舌头形状、舌系带、有无唇腭裂

D.用力按压眼睛，了解眼球有无突出

E.检查四肢脊柱有无畸形

2.测量新生儿身长、头围和胸围测量的注意事项，下列错误的是

A.测量过程中要注意新生儿安全和保暖

B.如小儿哭闹或出现呼吸异常，需强行固定住小儿进行测量

C.测头围时软尺经过枕骨粗隆回到零点，紧贴头皮

D.测身长时尽量将新生儿双下肢拉直

E.测胸围时软尺经过后背肩胛骨下角下缘回到零点

3.测新生儿身长操作，下列正确的是

A.目测估计　　B.新生儿头顶部置于量尺的顶端

C.双腿略屈曲　　D.取脚趾所在处的读数

E.精确到0.01cm

（二）病例分析题

李女士，孕1产1，孕39周阴道分娩一女活婴，新生儿阿普加评分9分，交予台下助产士进行体格检查。

该助产士应如何进行体格检查？注意事项有哪些？

附：新生儿出生即刻护理操作考核标准与评价表

新生儿出生即刻护理操作考核标准与评价表

姓名：　　学号：　　班级：　　分数：

项目		分值	考核评价要点	评分细则	得分	备注
操作目的		2	能准确说出操作目的	2		
操作准备	护士	12	要求洗手、戴口罩正确 测量仪有无损坏、刻度是否准确 调整新生儿辐射台温度35~36.5℃ 向产妇解释检查的重要性和必要性，取得产妇的配合理解 着装清洁整齐，修剪指甲、戴口罩、帽子 操作前洗手，站在新生儿前方或右侧	2 2 2 2 2 2		
	用物	2	准备齐全，放置合理	2		
	新生儿	2	新生儿脐带已结扎完毕	2		
	环境	2	符合新生儿出生检查操作	2		

续表

项目		分值	考核评价要点	评分细则	得分	备注
操作过程	安置体位	5	新生儿平卧位于辐射台上 头偏向一侧	2 3		
	查体表皮肤	4	检查体表皮肤注意项目	4		
	头、面部（眼耳口鼻）	14	检查头颅、囟门、眼、耳、口、鼻、舌面（每个项目2分）	14		
	躯干、四肢	10	颈、胸、腹部、脊柱、四肢检查（每个项目2分）	10		
	会阴肛门生殖器	8	有无畸形 男婴睾丸有无降至阴囊	4 4		
	测体重	5	读数精确到10g或50g	5		
	测身长	5	精确到1cm	5		
	测头围	5	精确到0.1cm	5		
	测胸围	5	精确到0.1cm	5		
	包裹新生儿	5	注意松紧适当	5		
	整理记录	8	洗净双手，正确填写新生儿记录单 盖母亲拇指印和新生儿脚印 向产妇解释检查情况及注意事项解释整理用物处理妥当 洗手、脱口罩正确	2 2 2 2		
操作评价		8	操作台保持整洁，温度适宜。 操作者保持手的温暖。 检查动作轻柔、迅速。 操作时间不超过3分钟	2 2 2 2		
关键缺陷			无人文关怀、无沟通、无安全意识、查对不严、发生事故等均不及格			
总分		100				

（姚伟妍）

任务九　母婴皮肤早接触、早吸吮

情景导入

王女士，G_1P_1，孕40周，LOA，规律宫缩8小时后，阴道顺产一活女婴，断脐后，为促进母乳喂养成功，指导其进行母婴皮肤接触、早吸吮。

【工作任务】

1.完成母婴皮肤早接触、早吸吮操作流程。

2.指导产妇进行母婴皮肤早接触、早吸吮。

【任务目标】

知识目标	1.掌握母乳喂养的好处；母婴皮肤接触、早吸吮的定义。 2.熟悉女性乳房的结构特点。
能力目标	1.能够实施母婴皮肤接触、新生儿吸吮的技巧，以保证早接触、早吸吮顺利进行。 2.能够进行母婴皮肤早接触、早吸吮意义的健康宣教。
素质目标	1.沟通有效、指导正确。 2.关爱母婴生命，促进母婴康复，具有耐心、细心和职业奉献态度。

【操作目的】

通过早接触、早吸吮，可预防新生儿低血糖，促进母乳分泌，促进子宫收缩、减少产后出血、减少卵巢癌发生、增加母子感情。

【禁忌证】

1.新生儿重度窒息、产伤或其他合并症，经新生儿复苏抢救后续送高危新生儿室继续抢救或观察者。

2.高危产妇抢救者。

3.剖宫产产妇，麻醉未清醒者。

4.有母乳喂养禁忌证者。

5.小于34周及以下的早产儿，吸吮吞咽反射不协调者可视情况酌情部分皮肤接触。

【操作前准备】

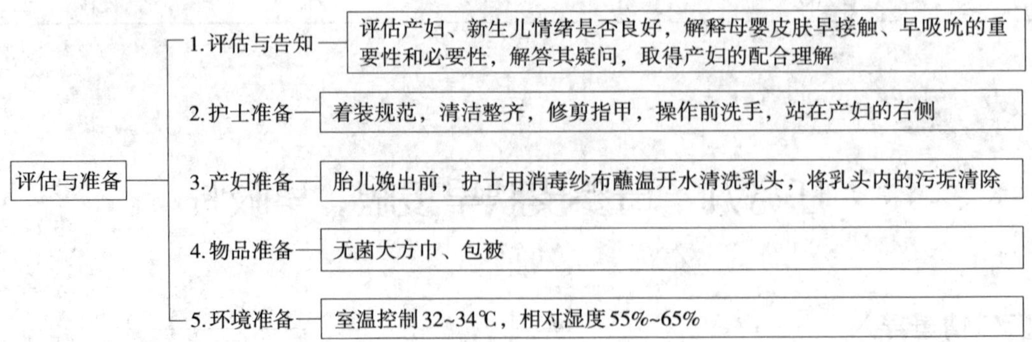

【操作步骤】

腹部检查

1. 早接触：在分娩半小时内完成，剖宫产的婴儿在保暖基础上局部接触≥1分钟。

（1）阴道顺产：新生儿出生30分钟内，断脐后，擦干净身上的羊水污迹，即让其俯卧位裸体卧在母亲裸露的胸腹前（背部要覆盖干毛巾以防受寒），母亲双手扶住新生儿；可用与新生儿轻声说话。低声呼唤、触摸新生儿的皮肤或抚摸新生儿头部，亲吻新生儿等。也可以让刚出生的新生儿在断脐前裸摸体趴在母亲腹部进行5~10分钟皮肤早接触，断脐后继续进行皮肤早接触（图2-14）。

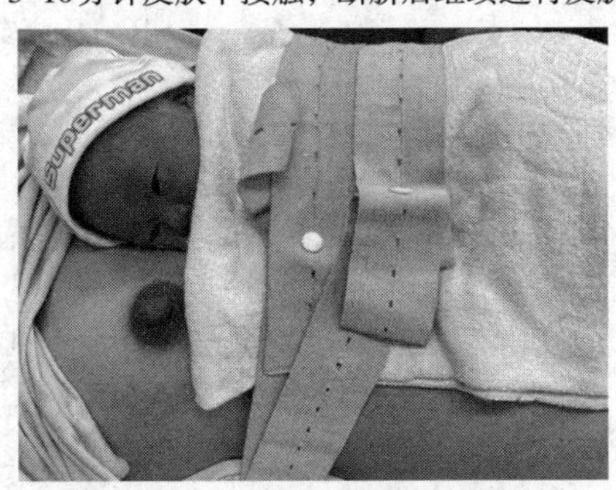

图 2-14　母婴皮肤早接触

（2）剖宫产：断脐后，擦干净身上的羊水血迹，即把新生儿抱到母亲身边，可先行母婴手位手，脸贴脸或让母亲抚摸亲吻自己的新生儿进行局部皮肤接触，术后送回爱婴区，产妇能够做出应答后30分钟内，即开始母婴皮肤接触。

2. 早吸吮：皮肤早接触大约10分钟后，新生儿就开始找乳头，这时把母亲的乳头放进新生儿的嘴里，新生儿就开始吸吮（医护人员协助将乳头和大部分乳晕放入新生儿口内（图2-15）。每侧乳头吸吮15~30分钟，观察新生儿觅食吸吮、吞咽情况。

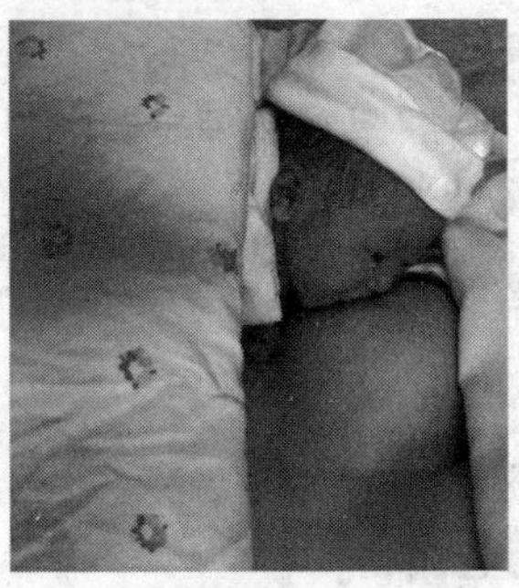

图 2-15　新生儿早吸吮

【操作后处理】

1. 观察新生儿早接触、早吸吮情况，进行记录，对未能吸吮的新生儿要注明原因。
2. 包裹新生儿，注意保暖。
3. 母婴同室。

【注意事项】

1. 母婴皮肤早接触前一定要清理新生儿呼吸道。
2. 早吸吮开始时，医护人员只需协助，不要采取强迫手段。
3. 在实施过程中注意保暖。

【思考题】

（一）选择题

1.早接触、早吸吮应在新生儿出生后

A. 1分钟内　　B. 10分钟内

C. 20分钟内　　D. 30分钟内

E. 40分钟内

2.早接触、早吸吮持续时间至少

A. 10分钟　　B. 20分钟

C. 30分钟　　D. 40分钟

E. 50分钟

3.下列关于早吸吮时的注意事项中，错误的是

A.注意保暖

B.若新生儿哭闹不适可强迫含接乳头

C.注意清理呼吸道

D.注意观察新生儿觅食吸吮、吞咽情况

E.医护人员协助新生儿含接乳头（将乳头和大部分乳晕放至口中）

4.下列哪一项适宜实施皮肤早接触早吸吮

A.新生儿重度窒息

B.母亲患有严重的传染病

C.早产儿体重小于2000g，吞咽反射不协调

D.产后出血失血性休克产妇

E.剖宫产术后，产妇已清醒

5.皮肤早接触时，母亲不可做的动作是

A.可与新生儿轻声说话　　B.触摸新生儿的皮肤

C.大声呼唤　　D.抚摸新生儿头部

E.亲吻新生儿

（二）病例分析题

王女士，初产妇，于今日上午11：00阴道顺产一女婴，新生儿阿普加评分10分，宫缩好，胎盘胎膜娩出完整，阴道出血约200ml。

1.为促进母乳喂养成功，如何实施母婴皮肤接触、早吸吮？

2.该产妇注意事项有哪些？

（姚伟妍）

任务十　会阴切开缝合术

情景导入

李女士，初产妇，G_1P_0，孕39^{+5}周，因见红18小时，腹痛10小时于今日10时入院，现宫缩60秒/1~2分钟，LOA，胎心145次/分。胎头开始拔露，会阴过紧、弹性差。现产妇已在产床上，并做好外阴消毒铺单准备。

【工作任务】

1. 快速评估产妇目前情况，制定处理原则。
2. 完成会阴阻滞麻醉及会阴侧斜切开缝合术。

【任务目标】

知识目标	1. 掌握会阴切口术的适应证。 2. 能正确判断产妇会阴切开的时机。
能力目标	1. 掌握会阴阴部神经阻滞麻醉步骤及注意事项。 2. 掌握会阴切开及缝合术步骤及注意事项。
素质目标	1. 能与产妇进行有效的沟通并取得配合，减少对会阴切开及缝合术的恐惧。 2. 关心产妇，具有职业担当与奉献精神。

【操作目的】

1. 避免会阴条件差造成严重会阴裂伤。
2. 避免分娩阻滞，扩张骨盆出口，以利于胎儿娩出。

【操作前准备】

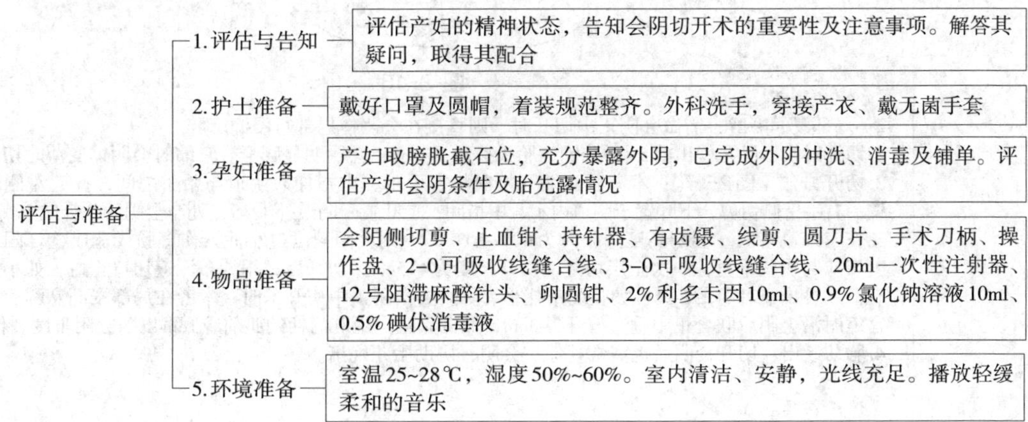

【适应证】

1.会阴裂伤不可避免者：如会阴体过长、过短及伸展不良（会阴较紧、组织硬韧或发育不良会阴瘢痕、炎症、水肿或遇急产时会阴未能充分扩张等）、胎儿过大者。

2.初产妇需行胎头吸引术、产钳术、臀位牵引术等阴道助产术。

3.缩短第二产程如胎儿窘迫、早产、FGR、妊娠合并心脏病、严重妊娠高血压疾病等。

【禁忌证】

1.严重头盆不称估计不能经阴道分娩者。

2.死胎。

3.产妇拒绝手术者。

3.产妇患有精神疾病不能配合者。

【操作方法】

会阴切开

1.麻醉

（1）抽吸麻醉药：用20ml注射器分别抽吸2%利多卡因注射液10ml、0.9%氯化钠溶液10ml，混合成1%利多卡因稀释液，更换12号细长穿刺针头。

（2）麻醉方法

1）阴部神经阻滞：用75%乙醇消毒麻醉区一遍。以左侧斜切为例，先在左侧坐骨结节与肛门连线中点处注射一个皮丘，再将一示指及中指深入阴道，触及同侧坐骨棘和骶棘韧带，另一手持注射器在阴道内手指的指引下，向坐骨棘尖端的内侧约1cm处刺入（图2-16）。当针穿过骶棘韧带时有一落空感，是穿刺成功的标志。回抽无血后即可注射1%利多卡因稀释液10ml，然后边退边注射，退至皮下时再向大小阴唇、切口局部及会阴体皮下做扇形浸润麻醉。注入药液时应注意不可注入血管及直肠内。

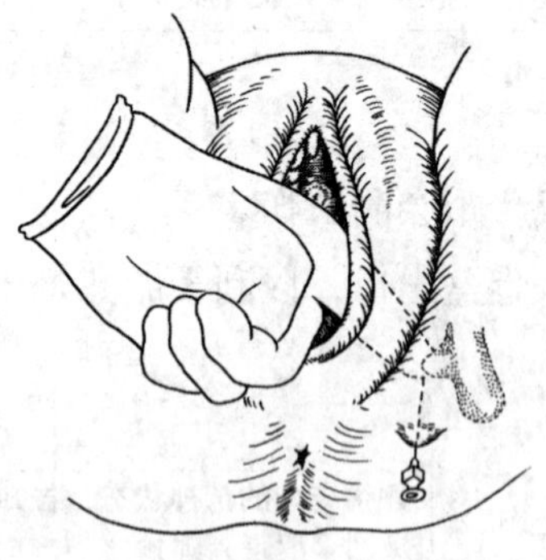

图2-16

2）局部浸润麻醉：需做会阴正中切开时，则直接在会阴体局部行浸润麻醉。

2.切开时机：胎儿娩出前5~10分钟、胎头拨露3~4cm、会阴明显膨隆、宫缩时会阴体变薄时切开。

3.切开方法（图2-17）：术者于宫缩开始前将左手示、中指伸入阴道与胎头之间，撑起左侧阴道壁，右手持侧切剪，下叶置于阴道内示、中指间，上叶置于阴道外4、5点处与会阴后联合成45°剪开（在宫缩高峰时，会阴高度膨胀时为60°~70°，否则会因角度过小而误伤直肠或造成缝合困难）。剪刀应与皮肤垂直，一次全层切开，切开长度为4~5cm。切开后，用纱布压迫切口止血，如小血管有活动性出血者可用2-0可吸收线钳扎小动脉。若会阴正中切开术时，术者在局部浸润麻醉后，于宫缩时沿会阴后联合正中垂直剪开2~3cm，最低点至少距肛门括约肌前缘1cm以防会阴Ⅲ度裂伤。

4.胎儿娩出：切开会阴后也需常规保护会阴，协助胎儿娩出。

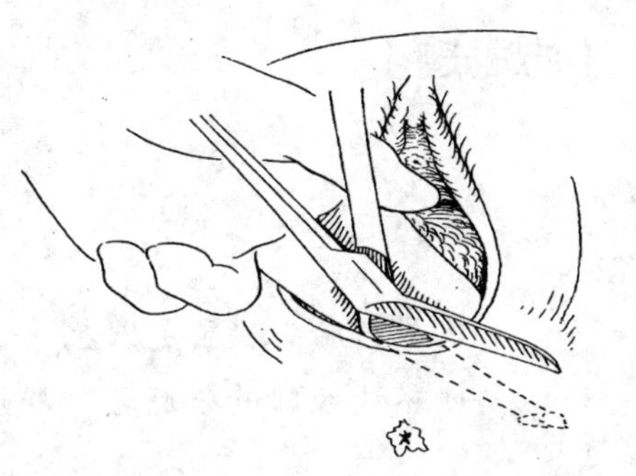
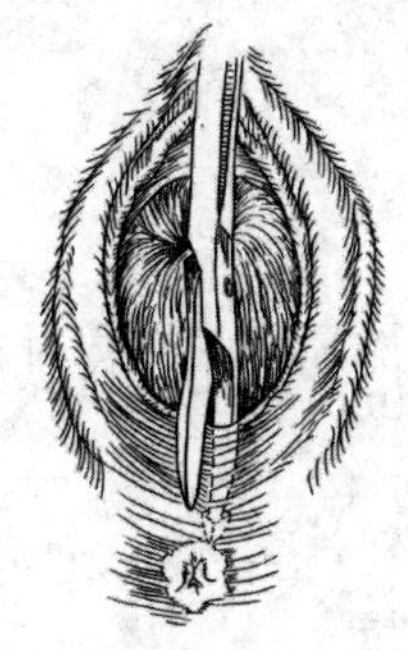

图 2-17　会阴切开方法

会阴缝合

1. 冲洗切口与检查： 用生理盐水（如有合并胎膜早破或羊水粪染则使用甲硝唑液）冲洗会阴切口，暴露宫颈及阴道下段，仔细检查软产道有无裂伤、血肿以及肛门括约肌的完整性。用带尾纱布填塞阴道上段及后穹窿，防止血液影响缝合视野。

2. 缝合阴道黏膜： 用示、中指撑开阴道壁，暴露阴道黏膜切口顶端及整个切口，用中号圆针、2-0号可吸收肠线自切口顶端上方0.5cm处开始，从里向外缝合，针距0.8~1cm，间断或连续缝合阴道黏膜及黏膜下组织直至阴道口处女膜环处并打结。注意对合创缘，过底不留死腔。

3. 缝合肌层： 用2-0号可吸收线从切口下顶端开始间断缝合，根据切口长度一般缝3~4针，进出针距皮肤切缘约0.5cm，注意不留死腔，针距0.8~1cm，对称缝合，恢复解剖关系。

4. 缝合皮下脂肪层： 无菌纱布遮挡切口，用75%乙醇消毒切口两侧皮肤一遍。用2-0号可吸收线间断缝合皮下脂肪层，对齐上下切口端，使切口宽约1cm，便于行皮内缝合。

5. 缝合皮肤： 用3-0可吸收线皮内连续缝合皮肤，应避免缝合过紧以防术后水肿。术后不需要拆线。如有严重贫血、低蛋白血症者可用三角针、1号丝线间断缝合皮肤，记录缝合皮肤针数，术后3~5天拆线。

6. 检查： 取出阴道内带尾纱布，检查缝合处有无腔隙及出血、处女膜环口大小是否适度（处女膜环口小于两横指，提示过窄，可能会造成产后性生活困难）。最后常规肛诊，检查有无缝线穿透直肠黏膜，若有则应拆除缝线，重新缝合。

【操作后处理】

1. 操作完毕仔细清点器械及纱布，再次阴道指检有无纱布及阴道血肿。

2. 产房内观察2小时，告知产妇注意会阴部疼痛情况，如出现疼痛加剧或肛门坠胀情况，需考虑会阴或阴道后壁血肿，应立即查看并汇报医生。

【注意事项】

1. 穿刺过程中放置于阴道内的手无须抽出，于胎头与阴道壁中间，防止针头穿过阴道壁刺伤胎儿头皮。

2. 阴道缝合时对齐解剖层次，会阴侧切缝合依次为阴道黏膜→肌层 →皮下组织→皮肤；会阴正中切开依次缝合为阴道黏膜→会阴筋膜及皮下组织 →皮肤；缝合松紧适当，需警惕穿透直肠前壁，故常规肛诊，检查有无缝线穿透直肠黏膜。

3. 缝合操作要快，止血彻底，缝合间距大于2cm，不宜过密。

4. 及时发现会阴阴道壁血肿，发现异常应及时报告医生。

5. 严格无菌操作，做好消毒隔离及自我防护。

【思考题】

（一）选择题

1. 下列属于会阴切开术禁忌证的是

A. 死胎分娩

B. 早产胎头明显受压者

C. 会阴组织弹性差者

D. 不能经阴道分娩者

E. 会阴体过短

2. 会阴切开缝合与裂伤修复的原则不包括

A. 止血

B. 逐层缝合，恢复损伤组织解剖关系

C. 充分暴露，直视下操作

D. 缝合时间不宜过长，减少进出针次数及缝线在组织中的留存

E. 缝合后不需肛查

3. 会阴切开术是产科常用手术，下列哪项不是该手术适应证

A. 保护盆底组织

B. 避免会阴严重撕裂

C. 利于胎儿娩出

D. 阴道助产前必要准备

E. 不整齐的撕裂，更利于修补

4. 会阴侧切术时机过早会

A. 缝合困难

B. 组织暴露时间长易引起感染

C. 利于胎儿娩出

D. 避免盆底组织松弛

E. 避免子宫脱垂

5. 会阴侧切的角度一般为

A. 30°

B. 40°

C. 45°

D. 50°

E. 60°

（二）案例分析题

某初产妇，孕1产0，孕38^{+5}周，规律宫缩9小时，产科检查：宫缩40~45秒/3~4分钟，胎心145次/分，头先露，宫口开6cm，S^{+1}，胎儿估重（3850 ± 500g）于10时宫口开全。指导屏气用力，一小时后产妇宫缩规律，阴道检查触及一大小3cm × 4cm的产瘤，持续胎心监护下频繁出现晚期减速。诊断：急性胎儿窘迫，拟行阴道助产。

1. 该产妇阴道助产前是否需要会阴切开？会阴切开适应证是什么？

2. 会阴切开术时机为何时？

（唐　娟）

任务十一　宫颈裂伤缝合术

情景导入

王女士，经产妇，妊娠39周，院外急产一活婴急诊入院。入院时检查：阴道口有活动性出血，外阴、阴道口无裂伤，宫颈3点处有一长度约1.5cm纵行裂伤，裂伤处有活动性出血，色鲜红，可自凝。

【工作任务】

1. 评估产妇目前情况，制定处理原则。
2. 完成宫颈缝合止血的处理。

【任务目标】

知识目标	1. 掌握产后宫颈的检查方法及要点。 2. 掌握宫颈缝合方法及注意事项。
能力目标	1. 能独立进行宫颈检查。 2. 能独立进行宫颈裂伤缝合。
素质目标	1. 能与产妇进行有效的沟通并取得配合，减少对手术操作的恐惧。 2. 关心产妇，具有职业担当与奉献精神。

【操作目的】

及时发现并处理宫颈裂伤，减少产后出血。

【操作前准备】

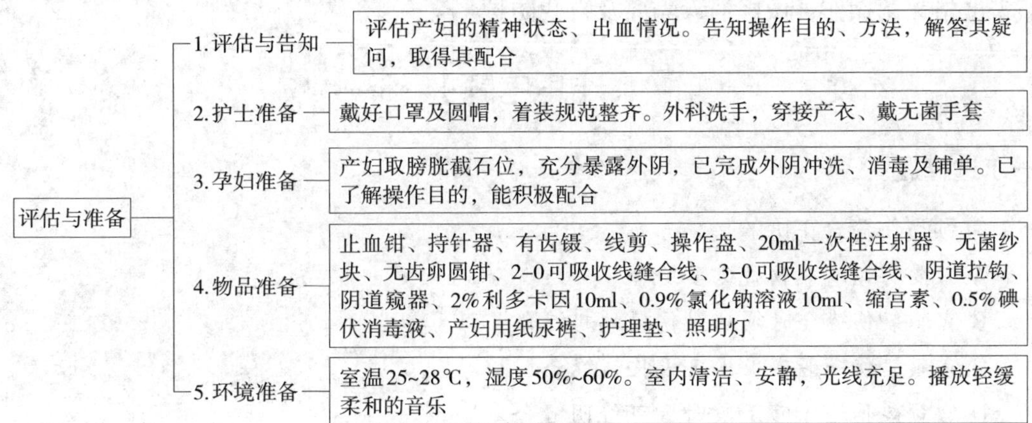

【操作方法】

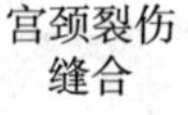

1. **评估**：使用阴道拉钩或阴道窥器扩开阴道，用两把无齿卵圆钳夹提宫颈前后唇边缘，沿顺时针方向交替移动依次检查宫颈一周，不可有遗漏，尤其注意3点和9点处，检查有无宫颈裂伤、裂伤的深度及裂伤顶端。检查完毕顺势将宫颈还纳入阴道后，同时暴露阴道侧壁、后穹窿，观察是否完整。如宫颈裂伤＜1cm且无活动性出血，无须缝合。当裂伤深达穹窿、子宫下段，甚至子宫破裂，应立即汇报医生开腹探查。
2. **暴露**：将两把卵圆钳夹于裂口两侧，向下牵引，暴露出裂口顶端。
3. **缝合**：先在裂伤的顶端上方0.5~1cm处缝合第一针（图2-18），再用2-0可吸收线向宫颈外口做连续或褥式缝合。裂伤的位置高导致顶端暴露困难者可在接近顶端裂伤处先缝合1针，然后牵拉肠线协助暴露。最后1针应距裂伤的宫颈外口端约0.5cm，以免产后子宫颈回缩后出现子宫颈口狭窄。

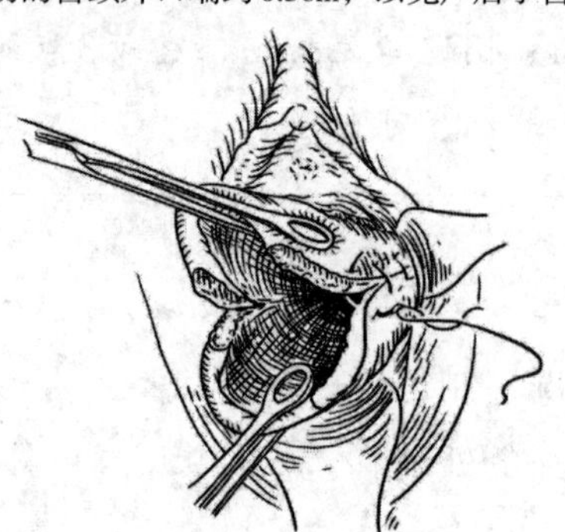

图2-18　缝合宫颈

4. **检查**：缝合完毕后仔细检查止血效果。

【操作后处理】

1. 清点缝线、纱布，整理用物，洗手，记录检查结果及缝合情况。
2. 产后严密观察，注意产妇自觉症状，如有持续性大便感应及时肛查，排除血肿。

【注意事项】

1. 指导产妇正确用腹压，不可过早向下用力以避免宫颈水肿。
2. 产程中需及时发现宫颈水肿并积极处理。
3. 严格无菌操作，做好消毒隔离及自我防护。

【思考题】

（一）选择题

1. 宫颈裂伤缝合正确的是

A. 只要宫颈有裂伤就需要缝合

B. 宫颈裂伤缝合时须从裂伤顶端起缝合

C. 宫颈裂伤一般不采用可吸收线缝合

D. 宫颈裂伤达子宫下段时皆可经阴缝合

E. 宫颈裂伤有活动性出血时应从裂伤顶端上方0.5cm处缝合

2. 妊娠39周的经产妇在田间做农活时急产，你认为哪项发生的可能性最小

A. 会阴、阴道裂伤
B. 新生儿窒息
C. 宫颈裂伤
D. 新生儿颅内出血
E. 宫缩乏力

3. 最常见的宫颈裂伤位置为

A. 3点和9点
B. 6点和12点
C. 1点和11点
D. 5点和7点
E. 12点和3点

4. 胎儿娩出后，产妇出现较多量的阴道活动性出血，色鲜红，最可能的出血原因是

A. 宫缩乏力
B. 胎盘部分剥离
C. 宫颈裂伤
D. 凝血功能障碍
E. 早产

5. 宫颈裂伤缝合时，第一针应在裂伤顶端上方何处

A. ≥0.3cm
B. ≥0.5cm
C. ≥1cm
D. ≥0.2cm
E. ≥0.4cm

（二）案例分析题

李女士，初产妇，G_1P_0，孕39^{+5}周，因“见红18小时，腹痛10小时于今日10时”入院，宫缩60秒/1~2分钟，LOA，胎心145次/分。胎头开始拨露，会阴过紧、弹性差。产妇在会阴切开后娩出一活婴，检查软产道发现宫颈3、9点处有撕裂伤，并有活动性出血。

1. 宫颈裂伤的常见部位有哪些？哪些是严重的宫颈裂伤？

2. 宫颈缝合的要点是什么？

（唐 娟）

任务十二 人工剥离胎盘术

情景导入

胡女士，初产妇，G_1P_0，孕38^{+2}周，因阵发性腹痛7小时于今日上午8时入院，产检：宫缩40秒/5分钟，胎心148次/分。于当日16时阴查：S^{+3}，宫口开10cm，可触及前羊水囊，胎心正常。行人工破膜及阴道试产，于17:30时分娩一女活婴，Apgar评分9分。18时胎盘仍未剥离娩出，阴道流血不多。

【工作任务】

1.评估产妇目前情况，制定处理原则。

2.实施人工剥离胎盘术。

【任务目标】

知识目标	1.掌握人工剥离胎盘的适应证及注意事项。 2.掌握人工剥离胎盘的方法及步骤，注意保护子宫。
能力目标	1.能判断胎盘滞留的原因及剥离时机。 2.能独立进行徒手剥离胎盘。
素质目标	1.能与产妇进行有效的沟通并取得配合，减少其对操作的恐惧。 2.关心产妇，具有职业担当与奉献精神。

【操作目的】

通过人工剥离胎盘，将胎盘取出，减少产后出血及产褥感染。

【适应证】

1.胎儿娩出30分钟后胎盘仍不能剥离者。

2.胎盘娩出前发生活动性出血≥200ml，经按摩、药物处理仍未能剥离者。

3.曾有胎盘粘连史。

【禁忌证】

胎盘植入者。

【操作前准备】

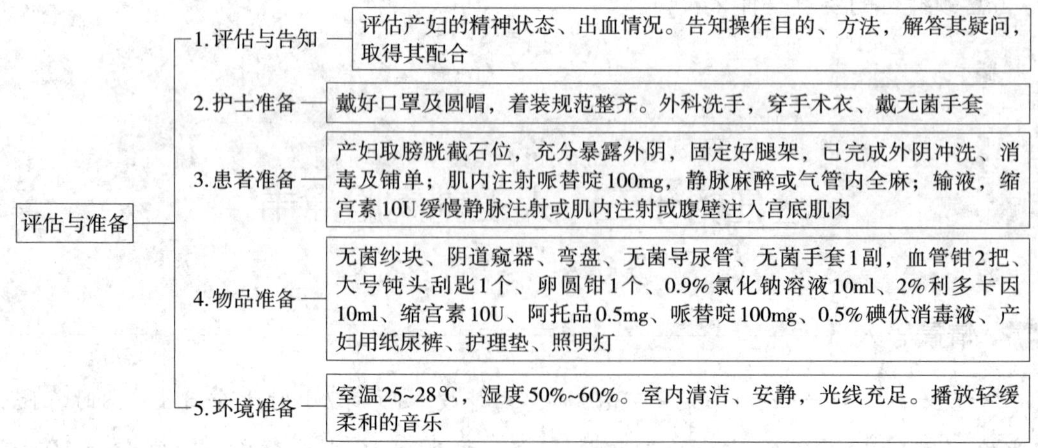

【操作方法】

徒手剥离胎盘

1.**评估**：再次判断胎盘剥离征象。

2.**消毒**：卵圆钳夹取碘伏棉球重新消毒外阴，更换消毒孔巾、一次性无菌衣及手套，并导尿排空膀胱，严格无菌操作，以防引起宫腔感染。

3.**摸清胎盘位置**：术者一手牵拉脐带，另一手涂润滑剂，五指并拢呈圆锥状，沿着脐带伸入宫腔触及胎盘中央，向外找到胎盘边缘。

4.**剥离胎盘**：术者一手在腹壁上向下紧握宫底固定子宫，宫腔内的手掌展开，面向着胎盘母体面，四指并拢，手背紧贴宫壁，以手指尖和桡侧缘向上左右划动，缓慢将胎盘从边缘开始逐渐自子宫壁剥离，注意不要穿透子宫，待确定胎盘全部剥离后，另一手牵引脐带娩出胎盘（图2-19）。

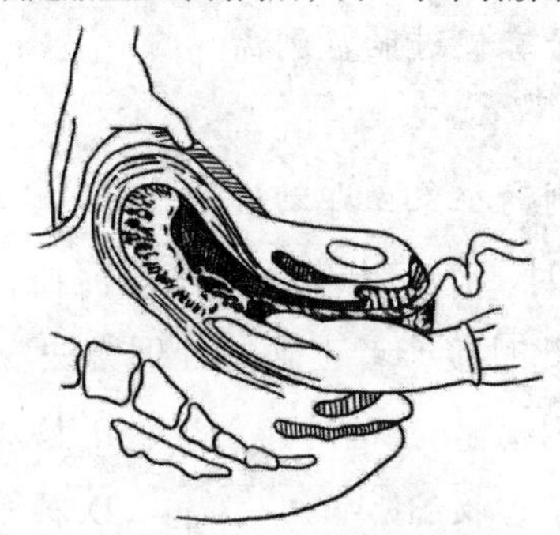

图2-19　徒手剥离胎盘

5.**检查**：仔细检查胎盘、胎膜是否完整，如有缺损可将手伸入宫腔检查（或卵圆钳在手指的指引下夹取，或大钝刮匙刮除）清除残留组织，注意子宫有无破损，不强求一次清除，可待产后一周子宫缩小后在超声引导下再次清宫。

【操作后处理】

1.整理用物，洗手，记录操作情况。

2.剥离后予以缩宫素加强宫缩及预防感染处理。

【注意事项】

1.立即建立静脉通道并保持通畅，及时给予缩宫素，交叉配血做好输血准备。

2.切忌暴力强行剥离或用手指抓挖子宫壁，防止子宫破裂。

3.如发现胎盘与子宫壁之间无明显界线，可能为胎盘植入，不可强行剥离。

4.徒手剥离操作不可反复进出宫腔，减少产褥感染的发生。

5.监测产妇生命体征及阴道流血情况。

6.密切观察有无子宫破裂、宫腔感染等并发症，按医嘱使用抗生素。

【思考题】

（一）选择题

1.下列哪项不是胎盘剥离的征象

A.宫底上升　　B.宫底高度位于脐下1横指

C. 阴道少量出血　　D. 阴道口外露的脐带自行下降延长

E. 轻压耻骨联合上方，宫体上升，外露的脐带不再回缩

2. 某初产妇，宫缩16小时，于8分钟前顺利娩出一重3000g的女婴，胎盘尚未娩出，阴道无流血，下列处理不正确的是

A. 给产妇肌内注射缩宫素10U

B. 观察外露的脐带是否自行下降延长

C. 牵拉脐带按揉子宫促进胎盘剥离

D. 观察阴道流血

E. 等待，有胎盘剥离征象立即助娩胎盘

3. 胎儿娩出10分钟时，产妇出现阴道多量流血，用手在产妇耻骨联合上方轻压子宫下段时，外露脐带回缩，此时接产者正确的处理方法应是

A. 继续等待胎盘剥离　　B. 按压宫底用手牵拉脐带

C. 按摩子宫刺激子宫收缩　　D. 徒手剥离胎盘后取出

E. 抗休克治疗

4. 关于人工剥离胎盘术，不正确的是

A. 做好输血准备　　B. 关怀安慰产妇

C. 必要时强行剥离胎盘　　D. 必要时注射缩宫素

E. 检查取出胎盘、胎膜是否完整

5. 人工剥离胎盘适用于

A. 胎盘剥离后滞留　　B. 胎盘剥离不全

C. 胎盘粘连　　D. 胎盘嵌顿

E. 以上都是

（二）案例分析题

经产妇，29岁，足月妊娠在家自然分娩，胎儿娩出1小时后胎盘未娩出而入院。诉产时顺利，娩出一中等大小男婴，分娩至现在阴道出血量中等。前次妊娠有人工剥离胎盘史。产科检查：宫底平脐，轮廓清晰，膀胱空虚，宫口可容三指，软产道完整，脐带外露。

1. 评估产妇目前情况，口述此时最主要的处理是什么？

2. 口述胎盘剥离手法及要点。

（唐　娟）

任务十三　臀位助产术

情景导入

王女士，28岁，经产妇，平素体健，G_3P_1，孕36^{+3}周，因阵发性腹痛8小时入院，血压118/75mmHg，脉搏84次/分，第一胎顺产。产检：宫缩60秒/1~2分钟，胎心148次/分。阴查：宫口已开全，胎膜已破，LSA，S^{+3}，骨盆内测量及软产道检查正常。B超提示：胎位为骶左前，胎头无仰伸，胎重约2800g。

【工作任务】

1. 评估产妇当前情况，制定处理原则。
2. 完成臀位助产术操作。

【任务目标】

知识目标	重点掌握臀位助产术时机，能排除臀位助产术禁忌证。
能力目标	能够独立完成臀位助产术操作。
素质目标	1. 沟通有效，指导正确。 2. 关心产妇及严密监测胎儿状况。 3. 具有严谨细心的职业态度与职业奉献精神。

【操作目的】

1. 掌握臀围接生的要领：堵、臀、肩、头顺利娩出，减少产钳的使用。
2. 协助臀位产妇实现顺产的愿望。

【适应证】

1. 经产妇、胎龄≥36周。
2. 单臀先露或完全臀先露，胎儿体重<3500g，胎头无仰伸，产道无异常。
3. 胎死宫内或估计胎儿于出生后难于存活者。
4. 无其他剖宫产指征。
5. 无禁忌证且孕妇及其家属要求施行臀位助产术者。

【禁忌证】

1. 骨产道或软产道异常。

2. 胎儿窘迫。

3. 足先露。

4. 脐带先露或隐性脐带脱垂、胎头仰伸者；估计胎儿体重＞3500g。

5. 妊娠合并症或并发症不适于阴道分娩者。

6. 有难产史者。

【操作前准备】

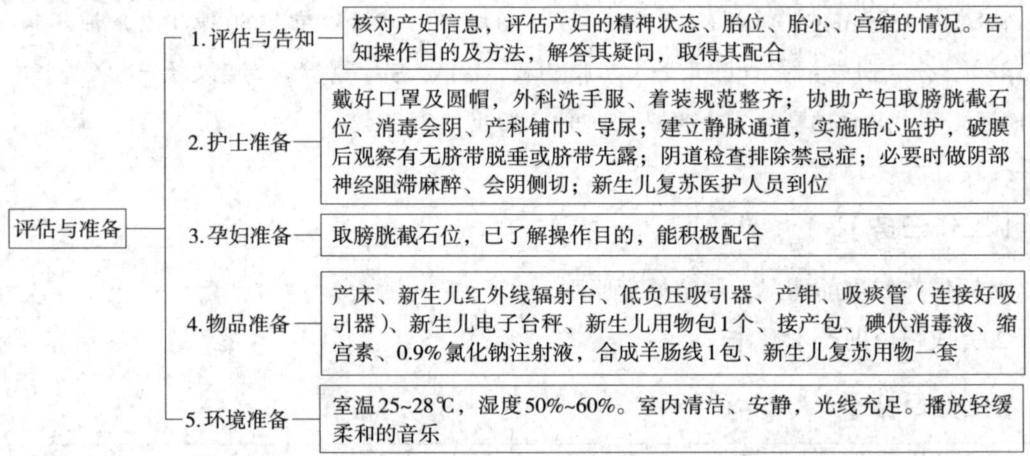

【操作方法】

臀位助产术

1. 评估： 经阴道检查，判断产道有无异常，确定臀位类型（单臀位或完全臀位，应除外足先露），了解破膜情况、有无脐带脱垂或脐带先露、胎儿窘迫，了解宫颈扩张程度，排除禁忌证。当产妇宫口扩张 3~4 cm时，可做接产准备。如有一胎足在阴道内或外露于阴道口，应立即将胎足回纳。

2. 堵臀： 当阴道口见胎臀拨露时，开始堵臀。将一无菌巾堵在阴道外口处，手掌着力于会阴体部，当宫缩开始时，沿骨盆轴方向向上用力以阻止胎臀下降，促使软阴道充分扩张（图2-20）。直至子宫颈口开全（与胎头周径大小相当的胎臀及胎肢能同时通过子宫颈口为准）、产妇自主向下屏气用力感觉强烈，手掌感到冲力相当大时，即开始准备助产。期间注意每5~10分钟听胎心1次。

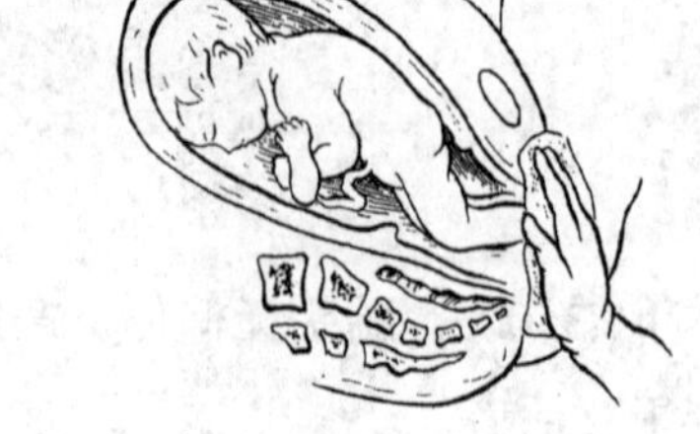

(a)

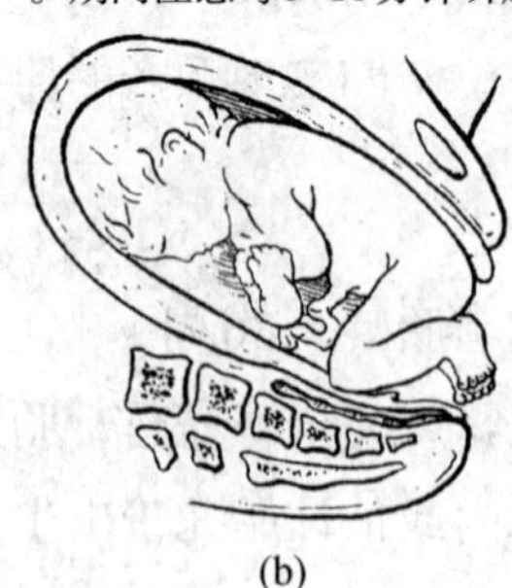

(b)

图 2-20　堵臀

3. 适时会阴切开： 待阴查宫口开全，会阴膨隆，胎儿粗隆间径达坐骨棘水平以下、宫缩时逼近会阴时，可在经阴部神经阻滞麻醉后行会阴后－侧切开术：左手示指、中指伸入产道，撑起阴道左侧壁，右手持侧切剪刀，向会阴后联合中线偏左侧方切开会阴。切开长4~5cm，切口内外长度一致。

臀位助产术

4.娩出胎臀及下肢：宫缩时嘱产妇屏气用力，接产者协助娩出胎臀，上举胎体协助下肢自然娩出（图2-21）。当脐部娩出时，轻轻牵拉脐带，以免牵引时过度牵拉脐带。

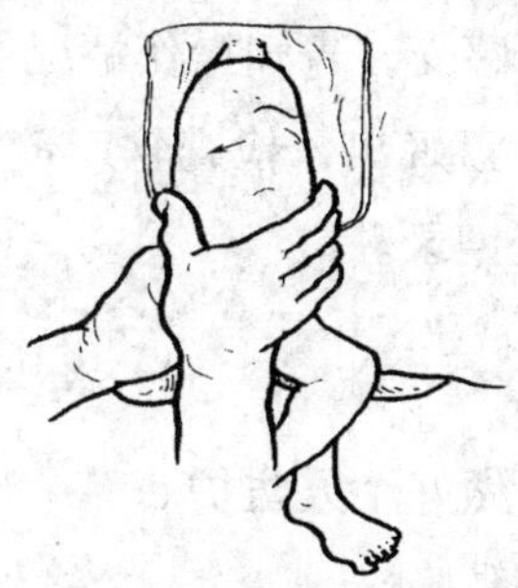

图2-21　娩出胎臀及下肢

5.娩出胎肩

（1）旋转胎体法：用于腿直位。接产者以温热的无菌巾包住胎臀，双手拇指在胎儿骶骨上，其余4指握住胎儿骨盆，宫缩时轻轻牵引并按逆时针方向旋转、使胎儿骶部下降时转至正前方，以利双肩进入骨盆入口横径。同时稍向下牵引，钩住胎儿肘关节，娩出前肩，顺时针翻转胎体娩出后肩（图2-22）。

（2）滑脱法：用于混合臀位。接产者右手单手握住胎儿双足部，向前向上提拉，使胎后肩显露于外阴口、接产者左手示指及中指伸入阴道，沿胎后肩至肘关节处，宫缩时协助后肩及肘关节滑出阴道，随后放低胎体，胎前肩自耻骨联合下娩出（图2-23）。

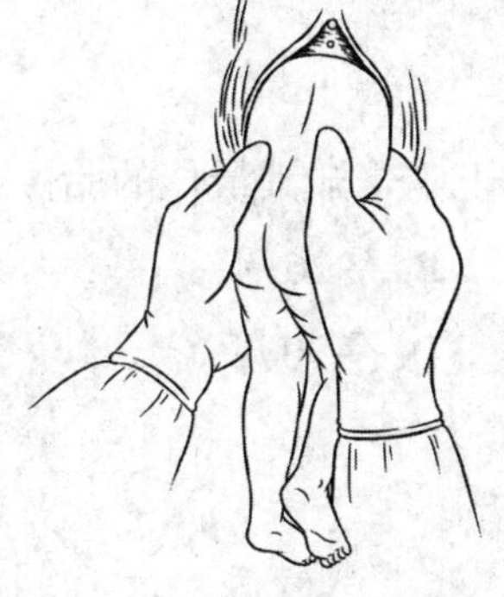

图2-22　旋转胎体法娩胎肩

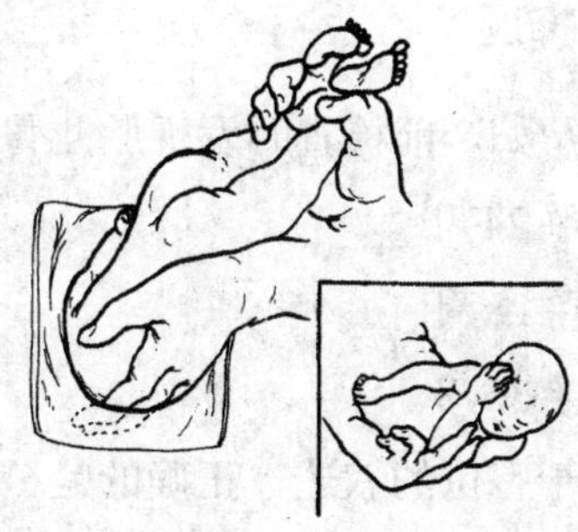

图2-23　滑脱法娩胎肩

6.娩出胎头

（1）将胎背转至前方，使胎儿矢状缝与骨盆出口前后径相一致。

（2）将胎体骑跨在接产者左前臂上，同时接产者左手中指伸入胎儿口中，向上顶上腭，示指及无名指附于两侧上颌骨。

（3）接产者右手中指压低胎头枕骨助其俯屈，示指及无名指置于胎颈两侧，先向下牵拉，同时助手在产妇下腹正中向下协助施压，使胎儿保持俯屈。

（4）胎头枕骨达耻骨联合下时，逐渐将胎体向母亲腹部方向上举，以枕部为支点，娩出胎头（图2-24）。

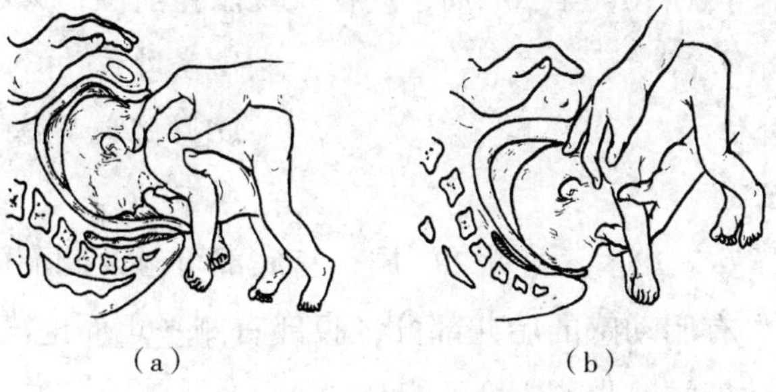

图2-24　娩出胎头

【操作后处理】

1. 观察产妇表现，听取感受，告知操作情况及相关事宜。

2. 处理新生儿，协助胎盘娩出，检查软产道，实施会阴侧切缝合术，清理用物并分类进行无害化处理，完善产程记录。

【注意事项】

1. 严格遵循查对制度，做好个人防护。

2. 注意保暖，保护产妇私隐。

3. 胎肩娩出应注意双手不可挤压胎腹，以免损伤内脏。

4. 脐部娩出至胎头娩出一般2~3分钟，最长不能超过8分钟。

5. 发现产程异常及时报告上级医生。

【思考题】

（一）选择题

1. 某孕妇产前检查时发现胎儿臀位，护士应告知其最佳的胎位矫治时间是

A. 孕24周　　B. 孕26周

C. 孕28周　　D. 孕30周

E. 孕36周

2. 关于臀位的叙述，正确的是

A. 胎心听诊区在孕妇的脐下方

B. 胎体纵轴与母体纵轴呈垂直关系

C. 妊娠35周前不必纠正胎位

D. 胎儿脐部娩出至胎头娩出时长不能超过8分钟

E. 臀位不可能经阴道分娩

3. 某孕妇，孕3产0，孕30^{+2}周，产检发现骶左前位，为矫正胎位，可采取的体位是

A. 膝胸卧位　　B. 半卧位

C. 左侧卧位　　D. 膀胱截石位

E. 俯卧位

4. 某孕妇，女，28岁，妊娠38^{+3}周。宫底部可触及圆而硬的胎儿部分，腹部左侧可触及形似小结节、有胎动感的胎儿部分，腹部右侧平坦而饱满，在脐部右上方可听到胎心，138次/分。该孕妇的胎儿胎位最可能是

A. 骶左前　　B. 骶右前

C.枕左后　　D.枕后前

E.枕左前

5.某孕妇，妊娠36^{+3}周，如为臀先露时，胎心听诊区应在

A.剑突下　　B.脐周

C.脐上或左或右　　D.脐下或左或右

E.近耻骨联合处

（二）案例分析题

张女士，30岁，经产妇，孕35^{+3}周，临产9小时，头胎顺产。现宫缩、胎心良好。以往产检提示“骶左前位”。

1.该产妇可行臀位助产术操作吗？需完善的检查是什么？

2.请你协助医生为该产妇行臀位助产术操作。

3.臀位助产术的禁忌证有哪些？

（廖葵丽）

任务十四　肩难产处理

情景导入

刘女士，女，29岁，孕1产0，孕39^{+6}周，妊娠合并糖尿病。因阵发性腹痛8小时入院。生命体征平稳，产检：宫缩60秒/1~2分钟，胎心130次/分。阴查：宫口已经开全，L0A，S^{+3}，胎膜已破，骨盆内测量正常，软产道无异常。B超提示：胎位LOA，胎重约3900g。已与家属充分沟通并告知相关风险，患者及其家属仍要求阴道试产，入院后1小时于会阴侧切下助娩，胎头娩出后，胎儿前肩嵌顿在骨盆出口处，不能娩出，牵引胎头呈“乌龟征”。

【工作任务】

1.快速评估产妇目前情况。

2.实施肩难产处理方法。

【任务目标】

知识目标	重点学会识别肩难产，熟悉肩难产处理流程。
能力目标	学会在产程中训练并提高团队抢救肩难产的技能。
素质目标	1. 与产妇沟通有效、指导正确。 2. 具有严谨细心的职业态度与职业奉献精神。

【操作目的】

及时识别及处理肩难产，避免母亲损伤、胎儿产伤甚至胎儿死亡。

【操作前准备】

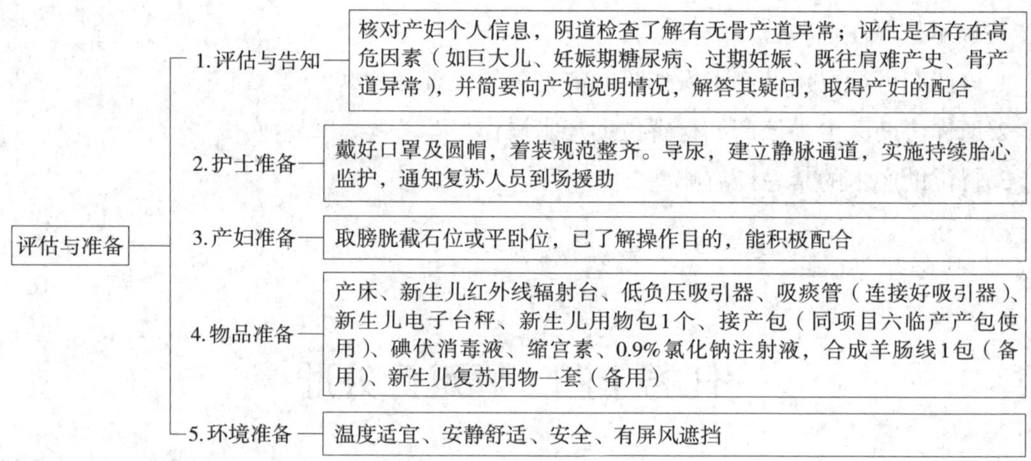

【操作方法】

肩难产处理

1. 识别突发肩难产：胎头娩出后，呈“乌龟征”（胎头未发生外旋转、不下降、反而回缩至阴道），胎头回缩后呈“双下巴征”，宫缩时轻轻牵拉不能娩出胎肩。出现肩难产时“三停”：停用缩宫素、停止屏气用力、停止腹部加压，避免增大胎儿和产妇的损伤风险。

2. 抱大腿：（屈大腿法，McRoberts 法）首选、简单、有效。两名助手分抱产妇双腿，将大腿极度屈曲并紧贴腹部；（人手不足时可指导产妇双手抱膝）此法可使腰骶部拉直，减小骨盆倾斜度，松解嵌顿中的胎肩；如果胎肩松动即可尝试娩出胎头（图2-25），不可使用暴力。

3. 压前肩：（耻骨联合上加压法）次选，常与“抱大腿”联合应用。助手在耻骨联合上方触及胎儿前肩，用心肺复苏手法向下用力使胎儿肩部内收，缩小其双肩径，协助前肩进入骨盆斜径，接产者于宫缩时尝试协助娩出胎头（图2-26）。

4. 切大口：（做足够大的会阴侧切）以上方法无效时切开，为阴道内操作做准备。

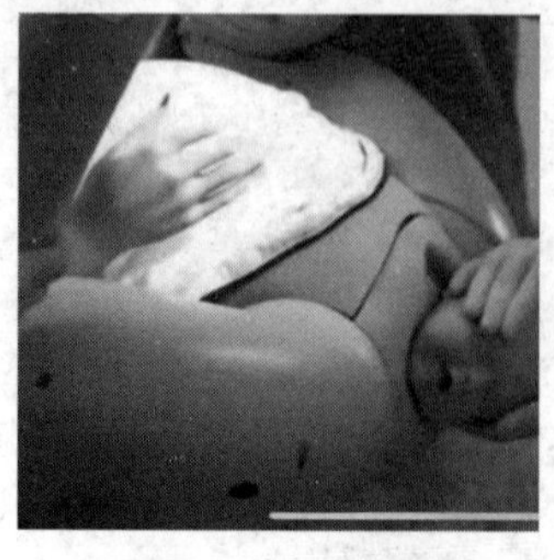

图 2-25　屈大腿法

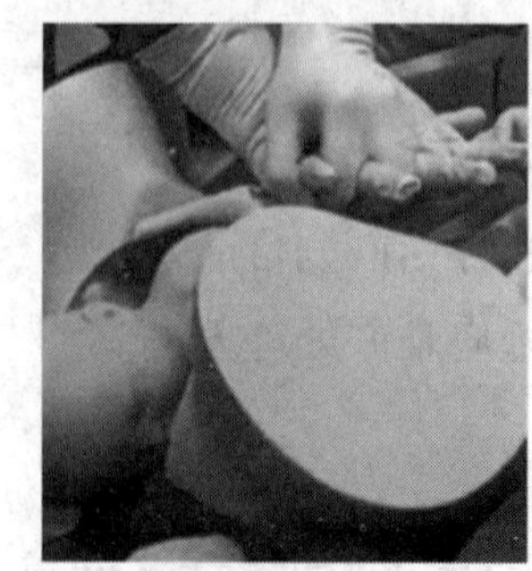

图 2-26　耻骨联合上加压法

肩难产处理

5. 根据临床经验及条件选择以下方法之一

（1）取后臂：接产者以左手扶持胎头，右手示指和中指伸入产道内，上推胎体，随后握住胎儿后臂，以“洗脸”样动作轻柔拉出后臂，前肩的嵌顿随之被解除（图2-27）。“取后臂”较“旋前肩”所需要的拉力小，对臂丛神经的影响程度也小。

（2）旋肩法：操作时胎背在右侧用左手，胎背在左侧用右手。①Woods法：接产者示指和中指沿骶凹进入产道，放在胎儿后肩处，向胎背侧用力压后肩，转动180°，使后肩变为前肩。②Rubin法：接产者一手示指、中指放在胎儿前肩后面（肩胛骨），向胸侧用力压前肩，另一只手放入胎儿后肩，向胸侧转动180°，将胎儿前肩转至骨盆斜径上，解除嵌顿（图2-28）。

6. 翻个身：（“四肢着床”法）上述方法无效，助手合力快速将产妇翻转为手膝位、呈跪姿。依靠重力增加骨盆前后径，接产者宫缩时轻柔地向下牵引，使胎后肩娩出（图2-29）。

7. 其他：以上原则仍然无效时，在母儿情况良好的前提下，可以多次重复尝试上述操作。谨慎考虑锁骨切断术、胎头复位术或耻骨联合切开等进一步处理原则，以免增加严重不良预后。

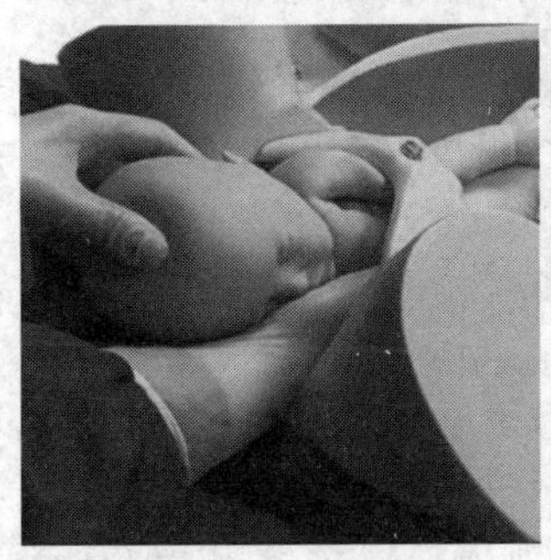

图2-27　取后臂

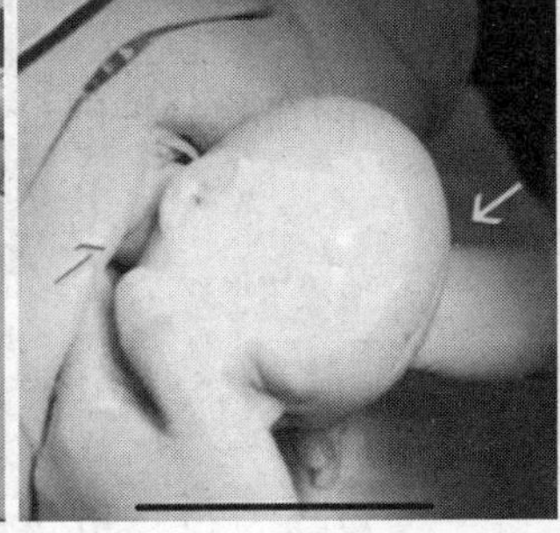

图2-28　旋肩法

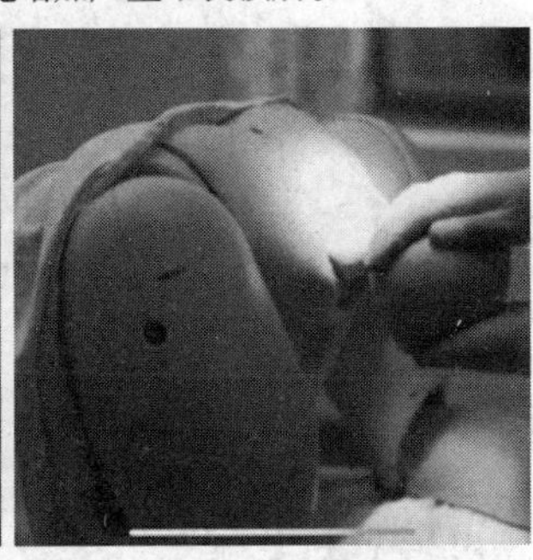

图2-29　“四肢着床”法

【操作后处理】

1.观察孕妇表现，听取感受，告知处理结果及相关事宜。

2.胎儿、胎盘娩出后，常规检查软产道有无裂伤、常规肛门检查、逐层缝合会阴切口。

3.新生儿娩出后即交新生儿科医生处理，必要时进行新生儿复苏；检查新生儿有无骨折、臂丛神经损伤等。

4.清点器械及纱布、整理接生台、分类处置用物、协助孕妇整理衣物、客观完善肩难产处理记录。

【注意事项】

1.严格遵循查对制度，做好个人防护。

2.注意保暖，保护产妇私隐。

3.安排1名助手计时，每30秒提示1次，处理全过程尽量控制在5~7分钟内，以减少胎儿窘迫、产伤等并发症。

4.胎头娩出后至少等一次宫缩后娩出胎肩，减少肩难产误诊。

5.出现肩难产，不可直接按压子宫底及粗暴牵拉胎头。

6.耻骨联合上加压法，绝不可在耻骨联合上方垂直按压，以免造成胎儿损伤。

7.压前肩时需认准部位，避免错误按压宫底造成不良后果。

8.肩难产处理方法无明确优劣之分及固定程序，可按照自已熟悉的操作完成。

8. 出现异常分娩应立即报告上级医生。

【思考题】

（一）选择题

1. 肩难产可引发的新生儿并发症是

A. 新生儿锁骨骨折　　B. 新生儿肱骨骨折

C. 新生儿窒息　　D. 新生儿臂丛神经损伤

E. 以上都是

2. 肩难产发生后，安全处理时间在几分钟内

A. 5~7　　B. 7~9

C. 9~11　　D. 11~13

E. 13~15

3. 肩难产发生后，首先要做的步骤是

A. 屈大腿　　B. 压前肩

C. 求帮助　　D. 立即剖宫产

E. 作足够大的会阴侧切

4. 肩难产最具特征性的临床表现是

A. 胎头高浮　　B. 乌龟征

C. 第一产程延长　　D. 第二产程延长

E. 胎先露下降停滞

5. 下列哪项不属于肩难产的高危因素

A. 巨大儿　　B. 妊娠期糖尿病

C. 过期妊娠　　D. 既往肩难产史

E. 小于胎龄儿

（二）案例分析题

陈女士，35岁，初产妇，孕35^{+3}周，临产9小时，现宫缩、胎心良好。宫口开全，LOA，S^{+4}，胎膜已破，产道无异常，胎重约3900g。患者要求试产，经会阴侧切下助娩，胎头娩出后，胎肩不能娩出。

1. 该产妇出现什么紧急情况？

2. 如果该产妇考虑为“肩难产”，你是助产士，该怎么处理？

3. 肩难产处置流程中，首选的简单的操作是什么？

（廖葵丽）

任务十五　胎头吸引术

情景导入

张女士，女，29岁，G_2P_0，孕37^{+2}周，因阵发性腹痛9小时入院。产检：宫缩60秒/2~3分钟，宫缩强度中等，胎心126次/分。阴查：LOA，宫口已开全，胎膜已破，S^{+1}，骨产道及软产道未见异常，予以阴道试产，并指导产妇屏气用力及做好接产准备。入院后2小时再次检查：宫缩60秒/1~2分钟，宫缩强度中等，胎心90次/分，胎监提示“频发晚期减速”，经吸氧、左侧卧位无缓解。阴查：LOA，S^{+4}。

【工作任务】

1.评估胎儿宫内情况，制定处理原则。

2.完成胎头吸引术操作。

【操作目的】

利用胎头吸引器吸附胎头上，形成一定负压吸住胎头，按胎头娩出机制，通过牵引吸引器，协助胎头娩出，缩短第二产程，减少母婴并发症。

【任务目标】

知识目标	掌握识别胎头吸引适应证、禁忌证。
能力目标	1.能判断实施胎头吸引必备条件，能早期识别分娩并发症。 2.学会在产程中协助医生做好胎头吸引术，能正确保护会阴，防止会阴发生严重撕裂。
素质目标	1.能与产妇及其家属进行有效沟通，取得配合，指导正确。 2.关心产妇，职业态度端正，具有职业担当。

【知识要点】

实施一次性无菌胎头吸引术的必备条件：

1.宫口必须开全、胎膜已破、顶先露或枕先露、胎头≥S^{+3}，除外肩难产。

2.麻醉满意（椎管内麻醉效佳）。

3.已经签署知情同意书。

4.新生儿科复苏医护人员到场。

5.能快速实施紧急剖宫产手术。

【适应证】

1.产妇疲乏或用力不当、宫缩乏力、药物镇痛等导致的第二产程延长。

2. 胎儿窘迫或可疑胎儿窘迫者。
3. 产妇有合并症、并发症，不能屏气用力，需缩短第二产程。

【禁忌证】

1. 胎位异常如面先露、额先露、高直位、臀位、横位等。
2. 产道梗阻或畸形。
3. 胎膜未破、宫口未开全、胎儿双顶径未达坐骨棘水平。
4. 刚进行过胎儿头皮采血者。
5. 巨大儿或小于34周的早产儿。

【操作前准备】

评估与准备
- 1. 评估与告知——核对产妇个人信息，阴道检查了解有无骨产道异常；评估是否存在高危因素（如巨大儿、妊娠期糖尿病、过期妊娠、既往肩难产史、骨产道异常），并简要向产妇说明情况，解答其疑问，取得产妇的配合
- 2. 护士准备——戴好口罩及圆帽，着装规范整齐。导尿，建立静脉通道，实施持续胎心监护，通知复苏人员到场援助
- 3. 产妇准备——取膀胱截石位或平卧位，已了解操作目的，能积极配合
- 4. 物品准备——产床、新生儿红外线辐射台、低负压吸引器、吸痰管（连接好吸引器）、新生儿电子台秤、新生儿用物包1个、接产包（同项目六临产产包使用）、碘伏消毒液、缩宫素、0.9%氯化钠注射液，合成羊肠线1包（备用）、新生儿复苏用物一套（备用），一次性无菌胎头吸引器整体装置（图2-30）（包括硅胶材制吸杯、手动真空泵手柄、牵引装置、索引力指示器）
- 5. 环境准备——温度适宜、安静舒适、安全、有屏风遮挡

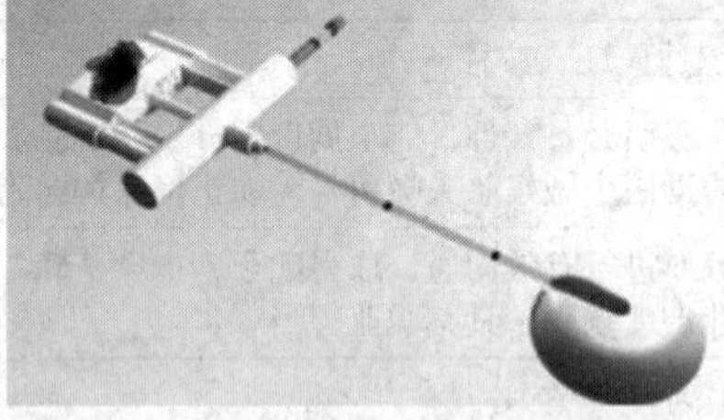

图2-30　一次性无菌胎头吸引器

【操作方法】 微课6

一次性无菌胎头吸引器放置流程

1. 检查及清点：确认吸引包在有效期内，包装无破损，开包；清点包内用物并按顺序摆放。

2. 润滑吸引杯外表面

3. 放置一次性无菌胎头吸引器

（1）一定点：（确定俯屈点：即吸杯中心放置点）施术者先触及胎头的后囟，沿矢状缝方向前移两横指（约3cm）处为俯屈点（图2-31），施术者随后用手指测量俯屈点至外阴口的深度，测量方法与骨盆内测量时测对角径相似，并在吸引器导管处标记此深度（图2-32）。

（2）二放杯：施术者先在吸杯顶端及外侧缘涂无菌润滑剂，左手示、中指轻柔分开阴道后壁，右手拇指放在吸杯背面，示指放在吸杯侧缘，两指握住吸杯滑入阴道内，将吸杯轻放在胎头上方，并确保吸杯沿骨盆轴方向移动至俯屈点（尽可能接近俯屈点，避免吸杯向侧面滑动，同时减小分娩阻力），导管标记辅助施术者定位，松开手柄时导管标记与外阴口重叠时提示放置到位（图2-33）。

一次性无菌胎头吸引器放置流程

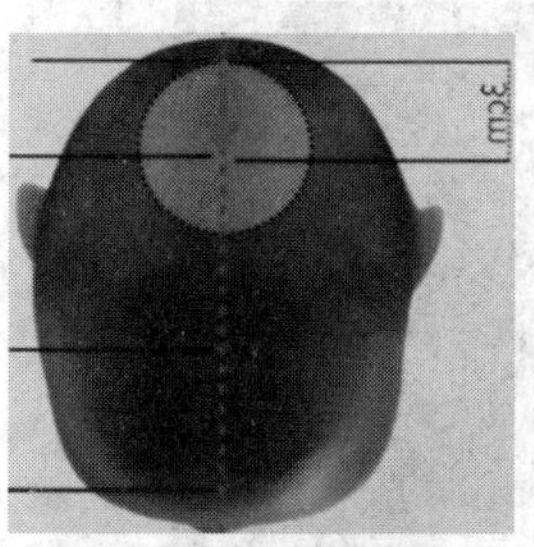

图 2-31　俯屈点定位

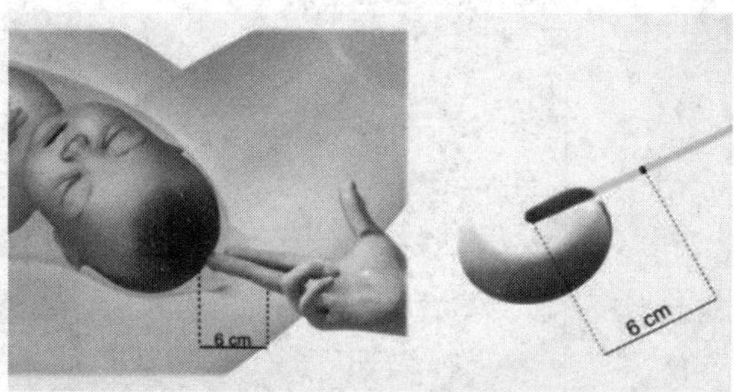

图 2-32　在导管上标记深度

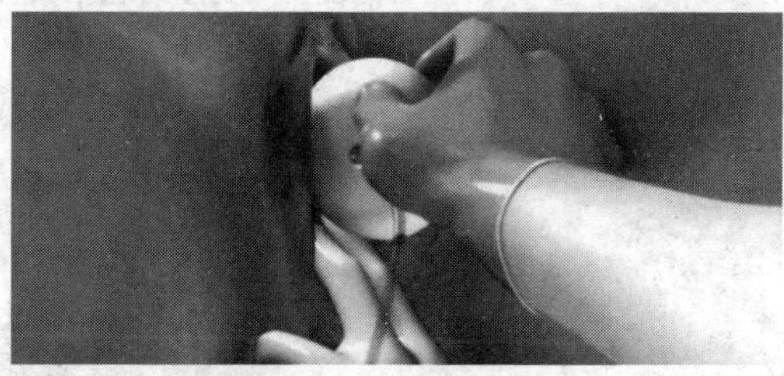
图 2-33　放入吸杯

（3）三清侧：吸杯放置后，滑动手指检查吸杯周围有无组织夹入（图2-34），如有，应予以推开。

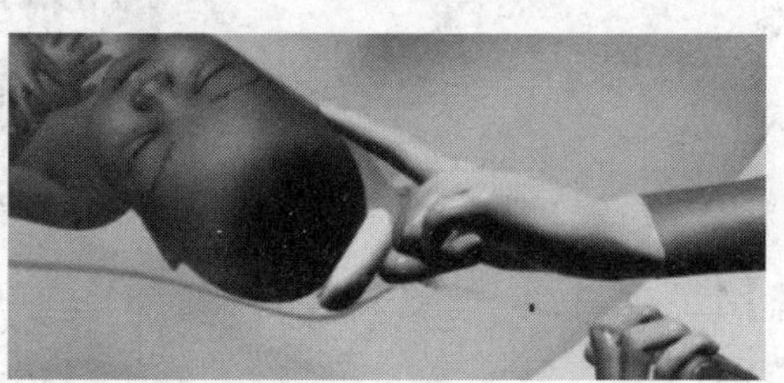
图 2-34　检查吸杯周围有无组织夹入

（4）四吸引：施术者一手轻轻固定吸杯，另一手挤压真空泵手柄，使负压达600mmHg（80kPa）左右，即达到绿色安全区顶端（图2-35）。

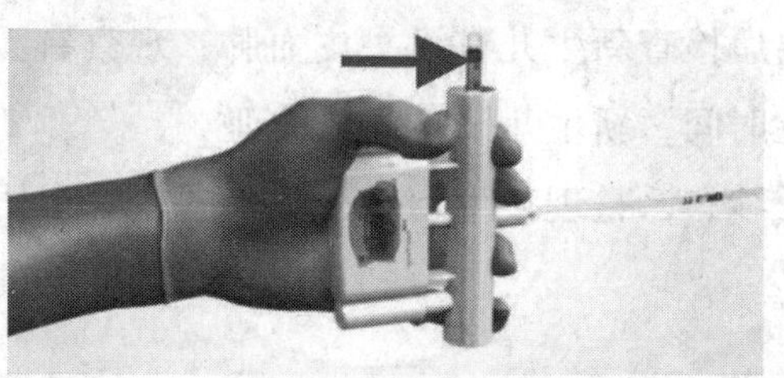
图 2-35　真空泵压至绿色安全区顶端

（5）五牵拉：施术者非牵拉手的拇指按在吸杯背面、示指放在胎儿头部，以防止吸杯脱落；牵拉手于宫缩时沿产轴方向先向下向外牵引协助胎头俯屈，如胎方位为枕左前或枕右前牵引时顺势旋转胎头，当胎儿枕部达耻骨联合下缘时向上向外牵引，使胎头仰伸，间歇期暂停牵拉（图2-36）；若为持续性枕后位或枕横位者，边牵引边旋转，使胎头转为枕前位。牵拉时尽可能让导管与吸杯保持垂直。必要时由助手保护会阴。

一次性无菌胎头吸引器放置流程

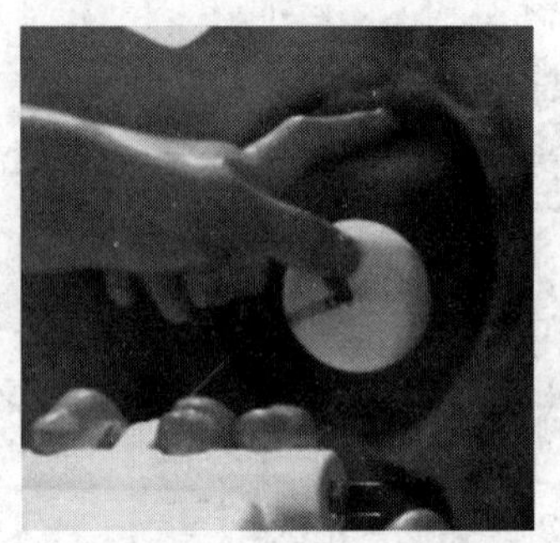

图 2-36　一次性无菌胎头吸引器牵拉手法

4.取下吸杯：胎头双顶径一经娩出，应立即按压压力释放按钮（图2-37），消除吸杯负压，取下吸杯，胎额、鼻及颏相继娩出，按分娩机转娩出胎体。

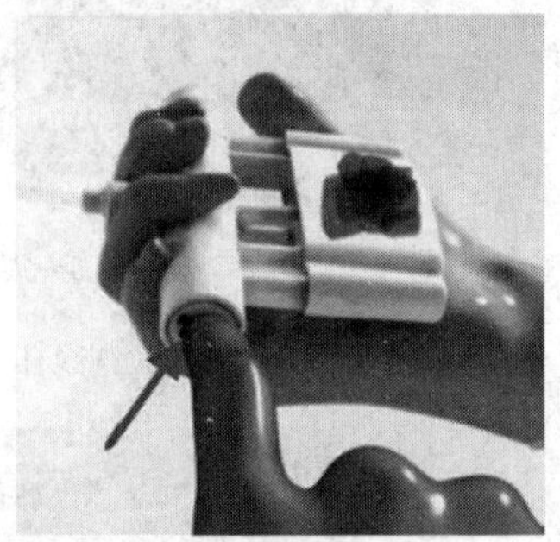

图 2-37　按压压力释放按钮

【操作后处理】

1.观察孕妇表现，听取感受，告知处理结果及相关事宜。

2.胎儿、胎盘娩出后，常规检查软产道有无裂伤，常规肛门检查，逐层缝合会阴切口。

3.新生儿娩出后检查新生儿有无头皮血肿，观察有无高胆红素血症、帽状腱膜下血肿的发生，记录出生时间，新生儿按高危儿护理。

4.清点器械及纱布，整理接生台，分类处置用物，协助孕妇整理衣物，客观完善产程处理记录。

【注意事项】

1.严格遵循查对制度，做好个人防护。

2.注意保暖，保护产妇私隐。

3.放置一次性无菌胎头吸引器无须常规切开会阴。若会阴较紧者，可行会阴切开。

4.牵引前检查吸引器有无漏气，吸引器安放正确，避开前后囟。

5.牵引需在宫缩时进行，力量要持续、均匀，不可左右摇摆。

6. 术中注意观察产妇宫缩及胎心变化。

7. 注意牵拉时间一般为10~15分钟，最长不超过20分钟，吸引器负压适当，过大损伤胎儿头皮，过小易滑脱。牵拉次数≤2次。如牵引失败，应立即告知产妇及其家属，及时改行产钳或剖宫产术。

8. 密切观察新生儿面色、呼吸、哭声、呕吐等，注意观察有无抽搐、头破血肿及损伤，必要时请儿科医师给予监护治疗。

9. 注意会阴有无水肿、红肿、脓性分泌物，水肿者可用50%硫酸镁湿热敷。

【思考题】

（一）选择题

1. 胎头吸引术具备条件应除外以下哪项

A. 头盆不称　　B. 宫口开大10cm

C. 枕前位　　D. 胎头已入盆

E. 胎膜已破

2. 以下胎心率异常的是

A. 113次/分　　B. 98次/分

C. 128次/分　　D. 132次/分

E. 144次/分

3. 初产妇，孕37^{+2}周，已临产，宫口开全2小时，胎头位于坐骨棘下3cm，宫缩乏力，胎膜已破，枕左前位，胎心90次/分，估计胎重2900g，检查骨产道、软产道未见异常。下列操作中应避免的错误是

A. 可放置一次性无菌胎头吸引器　　B. 胎头吸引的时间不应超过15分钟

C. 胎头吸引器应沿产轴方向牵拉　　D. 胎头即将娩出时应解除负压

E. 负压控制在20~30kPa

4. 胎头吸引器的吸杯中心应该放置在

A. 后囟沿矢状缝方向前移1cm处　　B. 后囟沿矢状缝方向前移2cm处

C. 后囟沿矢状缝方向前移3cm处　　D. 后囟沿矢状缝方向前移4cm处

E. 后囟沿矢状缝方向前移5cm处

5. 使用一次性胎头吸引术助产不应超过几次

A. 1　　B. 2

C. 3　　D. 4

E. 5

（二）案例分析题

王女士，28岁，初产妇，孕38^{+3}周。规律宫缩8小时入院。产检：胎心140次/分，宫缩强度中等，宫口开6cm，进入产房后3小时突然现宫缩增强、胎心仅90次/分。阴查：LOA，S^{+4}，宫口开全，胎膜已破。

1. 该产妇出现什么紧急情况？
2. 请你协助医生为该产妇选择合适的助娩方式。
3. 你能在术中协助医生保护会阴、防止会阴发生严重撕裂吗？

（廖葵丽）

任务十六　产钳术

PPT

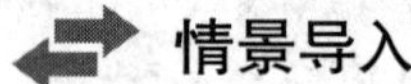

情景导入

刘女士，女，25岁，G_2P_0，孕38^{+2}周，平素体健。现宫口开全2.5小时，宫缩40秒/2~3分钟，胎心170次/分，羊水Ⅱ度粪染。阴查：胎膜已破，S^{+4}，枕后位。

【工作任务】

1. 评估产妇的情况，制定处理原则。
2. 完成产钳术操作。

【任务目标】

知识目标	掌握低位产钳助产的适应证、禁忌证。
能力目标	1. 能掌握低位产钳助产处理时机，能判断实施出口或低位产钳助产必备条件，能早期识别分娩并发症。 2. 学会在产程中协助医生做好出口或低位产钳助产，能正确保护会阴，防止会阴发生严重撕裂。
素质目标	1. 能与产妇及其家属进行有效沟通，取得配合，指导正确。 2. 关心产妇，职业态度端正，具有职业担当。

【操作目的】

利用产钳固定胎头并协助胎头下降及娩出，缩短第二产程时间，减少母婴并发症。

【知识要点】

1. 实施出口或低位产钳助产术的必备条件：①宫口必须开全；②胎膜已破；③低位产钳——胎头颅骨最低点≥S^{+2}；出口产钳——胎头颅骨最低点已达骨盆底、阴道口可见胎头；④除外肩难产；⑤必须为枕前位、枕横位、枕后位；⑥麻醉满意；⑦排空膀胱；⑧已经签署知情同意书；⑨新生儿科复苏医护人员到场；⑩能快速实施紧急剖宫产手术。

2. 助产产钳分类：根据胎头位置分为出口产钳、低位产钳、中位产钳，胎头位置越高行产钳助产的难度越大。

【适应证】

1. 产妇疲乏或用力不当、宫缩乏力、药物镇痛、持续性枕后位等导致的第二产程延长。
2. 胎儿窘迫需尽快结束分娩。
3. 产妇患有合并症、并发症，不能屏气用力，需缩短第二产程。
4. 胎头吸引术失败者，确定无明显头盆不称或胎头已入盆甚至通过坐骨棘水平线。
5. 臀位后出头困难者。
6. 胎方位为枕横位或枕后位者。
7. 前次剖宫产史或子宫有瘢痕需要缩短第二产程。

【禁忌证】

1. 骨盆狭窄、头盆不称。
2. 胎位异常如面先露、额先露、高直位、臀位、横位等。
3. 宫口未开全、胎儿双顶径未达坐骨棘水平。
4. 严重胎儿窘迫，估计产钳不能立即结束分娩者。
5. 胎膜未破，宫口未开全者。
6. 胎儿凝血功能障碍（如血友病、血小板减少症等）、胎儿成骨不全。

【操作前准备】 微课7

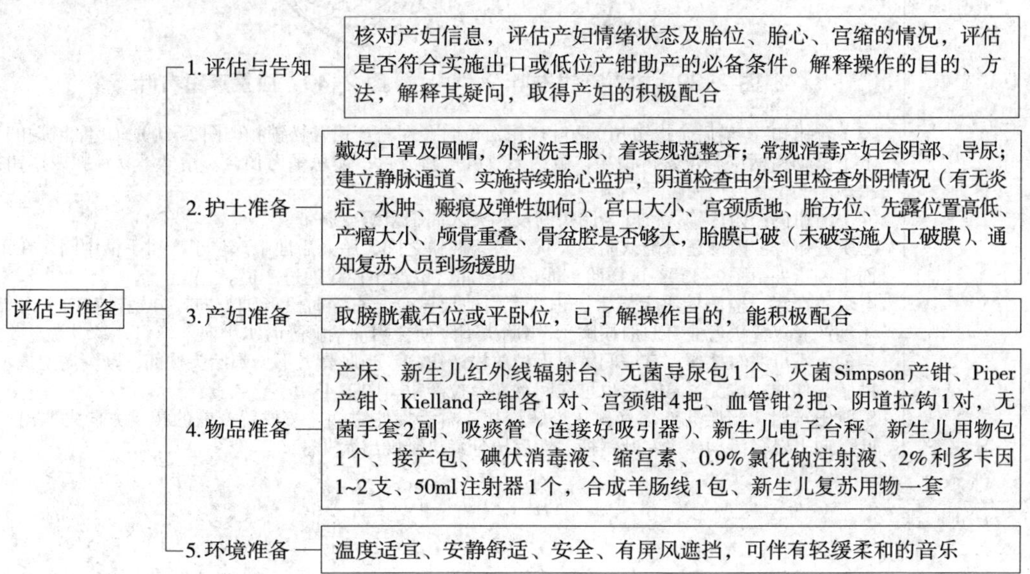

【操作方法】

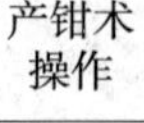
产钳术操作

1. **麻醉及切开**：行局部浸润及会阴神经阻滞麻醉、需会阴左侧切，且切口宜大。

2. **选择产钳，涂抹润滑剂**

（1）选择产钳：枕前位适用Simpson产钳、臀位后出头适用Piper产钳（图2-38）、枕横位及枕后位适用Kielland产钳。

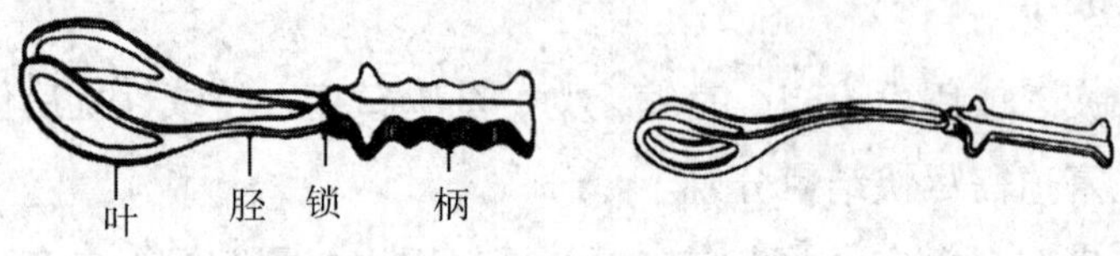

图 2-38　产钳构造

（2）钳叶涂抹润滑剂

3. **检查胎方位**：核查后囟、矢状缝位置，胎位不正时徒手旋转胎头，使矢状缝位与骨盆出口前后径一致。

4. **放置产钳**：

（1）先左叶：（先放左叶产钳）右手伸入胎头和产道左侧壁之间、隔开母体组织，触及胎左耳后，用"三左法"置入产钳左叶：左手"执笔式"握持左叶产钳（钳匙凹面向前），右手掌面朝上深入胎头与阴道后壁之间，将左产钳叶沿右手掌心滑向胎左耳上方的颞侧，钳叶向前滑行时，钳柄同时向下并稍逆时针旋转，最终钳匙与钳柄在同一水平位，由助手握住固定（图2-39）。

（2）后右叶：（再放右叶产钳）左手伸入胎头和产道右侧壁之间、隔开母体组织，触及胎右耳后，用"三右法"置入产钳右叶，与左钳相对应（图2-40）。

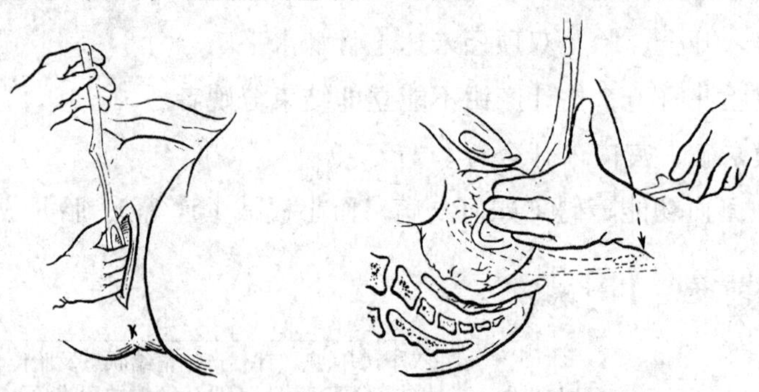

图 2-39　放置产钳左叶　　**图 2-40　放置产钳右叶**

（3）合钳扣：（最后合拢钳扣）两叶产钳对位时，左右产钳轻松锁扣（图2-41）；如不能锁扣，可稍上下移动钳柄调整位置再锁扣，微调无效可重新放置，切忌暴力扣合。钳柄不易锁扣或产钳滑脱，提示胎头位置或产钳位置不当。

（4）清钳侧：内诊确认钳叶与胎头间没有夹入周围组织或脐带。

（5）查钳位：内诊还需确认胎头矢状缝位于两钳之间，胎儿后囟中部位于产钳手柄中间，在手柄平面上一指处（图2-42）；这样胎头能适当俯屈，以最小径线通过产道。

4. **牵拉产钳**：监测胎心无异常，正式牵引前要试牵，宫缩时沿产轴方向按分娩机转向下向外牵引（助产者双臂稍弯曲，双肘挨胸）。当胎头下降使会阴部稍膨隆时水平向外牵引，牵引力量要持续、均匀，不可左右摇摆。宫缩间歇时可稍放松产钳扣。当耻骨弓下见到胎头枕部，渐渐向上提牵，协助胎头仰伸，情况紧急时，也可在间歇期牵拉产钳（图2-43）。

5. **取出产钳**：当胎儿额部娩出，松解锁扣，右手握住钳柄，按放置产前的相反方向先取出产钳右叶，向上轻轻滑动产钳左叶钳柄，然后按分娩机制娩出胎儿。

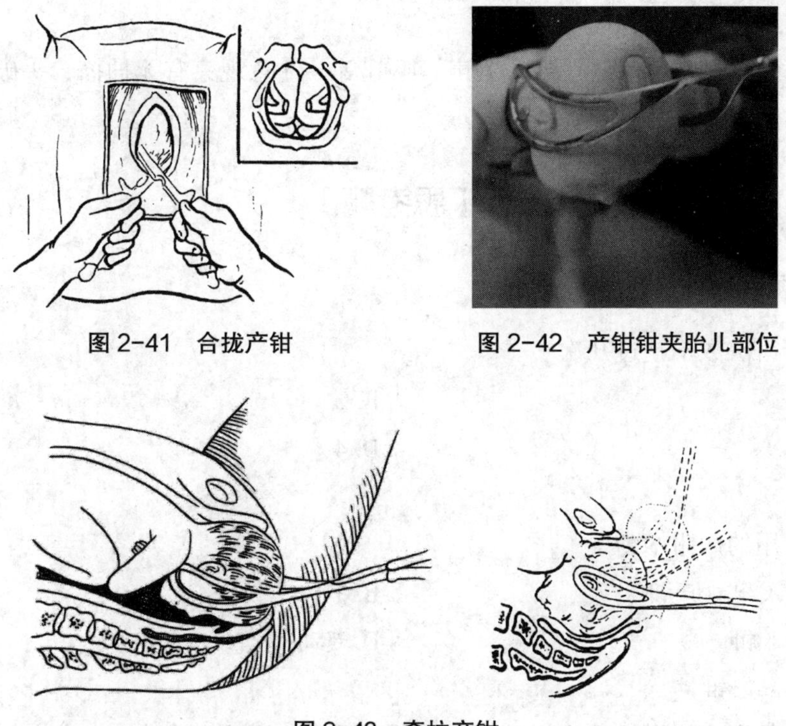

图 2-41　合拢产钳

图 2-42　产钳钳夹胎儿部位

图 2-43　牵拉产钳

【操作后处理】

1. 胎儿、胎盘娩出后，常规检查软产道有无裂伤，常规肛门检查，逐层缝合会阴切口。

2. 观察孕妇表现，听取感受，告知处理结果及相关事宜。

3. 新生儿娩出后记录时间，并检查新生儿有无头皮血肿、视网膜出血、面神经损伤的发生，新生儿按高危儿护理。

4. 清点器械及纱布，整理接生台，分类处置用物，协助孕妇整理衣物，客观完善产程处理记录。

【注意事项】

1. 严格遵循查对制度，做好个人防护。

2. 注意保暖，保护产妇私隐。

3. 术前检查胎膜完整者需人工破膜。

4. 术前仔细检查产钳是否完好，并润滑产钳。

5. 若枕后位旋转困难者可行枕后位产钳术。如已静滴缩宫素，宫缩较强时应减慢滴速，使子宫放松，便于旋转胎头。

6. 纠正胎方位后可应用0.5%~1%缩宫素静脉滴入以加强宫缩。

7. 牵拉产钳次数不超过2次。若牵拉失败，胎心良好，尽快采取剖宫产结束分娩。

8. 术中注意观察产妇宫缩及胎心变化，放置产钳时指导产妇正确使用腹压及呼吸，及时发现并纠正产钳放置不当的现象。

9.密切观察新生儿面色、呼吸、哭声、呕吐等。注意观察有无抽搐、头破血肿及损伤，必要时请儿科医师给予监护治疗。

【思考题】

（一）选择题

1.牵拉产钳次数不超过几次

A. 1　　B. 2

C. 3　　D. 4

E. 5

2.临床常用的产钳术为

A.低位或出口产钳　　B.中位产钳

C.高位产钳　　D.超高位产钳

E.标准位产钳

3.产钳术是用产钳牵拉胎头协助娩出胎儿的手术，适应证有

A.臀先露后出头困难者　　B.部分胎头吸引术失败者

C.宫缩乏力需缩短第二产程者　　D.瘢痕子宫，不宜过分屏气用力者

E.以上均可

4.低位产钳术时，产妇的最佳体位是

A.侧卧位　　B.仰卧位

C.俯卧位　　D.半坐卧位

E.膀胱截石位

5.李女士，28岁，初产妇，因宫缩乏力导致第二程延长，行产钳助娩术；产后检查宫底平脐，血压120/80mmHg，1小时后，产妇面色苍白、出冷汗，诉心悸、口渴、检查阴道流血不多，子宫轮廓不清，质软，血压90/60mmHg，首先考虑

A产后虚脱　　B.产后出血

C.羊水栓塞　　D.卧位低血压综合征

E.低血糖

（二）病例分析题

周女士，43岁，高龄经产妇，头胎顺产，孕37^{+3}周，枕先露。进入第二产程后，出现宫缩乏力，胎心良好。

1.该产妇适合做产钳术操作吗，需完善的检查是什么？

2. 检查后如无其他异常，请你协助医生为该产妇行产钳助产操作。

3. 产钳术的禁忌证有哪些？

（廖葵丽）

任务十七　新生儿窒息复苏技术

PPT

情景导入

刘女士，27岁，孕2产0，孕39周，因“胎动减少2天，胎心监测评分5分”入院。入院后诊断“胎儿窘迫”，急诊行剖宫产术，术程顺利，剖出一男婴，心率90次/分，四肢稍屈曲，刺激咽部有些反应，呼吸浅慢不规则，躯干红，四肢青紫。

【工作任务】

1评估新生儿阿普加评分情况。

2. 实施新生儿窒息复苏技术操作。

【任务目标】

知识目标	1. 掌握新生儿窒息复苏技术操作要点。 2. 熟悉新生儿窒息复苏技术的注意事项。
能力目标	1. 能够熟练完成新生儿窒息复苏技术操作流程。 2. 能够迅速判断复苏效果并决定下一步处理原则。
素质目标	1. 能与患儿监护人进行有效的沟通并取得配合。 2. 呵护新生命，具有认真负责、严谨细心的职业态度与职业奉献精神。

【知识要点】

1. 临床表现： 新生儿窒息依据窒息程度分为轻度和重度，现多用Apgar评分（表2–1）进行判定。

表 2–1　Apgar 评分

体征	评分		
	0	1	2
皮肤颜色	青紫和苍白	身体红、四肢青紫	全身红
心率（次/分）	无	<100	>100
弹足底或插鼻管反应	无反应	有些动作，如皱眉	哭，喷嚏
肌张力	松弛	四肢略屈曲	四肢活动
呼吸	无	有，不规则	正常，哭声响

0~3分为重度窒息，4~7分为轻度窒息，8~10分为正常。生后1分钟、5分钟和10分钟评分，如婴儿需复苏，15、20分钟仍需评分。

2.复苏原则：分秒必争，产、儿科医生共同进严格执行ABCDE原则。

A（airway）：尽量吸净呼吸道黏液。

B（breathing）：建立呼吸。

C（circulation）：维持正常循环。

D（drug）：药物治疗。

E（evaluation）：评价。

A是根本，B是关键，E贯穿于整个复苏过程中，呼吸、心率和皮肤颜色是窒息复苏评价的三大体征。

遵循→ 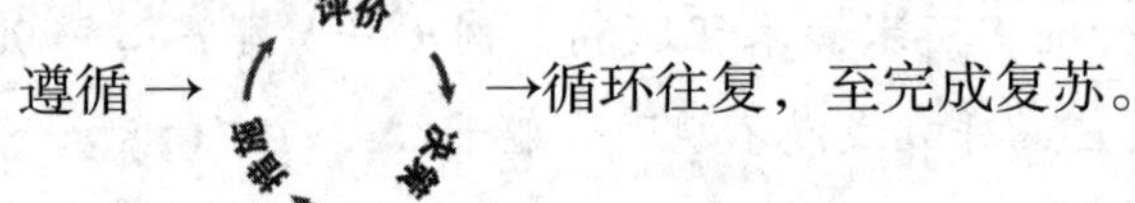 →循环往复，至完成复苏。

3.复苏步骤和程序：最初评估→初步复苏步骤→气囊面罩正压人工呼吸→胸外心脏按压→药物治疗。

【操作目的】

及时判断新生儿窒息程度，实施新生儿窒息复苏的程序和步骤，人工呼吸及胸外心脏按压的方法，能迅速判断复苏效果并决定下一步处理原则，减少远期并发症的发生。

【操作前准备】 微课8

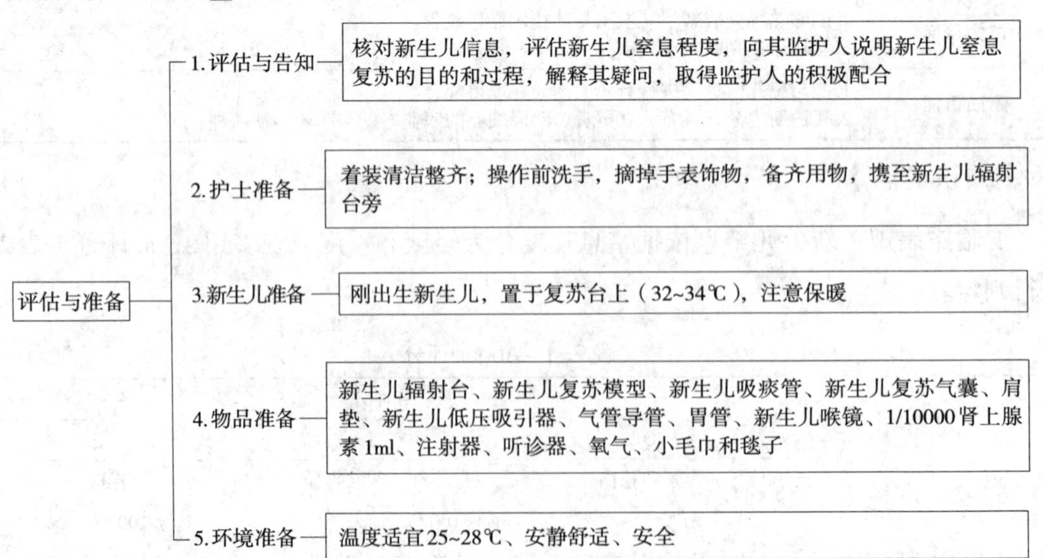

【操作方法】

新生儿复苏急救

1.预热新生儿辐射台：预热新生儿辐射台（32～34℃），预热新生儿包被，抢救摆放合理、有序。

2.复苏：两人配合按照A-B-C-D-E原则，每次操作后评估心率、呼吸、肤色三大指标。达到预期效果维持原有的护理措施，未达预期则进行下一步处理。

助手：一新生儿出生，足月，羊水Ⅲ度，无活力
主操：保暖，摆正体位（图2-44），清理呼吸道（先口咽后鼻腔），擦干身上的羊水，给予刺激（拍打足底或按摩新生儿背部）

→ 5秒内完成最初评价：羊水清？新生儿有呼吸或哭声？肌张力好？肤色红润？足月妊娠？
吸痰管每次吸引时间<10秒，深度为耳垂到鼻尖的距离，负压<100mmHg
30秒完成上述动作

↓

主操：重新摆正体位，助手评估6秒
助手：复苏有效维持保暖，若患儿全身发绀，呼吸微弱，心率<100次/分
主操：给予复苏气囊正压给氧（图2-45），数01~30，助手再次评估

→ 复苏囊给氧挤压压力前2次30~40cmH_2O，随后是20~25cmH_2O，频率40~60次/分。胸部轻度起伏即可，频率40～60次/分，呼吸比1∶2
持续30秒

↓

助手：（助手自数到22开始准备，至24开始评估，共6秒）心率<60次/分
主操：助手准备行胸外按压（图2-46）
助手：（手式准备）是（助手连续按压3次，主操复苏囊挤压一次）
主操：复苏囊挤压1次，数01~15，即30秒，助手再次评估（助手评估期间主操不能停止挤压气囊）

→ 胸外按压位置：胸骨柄中下1/3，环抱式，下压深度为胸廓前后径1/3，按压频率90次/分
心脏按压与人工通气频率比为3∶1。耗时2秒，每分钟120个动作

↓

助手：（评估共6秒）心率仍<60次/分
主操：准备气管插管（图2-47）
助手：（准备气管插管用物）是

→ 气管插管应在20秒内完成，步骤如下：稳住新生儿的头部呈“鼻吸气”体位，整个过程中应常压给氧

↓

主操：给予气管插管
助手：（戴上听诊器准备复苏囊评估）双肺呼吸音对称，插管位置正确
主操：助手给予胸外按压
助手：是（助手按压3次，主操复苏囊挤压1次）
主操：（复苏囊挤压15次，数01~15，即30秒）
助手再次评估（评估共6秒）

→ 气管导管插入深度为（体重+6）cm，足月儿约9cm

↓

助手：心率仍然<60次/分
主操：助手准备1/10000肾上腺素0.5ml脐静脉给药
助手：给予1/10000肾上腺素0.5ml脐静脉给药
主操：继续胸外按压配合复苏囊正压给氧

→ 1/10000肾上腺素脐静脉给药（0.1～0.3）ml/kg
其他急救药物：扩容剂、碳酸氢钠、纳洛酮

↓

主操：（复苏囊挤压15次，数01~15，即30秒）
助手再次评估
助手：心率>100次/分，患儿肤色由发绀转红润，恢复肌张力
主操：去除复苏囊，见患儿恢复自主呼吸，拔除气管导管，复苏成功，给予保暖及复苏后监护

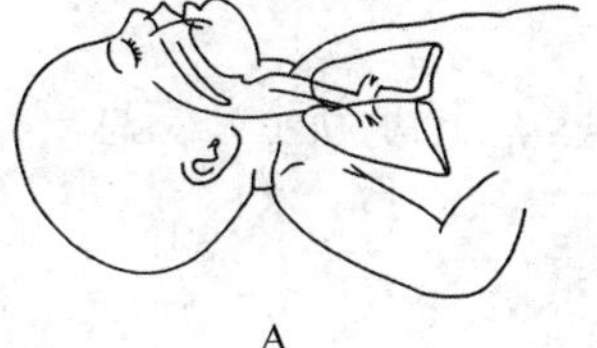
A

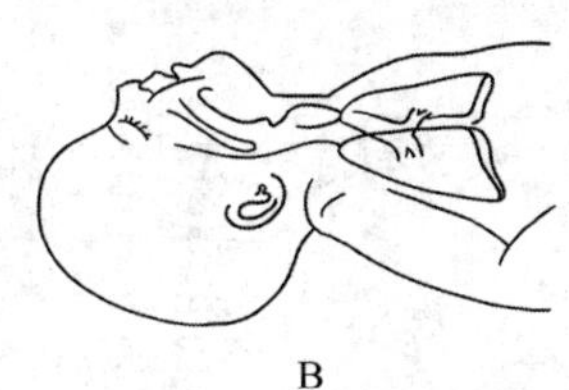
B

C

图2-44　摆正体位

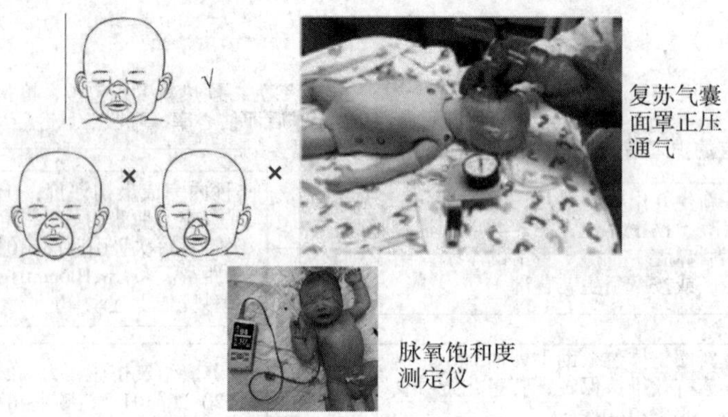

图 2-45　复苏气囊正压给氧

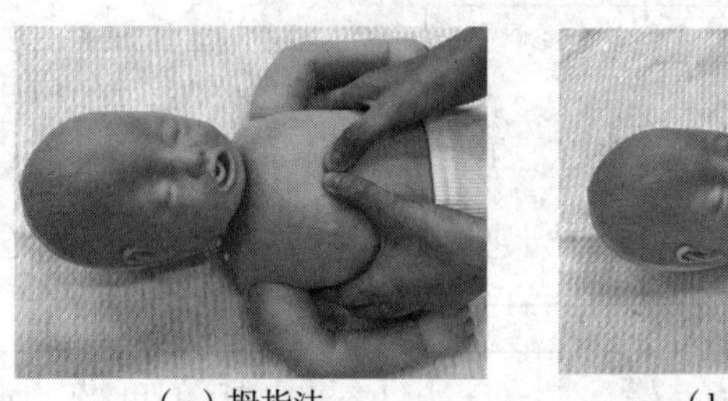

（a）拇指法　　（b）双指法

图 2-46　胸外按压手法

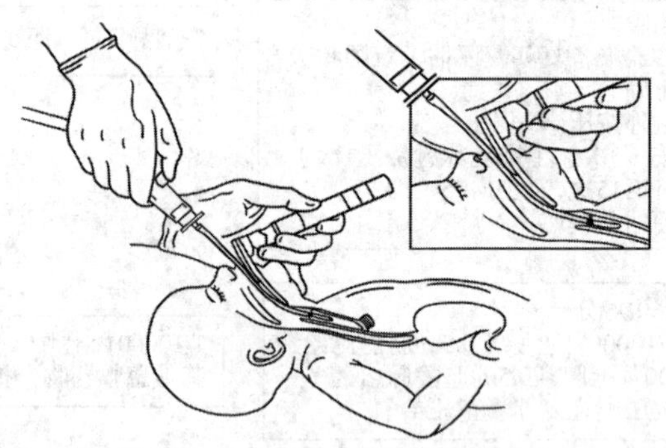

图 2-47　气管插管位置

【操作后处理】

1. 观察新生儿面色、呼吸、反应。

2. 新生儿穿好衣物。

3. 清洗用物整理完好，物归原处，安放有序，洗手，脱口罩，记录新生儿窒息复苏情况。

【注意事项】

1. 注意保暖，是抢救成功的必备条件。

2.喉镜选择：早产儿选择0号镜片，足月儿选择1号镜片。气管导管选择：不足2.5kg者选择2.5mm型号，超过2.5kg者选择3~3.5mm型号。

3.畅通气道摆正患儿体位，头轻度伸仰位，不可过度伸展或过度屈曲。

4.面罩大小要合适，过大会伤及眼睛，过小不能充分覆盖口鼻。放置面罩时应注意面罩和面部之间的密闭性和有效性，位置不能盖住眼睛或超越颏部以防皮肤损伤。

5.复苏过程中护士要始终保持清醒的头脑和准确的配合，动作轻柔、准确、敏捷。

6.正压通氧的有效性在复苏中非常重要，正压通氧超过2分钟需插胃管。

【思考题】

（一）选择题

1.以下情况不一定需要行新生儿窒息复苏的是

A.羊水三度混浊　　B.新生儿无哭声

C.新生儿肌张力差　　D.新生儿面色青紫

E.胎膜早破

2.气管插管指征不包括

A.羊水胎粪污染且婴儿有抑制　　B.气囊面罩通气效果后新生儿心率90次/分

C.需要胸外按压　　D.需要注入肾上腺

E.特殊指征：早产儿注入表面活性物质、膈疝等

3.气管插管应在几秒内完成

A. 3秒　　B. 5秒

C. 10秒　　D. 20秒

E. 30秒

4.吸引器负压不超过

A. 5kPa　　B. 10.3kPa

C. 13.3kPa　　D. 15.3kPa

E. 13.5kPa

5.新生儿窒息抢救时，胸外按压位置、深度、频率，正确的是

A. 1/3处，按压深度1.0~1.5cm，频率60次/分以上

B. 1/3处，按压深度1.5~2cm，频率100次/分以上

C. 1/3处，按压深度1.5~2cm，频率60次/分以上

D. 2/3处，按压深度1.0~1.5cm，频率100次/分以上

E. 2/3处，按压深度1.5~2cm，频率60次/分以上

（二）病例分析题

一新生儿，因胎儿窘迫行剖宫产出生，Apgar评分1分钟评6分。

1. 请你立评估新生儿目前情况，口述此时是否需要为新生儿实施窒息复苏？

2. 请你配合医生完成新生儿窒息复苏技术的操作。

附：新生儿窒息复苏技术操作考核标准与评价表

新生儿窒息复苏技术操作考核标准与评价

姓名：　班级：　学号：　成绩：

项目		分值	考核评价要点	评分细则	得分	备注
操作准备	新生儿	5	刚出生，置于复苏台上，调温32~34℃	1		
	环境		符合无菌操作要求，环境室温（25~28℃）等均适宜	1		
	护士		洗手、戴口罩、无菌手套	1		
	用物		准备齐全、放置合理	2		
评估		5	新生儿一般情况：羊水清？新生儿有呼吸或哭声？肌张力好？肤色红润？足月妊娠？	每项1分		
操作步骤	复苏初步步骤A	10	1.将新生儿放在预热的辐射保温台上 2.摆正体委（鼻吸气位） 3.清理呼吸道，先后后鼻（羊水污染无活力时气管插管） 4.擦干全身，皮肤刺激，重新摆正体位 评价呼吸、心率 5.肤色，要求根据评价需采取措施	每项2分		
	复苏气囊和面罩的使用B	30	1.连接脉氧仪 2.选择气囊、用氧浓度、合适面罩 3.站在新生儿一侧或头部，摆正新生儿的头部（鼻吸位） 4.将气囊和面罩放置在新生儿面部,查气道密闭性（用正确压力通气2~3次，观察胸廓扩张情况）5 正压人工呼吸30秒，频率：40~60次/分，压力：胸部略见起伏，用听诊器听心率6秒，评价 5.注意事项（口述） 气流量5升/分 面意不可用在面部，不可将手指或手掌至于患儿眼部（2分）， 念“一”时挤气囊，念“二三”时放气，（2分）， 正压呼吸时间超过2分钟需插胃管（2分）， 如果经面罩正压通气30S后心率大于60次分但小于100次分需进行矫正通气的步骤	2 2 2 5 5 2 2 2 2 6		

续表

项目		分值	考核评价要点	评分细则	得分	备注
操作步骤	胸外按压C	30	1.用100%氧开始气囊面罩正压人工呼吸30秒后，心率小于60次/分增或介于60~80次/分无上升，需要实行气管插管。（5分）， 2.常压给氧下气管插管正压通气 3. 胸外心脏按压 （1）手的正确位置在胸骨下1/3处（两乳头连线中点下方） （2）双指法（用中指和食指或无名指指尖，垂直压迫） （3）拇指法（两拇指可并排放置或重叠，拇指第1节应弯曲，垂直压迫，双手环抱胸廓支撑背部） （4）压迫深度为前后胸直径1/3，放松时指尖或拇指不离开胸骨。下压时间应稍短于放松时间，节奏每秒按压3次呼吸1次，频率为120次/分（90次按压，30次呼吸，每一个循环用时2秒 （5）45~60秒胸外按压后，听心率6秒，心率小于60次/分，重新开始胸外按压（并使用药物），若心率大于60次/分，停止胸外按压继续人工呼吸	5 6 5 2 2 5 5		
	药物治疗D	5	1.肾上腺素（1/10000） 指征：心搏停止或在30秒的正压人工呼吸和胸外按压后，心率持续<60次/分 剂量：静脉或气管注入的剂量是0.1~0.3ml/kg 2.碳酸氢钠 3.纳洛酮：呼吸兴奋剂，0.1mg/kg肌内注射	2 1 1 1		
	评价E	5	复苏过程中随时评价新生儿的皮肤、呼吸 心率、喉反射、肌张力，为确定进一步的抢救提供依据	5		
综合评价		8	操作规范熟练，准确 新生儿恢复自主呼吸，无不良反应 严格掌握注意事项 无菌观念	2 2 2 2		
人文素养		2	关爱患儿，主动与家属沟通解释	2		
关键缺陷			无人文关怀、无沟通、检查前评估不到位，步骤混乱发生事故均不及格			
总分		100		100		

（刘秋霞）

任务十八　剖宫产术护理

PPT

情景导入

刘女士，27岁，孕2产0，孕39周。因“胎动减少2天，胎心监测评分5分”入院。入院后诊断“胎儿窘迫”，急诊行剖宫产术。

【工作任务】

1.完成剖宫产术前准备。

2.指导产妇术后护理注意事项。

【任务目标】

知识目标	1.掌握剖宫产术护理的要点。 2.熟悉剖宫产术的适应证。
能力目标	1.能够熟练完成剖宫产术护理的操作流程。 2.能够实施健康指导。
素质目标	1.能与产妇进行有效的沟通并取得配合，促进患者的舒适。 2.关心、理解产妇，具有认真负责、严谨细心的职业态度与职业奉献精神。

【操作目的】

因产科指证须经腹部切开子宫取出已达到成活胎儿及其附属物的手术，主要术式有子宫下段剖宫产术、子宫体部剖宫产术、腹膜外剖宫产术。其中，子宫下段剖宫产术易于掌握、并发症少应用最广，再次分娩时发生子宫破裂率低，是比较理想的术式。做好围手术期护理，母婴安康，减少母婴并发症。

【适应证】

1.产道异常，明显头盆不称或相对头盆不称试产失败。

2.宫颈瘢痕、水肿不能扩张、子宫破裂或先兆子宫破裂。

3.胎位不正或巨大胎儿、珍贵儿、双胎、多胎妊娠。

4.羊水过少、胎儿窘迫、脐带脱垂但胎心尚好。

5.前置胎盘、胎盘早剥有大量阴道出血。

6.高龄初产妇、患有严重妊娠合并症和并发症。

7.瘢痕子宫，2次以上剖宫产再次妊娠者，子宫肌瘤摘除穿透宫腔者。

8.原发或继发性宫缩乏力导致滞产。

9.生殖道严重感染，如淋病、尖锐湿疣等。

10.妊娠合并肿瘤，如合并子宫颈肿瘤、子宫下端肿瘤、宫颈癌。

11.孕妇要求剖宫产。

【禁忌证】

无特殊原因的死胎及胎儿畸形。

【操作前准备】

评估与准备

1. 评估与告知：核对产妇信息，向其说明剖宫产术及护理的目的和过程，测生命体征，询问患者的自我感觉，取得产妇的积极配合

2. 护士准备：着装清洁整齐；摘掉手表饰物。戴好帽子口罩，操作前外科洗手，穿无菌术衣，戴无菌手套

3. 产妇准备：术前1天应沐浴更衣、剪指甲、取下首饰，进行手术区域备皮，其范围是上自剑突下，两侧至腋中线，下至两大腿上1/3处及外阴部。术前8小时禁食、4小时禁饮

4. 物品准备：护理模拟人，手术床，病床，备皮包、导尿包、新生儿用物、剖腹手术包（内有25cm不锈钢盆1个，弯盘1个，卵圆钳6把，1、7号刀柄各1把，腹腔双头拉钩2个，阑尾拉钩2个，吸引器头1个，解剖镊2把，大无齿镊1把，小无齿镊2把，18cm弯血管钳6把，组织钳4把，10cm、12cm、14cm直血管钳各4把，持针器3把，刀片3个，1、4、7、10号丝线各1个，双层剖腹单1块，手术衣6件,治疗巾10块，纱布垫4块，纱布20块，无菌手套6副，可吸收缝线若干包。吸引管、鲁米那及阿托品针剂、各种一次性注射器、输液管、输血管、缩宫素、新生儿抢救用物及用药、络合碘消毒纱布

5. 环境准备：温度适宜、安静舒适、安全

【操作方法】

剖宫产手术步骤

1. 消毒视野、铺巾： 消毒范围是上自剑突下，两侧至腋中线，下至两大腿上1/3处及外阴部，然后铺手术单。

2. 麻醉： 以持续硬膜外麻醉为主，特殊情况用全身麻醉，也可用局部麻醉。

3. 留置导尿管： 术前常规留置导尿管，排空膀胱并保持引流通畅。

4. 下腹横切口或正中切口： 依次打开腹壁、腹膜腔、子宫膀胱腹膜反折，暴露子宫下段，两示指钝性撕开延长切口10cm，刺破胎膜，取出胎儿及附属物（图2-48，图2-49）。

5. 关腹腔缝合： 缝合子宫切口及腹膜反折，清理腹腔，清点器械辅料无误，缝合腹壁各层。

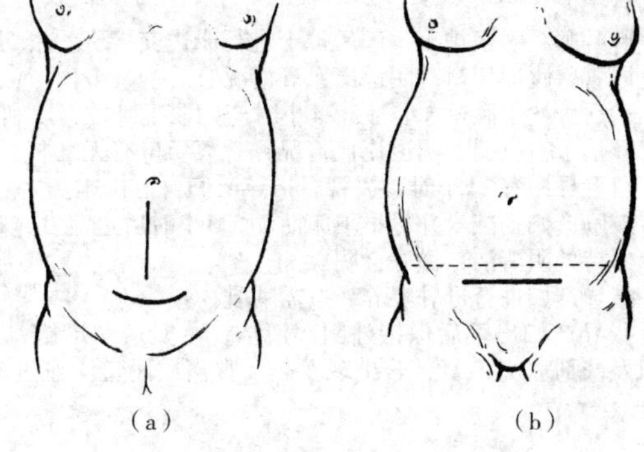

图 2-48　子宫下段剖宫产术切口

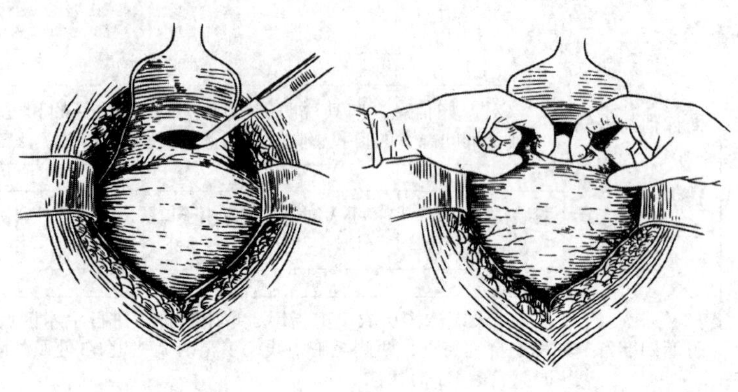

(a)切开子宫　　(b)钝性扩大子宫切口

图 2-49　子宫下段剖宫产术

剖宫产手术护理

1.术前准备

（1）告知产妇剖宫产术的目的，解答产妇及家属的相关疑问，缓解其焦虑。

（2）做药物过敏试验、交叉配血试验、备血（估计在术中出血超过1500ml）等准备。一般准备同妇科开腹手术患者的护理。

（3）术前禁食、禁水，建立静脉通路，麻醉后行留置导尿管。

（4）遵医嘱术前30分钟肌内注射苯巴比妥针0.1g，胎心率慢时肌内注射阿托品针0.5mg。

（5）在腹部消毒前必须常规复查胎心率并记录，做好新生儿保暖和抢救工作，如气管插管、氧气、急救药品等。

（6）产妇取左侧卧位倾斜10°~15°，防止仰卧位低血压综合征的发生。

2.术中配合

（1）协助产妇仰卧位，必要时稍倾斜手术台，防止或纠正产妇血压下降和胎儿窘迫情况。

（2）巡回护士：备好术中所需物品，观察产妇的生命体征变化及胎心音变化，遵医嘱完成输液。观察并记录留置导尿管是否通畅、尿量及尿液颜色。当刺破胎膜时，应注意产妇有无咳嗽、呼吸困难等症状，预防羊水栓塞的发生。

（3）器械护士：及时递送器械、针线、敷料，必要时帮忙暴露手术视野，吸羊水及血液，清点手术用物。

（4）助产士：携带新生儿物品，新生儿窒息复苏用物及药品。若因胎头入盆太深致取胎头困难，助产士可在台下戴无菌手套自阴道向宫腔方向上推胎头。胎儿娩出后，记录出生时间，新生儿阿普加评分，必要时抢救新生儿。新生儿体格检查，遵医嘱使用缩宫素。

3.术后护理

（1）麻醉师、手术护士、病房护士进行床边交接班，密切观察并记录产妇生命体征变化，检查输液管、尿管、腹部切口、阴道出血等情况。

（2）术后去枕平卧6~8小时，24小时产妇取半卧位，以利恶露排出。

（3）评估子宫收缩及阴道流血情况，观察切口有无红肿、渗出，保持敷料干燥洁。

（4）留置导尿管24小时，拔管后指导产妇自行排尿。

（5）鼓励产妇勤翻身并尽早下床活动，6小时后进流食，根据肠道功能恢复情况指导饮食。

（6）保持外阴清洁，做好会阴擦洗。

（7）指导产妇进行母乳喂养，按需哺乳。

（8）指导产妇出院后保持外阴部清洁；落实避孕措施，至少应避孕2年；做产后保健操，促进骨盆肌及腹肌张力恢复；若出现发热、腹痛或阴道流血过多等，及时就医；产后42天去医院做健康检查。

【操作后处理】

1.观察产妇表现，听取感受。

2.协助产妇整理衣物，离床，整理床单位。

3.清洗用物整理完好，物归原处，安放有序，洗手，脱口罩，记录情况。

【注意事项】

1.术前保证充足睡眠，身体干净，心情愉快，身上不能佩戴首饰。

2.术前6~8小时禁食禁饮。

3.术前禁用呼吸抑制剂，以防发生新生儿窒息。

4术后去枕平卧6~8小时。

5.术后12小时可下床活动。

6.拔出尿管后要尽早自解小便。

7.注意观察子宫收缩及恶露的量、性状、颜色、气味，及时发现感染现象并给予处理。

【思考题】

（一）选择题

1.以下说法不正确的是

A.术前6~8小时禁食禁饮　　B.术后去枕平卧6~8小时

C.术后12小时可下床活动　　D.拔出尿管后要尽早自解小便

E.术后12小时内少翻身，避免伤口裂开

2.关于剖宫产术前准备，以下说法错误的是

A.剖宫产术无须禁食　　B.常规剖宫产不需要交叉配血备血。

C.剖宫产可不需要家属签名　　D.术前需注射消炎药预防感染

E.剖宫产术后送回病房交代家属照顾产房即可

3.剖宫产术产妇需留置尿管多长时间

A. 12小时　　B. 24小时

C. 48小时　　D.越早拔出越好

E.等产妇可以下床活动再拔出

4.有关剖宫产术后患者的护理内容，正确的是

A.鼓励产妇尽早下床活动

B.遵医嘱给予抗生素

C.为防止伤口疼痛或裂开，指导产妇48小时候再活动

D.指导产妇落实避孕措施，至少半年以上

E.留置尿管时间越长越好

5.剖宫产术后护理，不正确的是

A. 术后去枕平卧6~8小时　　B.观察手术切口有无红肿、渗出

C.观察子宫收缩及阴道流血状况　　D.术后12小时产妇取半卧位

E.指导产妇进行母乳喂养

（二）病例分析题

刘女士，27岁，孕2产0，现孕39周，因“胎动减少2天，胎心监测频繁晚期减速”入院。入院后诊断“胎儿窘迫”，需急诊行剖宫产术。

1.请你为产妇及家属解释需行剖宫产术的原因。

2.请你立即为产妇实施术前准备。

（刘秋霞　姚伟妍）

任务十九　子宫按摩术护理

情景导入

胡女士，初产妇，G_1P_0，孕38^{+2}周，因阵发性腹痛7小时于今日上午8时入院，产检：宫缩40 秒/5分钟，胎心148次/分。于当日16时阴查：阴查：S^{+3}，宫口开10cm，可触及前羊水囊，胎心正常。行人工破膜及阴道试产，于17：30时分娩一女活婴，Apgar评分9分。产妇于18：30时娩出胎盘，胎盘胎膜完整。留产房内观察，于19：00时阴道流血多，色暗红，有血块，出血量约400ml，子宫软，宫底轮廓不清。

【工作任务】

1.快速评估产妇目前情况，制定处理原则。

2.为减少产后出血，实施产后子宫按摩术。

【任务目标】

知识目标	1.掌握产后出血的原因及特点。 2.掌握宫缩乏力性产后出血的正确处理步骤。
能力目标	1.能及时发现及评估宫缩乏力性产后出血表现。 2.能独立完成按摩子宫手法。
素质目标	1.能与产妇进行有效的沟通并取得配合，减少对操作的恐惧。 2.关心产妇，具有职业担当与奉献精神。

【操作目的】

通过按摩子宫促进子宫收缩，有效控制产后出血。

【适应证】

1.宫缩乏力性产后出血。

2.产褥期妇女促进子宫收缩。

【操作前准备】

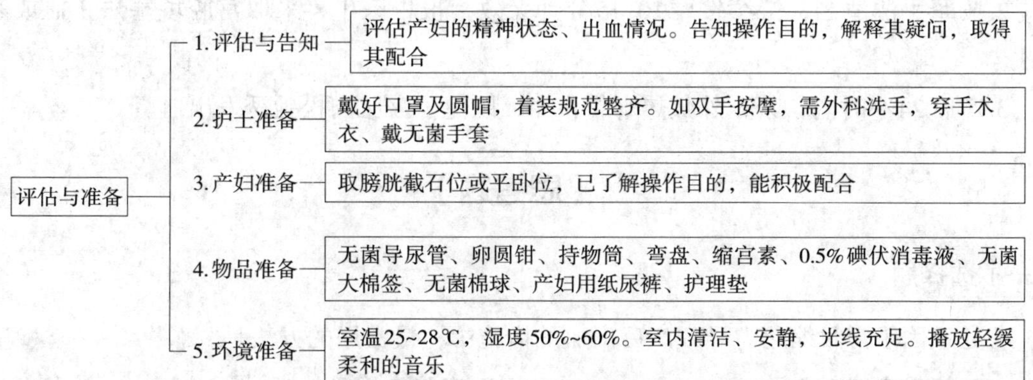

【操作方法】

1.评估：评估宫底高度、轮廓、子宫收缩硬度。评估膀胱充盈度，避免膀胱充盈影响子宫复旧。

2.按摩方法

（1）经腹单手按摩子宫手法：操作者一手的拇指在子宫前方，其余四指子宫后方，在下腹部按摩并压迫宫底，挤出宫腔内积血，按摩子宫应均匀而有节律。

（2）经腹双手按摩子宫手法：操作者右手在子宫底部，拇指在前，其余四指在后。左手拇指及其余四指分别置于子宫下段两侧，扶持子宫。按压宫底，挤出宫腔内积血后，均匀有节律的按摩揉挤子宫（图2-50）。

（3）腹部-阴道双手压迫子宫法：操作者穿手术衣戴无菌手套入阴道，握拳置于阴道前穹窿，顶住子宫前壁，另一手在腹部按压子宫后壁，使宫体前屈，两手相对紧压并均匀有节律地按摩子宫（图2-51）。

3.观察：边按摩子宫边注意阴道流血是否减少。

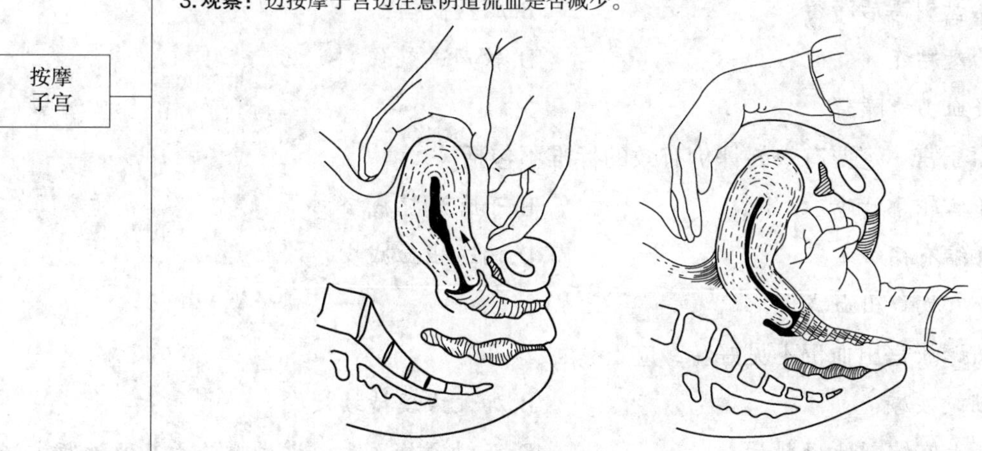

图2-50　经腹双手按摩子宫　图2-51　腹部-阴道双手按摩子宫

【操作后处理】

1.剥离后予以缩宫素加强宫缩及预防感染处理。

2.整理用物，协助产妇取舒适体位，洗手，对产妇进行心理安慰，记录操作情况。

【注意事项】

1. 以上手法可配合应用缩宫素，直至子宫恢复正常收缩并维持收缩状态时停止按摩。

2. 按摩手法适当，持续按摩10~15分钟无效，报告医生，采取宫腔填塞法止血或其他方法。

3. 产后24小时内，禁止外敷热水袋止痛，以免子宫肌肉松弛诱发出血。

【思考题】

（一）选择题

1. 处理因子宫收缩乏力导致产后出血的措施中，最常用的方法是

A. 使用宫缩剂　　B. 宫腔内填塞纱布

C. 结扎血管　　D. 按摩子宫

E. 使用止血药

2. 关于产后出血应急护理，下列护士操作不正确的是

A. 迅速报告医生　　B. 医生到场方可采取止血措施

C. 注射子宫收缩剂　　D. 如宫缩乏力引起出血，应立即按摩子宫

E. 压出宫腔积血可促进宫缩

3. 粗暴按摩子宫可导致

A. 胎盘剥离后滞留　　B. 胎盘嵌顿

C. 胎盘粘连　　D. 软产道裂伤

E. 凝血功能障碍

4. 按摩子宫一定要有效，评价有效的标准不包括

A. 子宫轮廓清晰　　B. 子宫疼痛减轻

C. 收缩有褶皱　　D. 阴道出血减少

E. 子宫切口出血减少

5. 如按摩子宫出血仍不见好转，应

A. 继续按摩　　B. 加大力度持续按摩

C. 加大宫缩剂使用剂量　　D. 及时通知医生，遵医嘱给予其他治疗方法

E. 暂时观察

（二）案例分析题

某产妇，自然分娩一女婴，产后阴道持续出血，胎儿娩出后24小时出血量达800ml，检查子宫软，按摩后子宫变硬，阴道流血减少，该产妇诊断为产后出血。

1. 评估产妇目前情况，口述此时最主要的处理措施。

2. 口述按摩子宫手法有哪些？按摩时应注意哪些事项？

（唐　娟）

书网融合……

答案解析　微课1　微课2　微课3　微课4
微课5　微课6　微课7　微课8

项目三　产后护理实训技能

任务一　母乳喂养指导

PPT

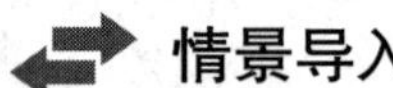

情景导入

李女士，初产妇，25岁，孕40周阴道分娩一活女婴，产后8小时，刘女士自觉乳房轻微肿胀，家属急忙让刘女士给新生儿进行母乳喂养，但是新生儿一直未能有效吸吮，很着急。

【工作任务】

1. 指导该产妇母乳喂养。
2. 母乳喂养的健康宣传。

【任务目标】

知识目标	1. 掌握母乳喂养知识，新生儿生长发育特点。 2. 熟悉母乳喂养指导的注意事项。
能力目标	1. 能够正确指导产妇及家属母乳喂养的体式、方法。 2. 能够指导产妇学会预防乳腺炎、乳头皲裂。
素质目标	1. 能与产妇进行有效的沟通并取得配合，促进母乳喂养成功。 2. 关心产妇，呵护生命，具有职业担当与奉献精神。

【操作目的】

指导产妇进行母乳喂养，掌握正确的母乳喂养方法，促进母乳喂养成功，满足新生儿生长发育需求，促进产妇康复。

【禁忌证】

1. 母亲患有活动性肺结核、艾滋病、梅毒螺旋体感染、严重心脏病、肾脏疾病等。

2. 母亲正在接受代谢药物治疗、化疗或同位素诊疗。

3. 母亲患有急性传染病、乳腺炎时暂停哺乳，可用吸奶器将乳汁吸出，以免乳量减少。

4. 新生儿患有先天性代谢疾病如半乳糖血症、苯丙酮尿症等。

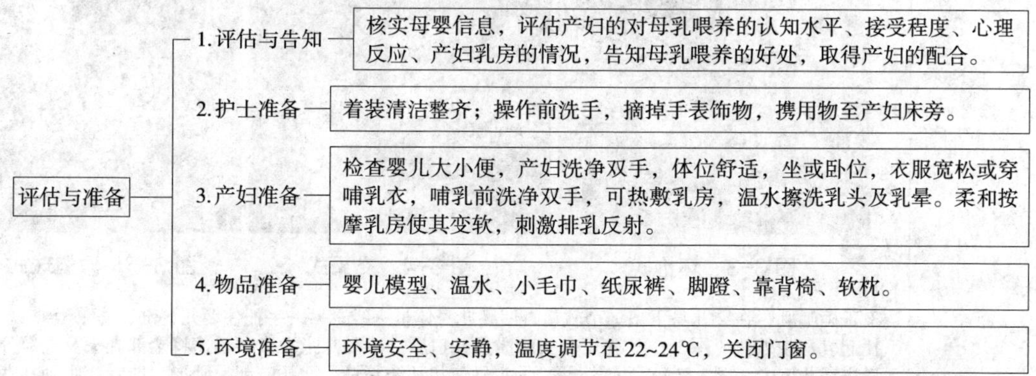

【操作方法】 微课1

哺乳技巧指导

1. **体位**：以产妇舒适为主。

（1）坐位：产妇坐在安全舒适、无把手的直背靠椅上，放松背部和双脚，背后可放一软枕，必要时脚下可垫一脚蹬，让婴儿卧于产妇臂弯里（图3-1）。此体位是最常用的体位。

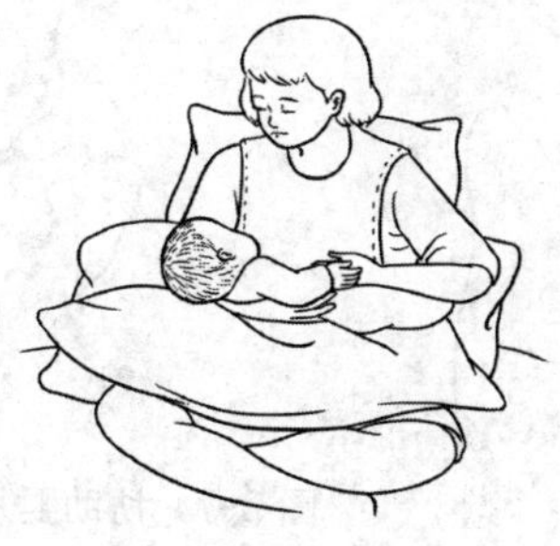
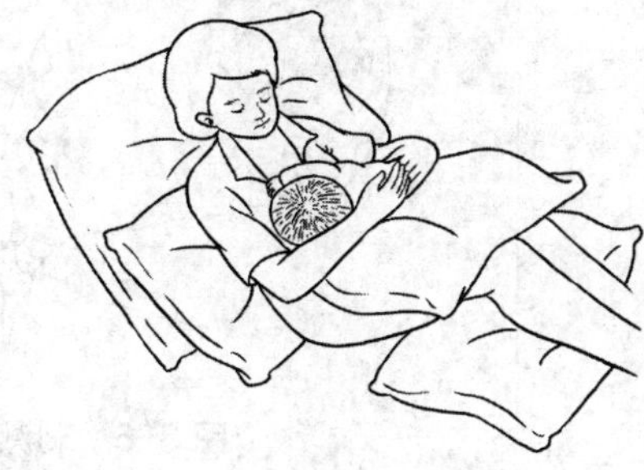

图3-1　坐位

（2）卧位：产妇侧卧与床面垂直，后背垫一软枕，婴儿侧卧在产妇胸前，身体紧贴，手掌根部托住新生颈背部，婴儿头面向乳房，口与乳头处于同一水平位置（图3-2）。身体虚弱、伤口疼痛者，可采取此体位。

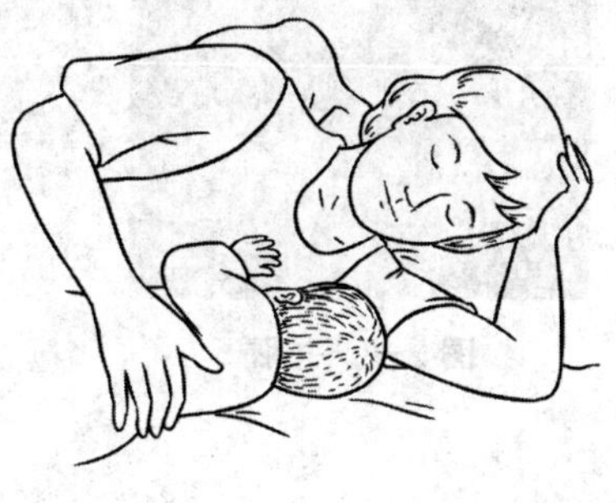
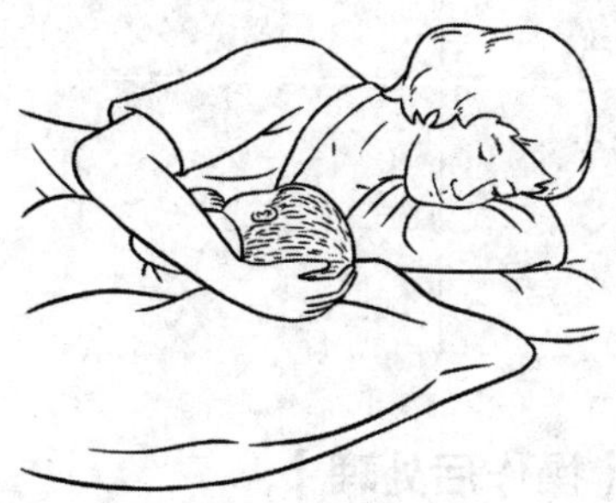

图3-2　卧位

哺乳技巧指导

2.怀抱婴儿：用手臂的肘关节托住婴儿头部，头和身体呈一直线，身体紧贴产妇。即：胸贴胸、腹贴腹、鼻子对乳头，下颌贴乳房。产妇根据个人喜好可采取环抱式（图3-3）、交叉式（图3-4）、橄榄球式（图3-5）等抱式。

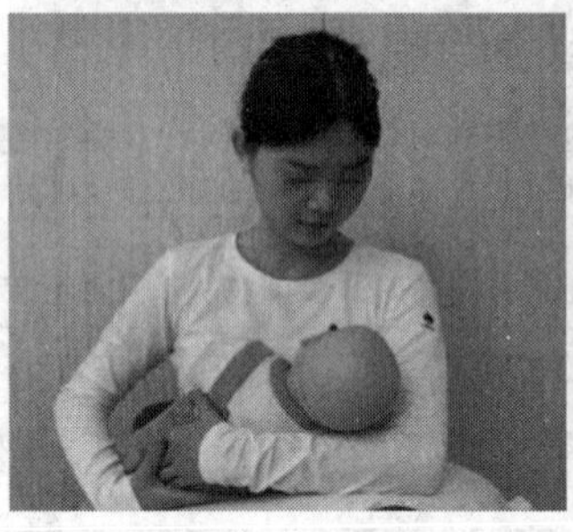

图 3-3　环抱式

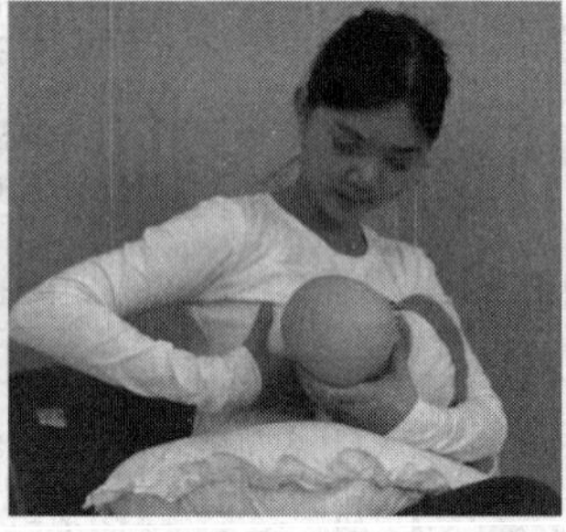

图 3-4　交叉式

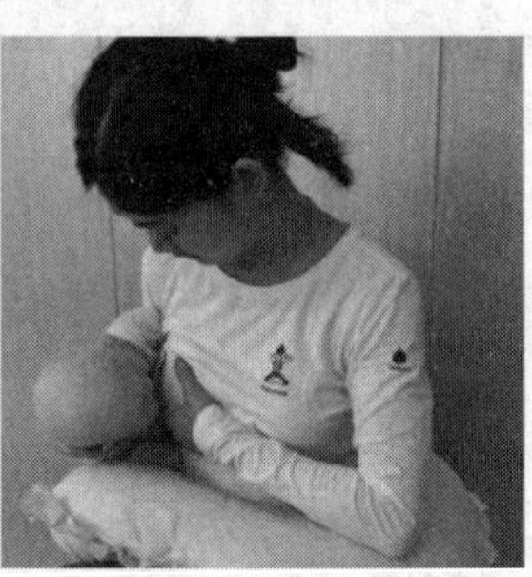

图 3-5　橄榄球式

3.正确哺乳：在婴儿身下垫一个软垫，使婴儿身体呈一线。另一手托住婴儿臀部，一手呈"C"字形托起乳房中外侧（图3-6）。先用乳头刺激婴儿口唇，待婴儿张大口时迅速将全部乳头及大部分乳晕送进婴儿口中（图3-7）。下唇外翻，舌头呈勺状环绕乳晕，面颊鼓起呈圆形，能看或听到吞咽。

4.退出乳头：退奶时用手按压婴儿下颌，退出乳头，再挤出一滴奶涂在乳头周围，晾干。

5.拍嗝：将婴儿竖抱，使其头部位于产妇肩膀上，用空掌心轻拍婴儿后背，腰部开始由下往上轻拍，需要一定力度，待婴儿打嗝后，将其右侧卧位安睡半小时（图3-8）。

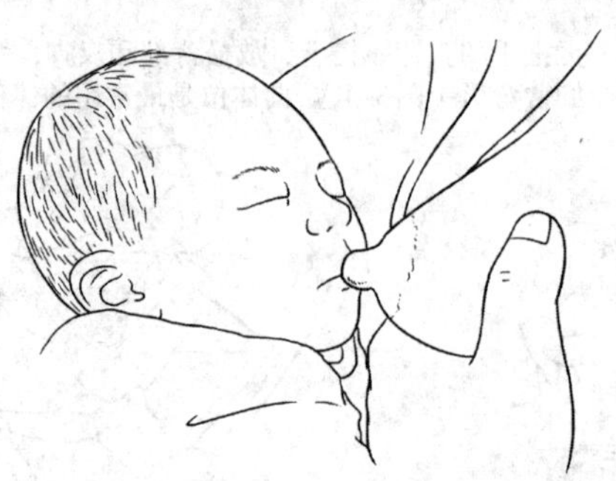

图 3-6　刺激婴儿

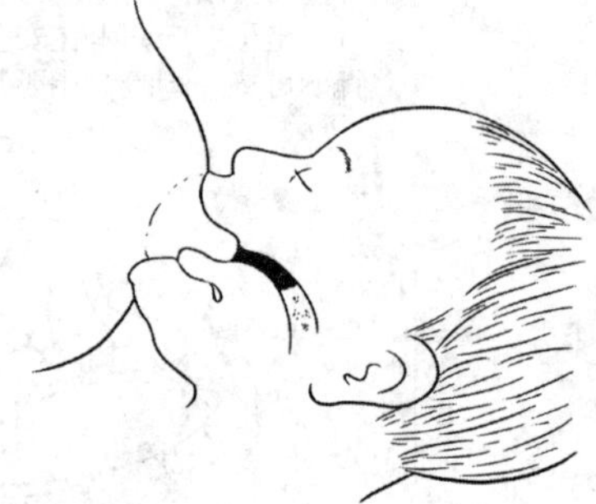

图 3-7　协助婴儿含接乳头及大部分乳晕

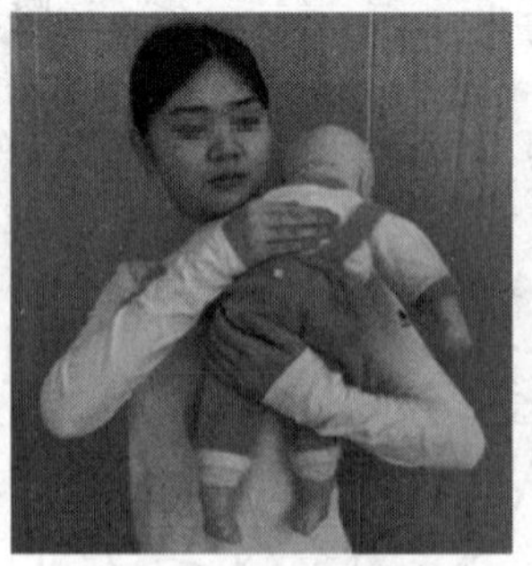

图 3-8　拍膈

【操作后处理】

1.指导产妇戴上合适内衣或乳垫，清洁双手。

2.将所用物品清洁整理，摆放整齐。

3.嘱产妇与婴儿共同休息。

【注意事项】

1. 帮助母亲树立母乳喂养的信心，母婴同室，早吸吮，勤吸吮，促进乳汁分泌。

2. 母乳喂养中，母亲与婴儿面地面，并通过目光、抚摸、语言进行情感交流。

3. 哺乳时保持清醒，避免乳房堵塞婴儿呼吸道造成窒息。

4. 母亲感觉乳头疼痛，及时纠正体位及婴儿含接姿势。

5. 左右乳房交替哺乳，每次哺乳让婴儿吸空乳汁，乳汁过多不能吸尽者，可挤出余乳。

6. 产妇要托住婴儿的头颈部、肩部、臀部，不要用手按压头部。

7. 若哺乳中婴儿睡着了，不能将他的嘴巴拉离乳房，避免乳头伤害。应用干净的小指插入婴儿嘴和乳头之间，以中断吸吮，然后再抽出乳头。

8. 建立良好的生活方式，促进乳汁分泌，加强营养饮食，多喝汤类，睡眠充足，劳逸结合，忌烟限酒。

【思考题】

（一）选择题

1. 下列母乳喂养前准备工作中，不正确的是

A. 母亲哺乳前洗净双手

B. 可冷敷乳房避免乳汁流速过急导致婴儿呛咳

C. 评估产妇的对母乳喂养的认知水平

D. 检查婴儿大小便

E. 体位舒适，坐或卧位

2. 下列关于母乳喂养指导中，正确的是

A. 母亲与婴儿身体紧贴一起　　B. 婴儿的头与身体应呈一直线

C. 产妇以“剪刀”手方式托起乳房　　D. 产妇要托住婴儿的头颈部、肩部 、臀部

E. 婴儿的脸对着母亲的乳房，鼻子对着乳房

3. 下列关于婴儿含接姿势，正确的是

A. 先用乳头刺激婴儿口唇　　B. 婴儿张大口

C. 下唇外翻　　D. 舌头呈勺状环绕乳晕，面颊鼓起呈圆形，

E. 含接乳头及小部分乳晕

4. 下列关于母乳喂养的注意事项，错误的是

A. 母婴同室，早吸吮，勤吸吮

B. 母乳喂养中，母亲与婴儿要有目光、抚摸、语言进行情感交流

C. 若哺乳中婴儿睡着了，可将他的嘴巴强行拉离乳房

D.哺乳时保持清醒，避免乳房堵塞婴儿呼吸道造成窒息

E.母亲多喝汤类，睡眠充足

5.若母亲哺乳时感觉乳头疼痛，正确的处理是

A.母亲忍着尽快结束哺乳　　B.及时纠正体位及婴儿含接姿势

C.即刻停止母乳喂养　　D.将婴儿的嘴巴拉离乳房

E.按住婴儿头部

（二）病例分析题

产妇王女士，剖宫产术后2天，自觉乳房胀痛，家属将新生儿抱到母亲身边，试着进行母乳喂养，请给予母乳喂养指导。

1.王女士应采取什么体位进行哺乳？

2.产妇如何进行母乳喂养？

3.注意事项有哪些？

（陈玉莲　陈　珏）

附：母乳喂养操作考核标准与评价

母乳喂养操作考核标准与评价

姓名：　　学号：　　班级：　　分数：

项目		分值	考核评价要点	评分细则	得分	备注
操作目的		2	能准确说出操作目的	2		
相关概念		10	（口述）1.母乳喂养的时间、次数：产后2小时（三早原则）早开奶；产后第一周按需哺乳；产后4~6个月内同室喂养，全母乳喂养；产后6个月后逐步添加辅食，坚持喂母乳 2.母乳喂养的禁忌：母亲患有活动性传染病，如肝炎、结核、HIV、CMV、梅毒螺旋体感染、目前正在接受代谢药物或者是化疗者	5 5		
操作准备	护士	8	装清洁整齐 操作前洗手 摘掉手表饰物 携用物至产妇床旁	2 2 2 2		
	用物	6	准备齐全，放置合理	6		
	产妇	6	检查婴儿大小便，准备好温水和毛巾， 产妇洗手，清洁乳房 产妇乳房过胀应先挤掉少许乳汁，待乳晕发软时开始哺乳	2 2 2		
	环境	2	符合母乳喂养操作	2		

续表

项目		分值	考核评价要点	评分细则	得分	备注
操作过程	哺乳姿势	30	坐姿 侧卧姿 环抱式	10 10 10		
	退出乳头	10	请按婴儿下颌 再挤出一滴奶涂在乳头周围	5 5		
	整理记录	12	指导产妇戴上合适内衣或乳垫 清洁双手 将所用物品清洁整理，摆放整齐 嘱母亲与婴儿共同休息	3 3 3 3		
注意事项		6	防止哺乳时奶水过急，发生呛奶 防止乳房堵住婴儿鼻孔，发生窒息 避免因含接姿势不正确造成乳头皲裂	2 2 2		
操作评价		8	普通话标准 声音清晰响亮 仪态大方 时间不超过10分钟	2 2 2 2		
关键缺陷			无人文关怀、无沟通、无安全意识、查对不严、发生事故等均不及格			
总分		100		100		

（陈玉莲）

任务二　制作丝瓜通草鲫鱼汤

情景导入

李女士，顺产第三天，分娩后护士对其实施母乳喂养指导，产妇母乳分娩量不是很充足，家属想了解在饮食上如何调理。

【工作任务】

1. 制作产后1周月子餐——丝瓜通草鲫鱼汤。
2. 指导产妇膳食，促进母乳喂养。

【任务目标】

知识目标	1. 掌握母乳喂养的产妇膳食需求特点。 2. 熟悉丝瓜通草鲫鱼汤的注意事项。
能力目标	能够制作月子餐丝瓜通草鲫鱼汤。
素质目标	1. 能与产妇进行有效的沟通并取得配合，促进母乳喂养成功。 2. 关心产妇，呵护生命，具有职业担当与奉献精神。

【操作目的】

针对产后第一周产妇的膳食特点，补充水分和蛋白质，通经活络，促进乳汁分泌。

【操作前准备】

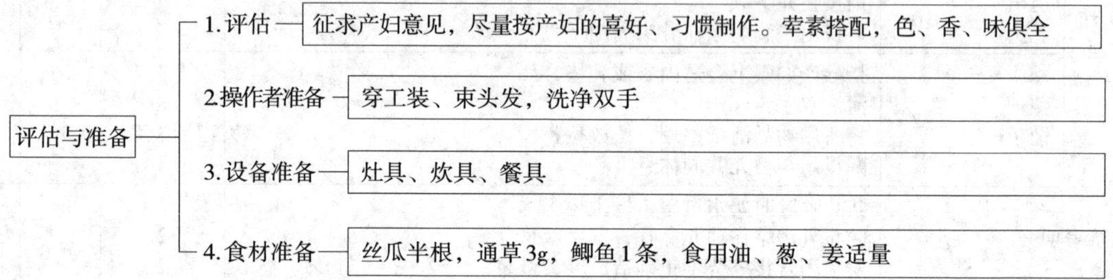

【操作方法】

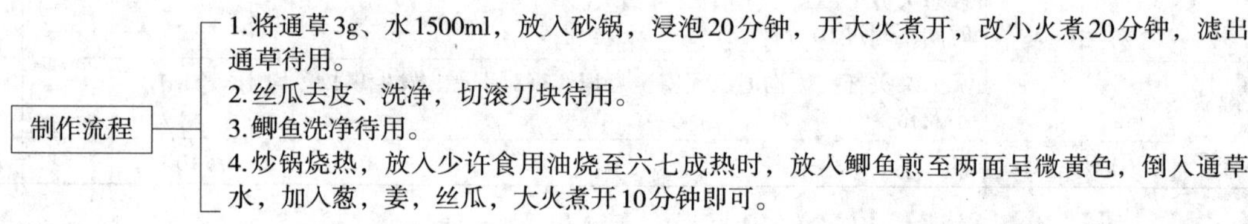

【操作后处理】

1. 装汤碗摆放美观，数量适中。碗边无指印、油污。

2. 用过的灶具、炊具、餐具清洗，擦拭干净归位，摆放整齐。

【注意事项】

1. 做好初加工。

2. 制作过程中，注意刀工精巧、细腻，大小、厚薄、粗细均匀，掌握火候适中，无焦糊、不熟或过火现象，采取正确的烹调方法。

3. 口味咸淡适中，具有应有的鲜香味，无异味。

4. 操作清洁卫生，注意生、熟分开，避免交叉感染。

5. 产妇饮食以汤为主，如排骨、猪蹄、鸡等熬汤的主料，洗净焯水后应凉水下锅，煮沸后用小火慢煮，以免营养成分丢失。

6. 为产妇制作饭菜禁放辛辣、刺激性的调味剂。

7. 饭菜数量适当，不吃隔夜菜，避免造成浪费。

【思考题】

（一）选择题

1. 产妇第一周膳食需求特点，错误的描述是

A. 补充足够蛋白质　　　　B. 少汤汁食物

C. 补充铁和维生素　　　　D. 高纤维素

E. 少食多餐

2. 制作丝瓜通草鲫鱼汤的注意事项中，错误的是

A. 注意刀工精巧细腻　　　　B. 保持食材的鲜香味

C. 可放刺激性的调味剂　　　　D. 生熟分开，防止交叉感染

E. 不吃隔夜菜

（二）病例分析题

产妇王女士，顺产第2天，母乳喂养，乳汁不是很充足，请给予饮食调理指导。

1. 产后1周的膳食要求是什么？

2. 如何制作丝瓜通草鲫鱼汤？

附：制作丝瓜通草鲫鱼汤操作考核标准与评价

制作丝瓜通草鲫鱼汤操作考核标准与评价

姓名：　　　　学号：　　　　班级：　　　　分数：

<table>
<tr><th colspan="2">项目</th><th>分值</th><th>考核评价要点</th><th>评分细则</th><th>得分</th><th>备注</th></tr>
<tr><td colspan="2">相关概念</td><td>3</td><td>能准确说第一周产妇的饮食重点</td><td>3</td><td></td><td></td></tr>
<tr><td colspan="2">评估</td><td>5</td><td>征求产妇意见，尽量按产妇的喜好、习惯制作</td><td>5</td><td></td><td></td></tr>
<tr><td rowspan="3">操作准备</td><td>护士</td><td>6</td><td>着装清洁整齐
操作前洗手
摘掉手表饰物</td><td>2
2
2</td><td></td><td></td></tr>
<tr><td>用物</td><td>4</td><td>灶具、炊具、餐具
所需食材：丝瓜半根，通草3g，鲫鱼1条，食用油、葱、姜要适量</td><td>2
2</td><td></td><td></td></tr>
<tr><td>环境</td><td>2</td><td>符合烹饪操作环境：安全、通风、温湿度适宜</td><td>2</td><td></td><td></td></tr>
<tr><td>操作过程</td><td>取食材</td><td>5</td><td>丝瓜半根，通草3g，鲫鱼
两条，食用油、葱、姜、盐适量</td><td>5</td><td></td><td></td></tr>
</table>

续表

项目		分值	考核评价要点	评分细则	得分	备注
操作过程	制作流程	30	将通草3g、水1500ml，放入砂锅，浸泡20分钟，开大火煮开，改小火煮20分钟，滤出通草待用（为节省时间，这一步可提前准备好） 丝瓜去皮、洗净、切滚刀块待用 鲫鱼洗净待用 炒锅烧热，放入少许食用油，烧至6~7成热时，放入鲫鱼煎至两面呈微黄色，倒入通草水 加入葱、姜、丝瓜，大火煮开10分钟即可食用	5 5 5 5 5 5		
	刀工火候口味装碗要求	20	1.刀工精巧细腻，大小、厚薄、粗细均匀 2.火候适中，无焦糊、不熟或过火现象 3.口味或淡适中，具有应有的鲜香味，无异味 4.装汤碗摆放美观，量适中，碗边无指印、油污	5 5 5 5		
	整理	4	将用过的灶具、炊具、餐具擦拭，清洗干净，摆放整齐	2 2		
注意事项		16	1.做好初加工 2.注意刀工，掌握火候，采取正确的烹调方法 3.清洁卫生，注意生、熟分开，避免交叉感染 4.产妇饮食以汤为主，熬汤的主料，如鸡、排骨等，洗净焯水后凉水下锅，煮沸后用小火慢煮，以保留其营养成分 5.做饭前先征求产妇意见，尽量按产妇的喜好、习惯制作，饭菜要荤素搭配，色、香、味俱全 6.产妇制作餐中禁放辛辣、刺激性的调味剂 7.饭菜数量适当，不吃隔夜菜，避免造成浪费 8.所有用物用具清洗、擦拭干净、归位、放置整齐	2 2 2 2 2 2 2 2		
操作评价		5	普通话标准 声音清晰响亮 仪态大方 时间不超过10分钟	2 1 1 1		
关键缺陷			无人文关怀、无沟通、无安全意识、查对不严、发生事故等均不及格			
总分		100		100		

（刘　珍）

任务三　人工喂养指导

PPT

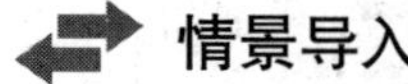

情景导入

王女士，产后3个月，因母乳量不足需要添加奶粉补充营养，请给予指导帮助。

【工作任务】

1.完成人工喂养方法操作。

2. 指导产妇及家属人工喂养的方法、奶瓶的清洁与消毒方法。

【任务目标】

知识目标	1. 掌握人工喂养的知识。 2. 熟悉人工喂养的注意事项。
能力目标	1. 能够进行人工喂养方法的指导。 2. 能够指导产妇奶瓶的清洁消毒方法。
素质目标	1. 能与产妇进行有效的沟通并取得配合。 2. 关心产妇，呵护生命，具有职业担当与奉献精神。

【操作目的】

掌握冲兑奶粉方法、人工喂养的方法、奶瓶清洁与消毒的方法。

【适应证】

婴儿不能母乳喂养的情况下用其他奶粉冲剂代替母乳来喂养新生儿。

【操作前准备】

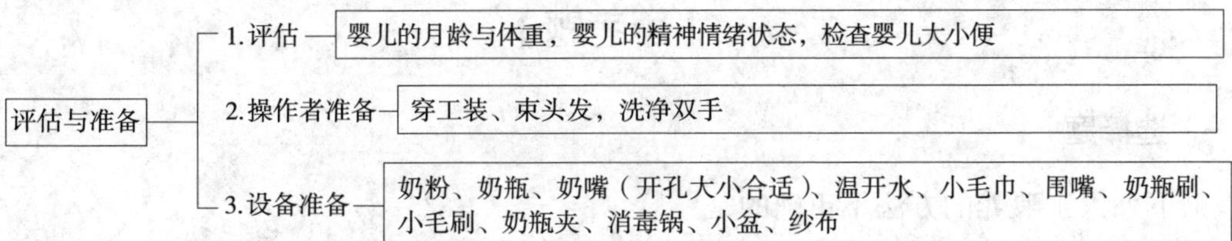

【操作方法】 微课2

人工喂养操作

1. 冲兑奶粉

（1）参考奶粉包装上的用量说明，按婴儿体重，将适量的水加入奶瓶。

（2）奶粉专用计量勺取适量奶粉（奶粉盒口刮平），放入奶瓶中。

（3）旋进奶嘴盖，沿一个方向轻轻摇晃奶瓶，使奶粉均匀溶解。

（4）配好的奶滴到手腕内侧，温度适宜，可以给婴儿食用。

2. 喂哺婴儿

（1）给婴儿戴上围嘴。

（2）婴儿抱在怀中，头部放在操作者肘弯处，前臂支撑婴儿后背，呈半坐姿势。

（3）反手拿奶瓶，用奶嘴轻触婴儿的下唇，待其张大口后顺势放入奶嘴，奶瓶与嘴呈90°。喂奶过程一直保持奶瓶倾斜，让奶液充满奶嘴，以免空气吸入造成溢乳。

（4）喂奶结束，身体前倾用肩接婴儿的头，将婴儿竖抱，用空心掌轻轻拍打后背（由下往上），待婴儿打嗝后，将其置右侧卧位休息。

3. 奶瓶的清洁与消毒

（1）清洁：倒出奶瓶中剩余的奶，将奶瓶组件（奶瓶、奶嘴、瓶盖、套环）全部拆开，用刷子逐一刷掉残留乳汁（奶嘴洞、奶嘴内侧及奶瓶盖的沟纹处用小刷子）然后用流动水冲洗干净。

（2）消毒：热水煮沸消毒或专用消毒锅。将奶瓶放入锅内煮5~10分钟，奶嘴和奶瓶盖用纱布包裹煮3分钟。消毒后，用夹子取出，放在干净盘中沥干水分、晾干。将奶嘴、套好奶瓶盖的奶瓶放入专用小盆内，盖上小毛巾备用。

【操作后处理】

1.清洁整理用物，物归原处。

2.洗手，记录操作情况。

【注意事项】

1.按照月龄选择不同阶段的奶粉。

2.严格按照奶粉包装上建议的比例用量冲调奶粉。

3.初次哺乳后，要观察婴儿食欲、体重、粪便性状，随时调整。

4.注意奶瓶，奶嘴等用具每次清洗干净，煮沸消毒，避免新生儿口腔，肠胃感染。

5.避免奶液温度过高，防止奶嘴滴速过快

6.母亲最好亲自喂哺，尽可能多与婴儿接触与沟通，有利于婴儿的心理发育。

7.两次喂奶之间，适当给婴儿补充水分。

8.若喂奶时间过长，奶水渐凉，期间应加温至所需温度，再继续喂养。

9.由于婴儿体质存在个体差异，有些新生儿在喂配方奶的期间，偶有过敏现象出现，所以应根据婴儿的不同情况及时调整相应的配方奶。

【思考题】

（一）选择题

1.下列人工喂养的方法不正确的是

A.人工喂养应以代乳品为主

B.哺喂时应抱婴儿成半坐位

C.按婴儿年龄，体重等调制乳品量和浓度

D.喂毕后抱直拍背，使婴儿打嗝，左侧卧位休息

E.两次喂奶之间注意喂水

2.下列人工喂养的操作方法不正确的是

A.根据婴儿体重取适量奶粉

B.先放奶粉后放温开水，向一个方向摇晃奶瓶

C.奶滴到手腕内侧测奶温

D.用奶嘴轻触婴儿的下唇，待其张大口后顺势放入奶嘴

E.让奶液充满奶嘴

3.关于奶瓶的清洁与消毒，下列正确的是

A.倒出奶瓶中剩余的奶，清洗奶嘴干净，放入消毒锅

B.奶瓶放入锅内煮15分钟

C. 奶嘴及瓶盖煮3分钟

D. 消毒后，用夹子取出，纱布擦干，备用

E. 奶瓶的奶嘴、奶瓶盖不需套好，现用现套

（二）病例分析题

产妇王女士，顺产第2天，因心功能不全Ⅲ级，不宜母乳喂养，按医嘱进行人工喂养，请指导产妇及家属人工喂养。

1. 何如冲兑奶粉?

2. 试述人工喂养的方法指导。

3. 试述奶瓶奶嘴的清洁与消毒方法。

附1：人工操作考核标准与评价

制作丝瓜通草鲫鱼汤操作考核标准与评价

姓名：　　　　学号：　　　　班级：　　　　分数：

<table>
<tr><th colspan="2">项目</th><th>分值</th><th>考核评价要点</th><th>评分细则</th><th>得分</th><th>备注</th></tr>
<tr><td colspan="2">相关概念</td><td>4</td><td>1. 人工喂养定义
2. 如何合理掌握喂奶量</td><td>2
2</td><td></td><td></td></tr>
<tr><td colspan="2">评估</td><td>6</td><td>婴儿的月龄与体重
婴儿的精神情绪状态
检查婴儿大小便</td><td>2
2
2</td><td></td><td></td></tr>
<tr><td rowspan="3">操作准备</td><td>操作者</td><td>4</td><td>着装清洁整齐
摘掉手表饰物
操作前洗手
调合适的水温</td><td>1
1
1
1</td><td></td><td></td></tr>
<tr><td>用物</td><td>6</td><td>奶粉、奶瓶、奶嘴、温开水、小毛巾、围嘴、奶瓶刷、小毛刷、奶瓶夹、消毒锅、小盆、纱布</td><td>6</td><td></td><td></td></tr>
<tr><td>环境</td><td>2</td><td>安全、关门门窗、温湿度适宜</td><td>2</td><td></td><td></td></tr>
<tr><td rowspan="2">操作过程</td><td>冲兑奶粉</td><td>20</td><td>1. 参考奶粉包装上的用量说明，按婴儿体重，将适量温水加入奶瓶中
2. 用奶粉专用的计量勺取适量奶粉，用奶粉盒（筒）口平面处刮平，放入奶瓶中
3. 旋紧奶嘴盖，沿一个方向轻轻摇晃奶瓶，使奶粉溶解至浓度均匀
4. 将配好的奶滴到手腕内侧，感觉温度适合便可给婴儿食用</td><td>5
5
5
5</td><td></td><td></td></tr>
<tr><td>喂哺婴儿</td><td>20</td><td>1. 将婴儿抱入怀中，呈半坐姿势
2. 反手拿奶瓶，用奶嘴轻触婴儿下唇，待其张开嘴巴后顺势放入奶嘴，奶瓶与嘴巴呈90°
3. 喂奶时，始终保持奶瓶倾斜，使奶液充满奶嘴。避免婴儿吸入空气，引起溢乳
4. 竖抱婴儿，拍嗝后将婴儿右侧卧位休息</td><td>5
5

5</td><td></td><td></td></tr>
</table>

续表

项目		分值	考核评价要点	评分细则	得分	备注
操作过程	清洁与消毒	15	1.喂完奶粉后将瓶中剩余的奶倒出，将奶瓶，奶嘴分开清洗干净，放入水中煮沸（纯净水或开水），或专用锅消毒 2.奶瓶煮5~10分钟，奶嘴奶瓶盖煮3分钟 3.夹子取出，沥干水分，放入专用小盆内，盖上小毛巾备用	5 5 5		
	整理	2	清洁整理用物，物归原处	2		
注意事项		16	1.按照月龄选择不同阶段的奶粉 2.严格按照奶粉包装上建议的比例用量冲调奶粉 3.注意奶瓶、奶嘴等用具清洁消毒，避免新生儿口腔，肠胃感染 4.避免奶液温度过高，防止奶嘴滴速过快 5.喂奶时，指导产妇尽可能多与婴儿进行目光、表情交流，建立良好亲子关系 6.两次喂奶之间，适当给婴儿补充水分 7.若喂奶时间过长，奶水渐凉，期间应加温至所需温度，再继续喂养 8.由于婴儿体质存在个体差异，有些新生儿在喂配方奶的期间，偶有过敏现象出现，所以应根据婴儿的不同情况及时调整相应的配方奶	2 2 2 2 2 2 2 2		
操作评价		5	普通话标准 声音清晰响亮 仪态大方 时间不超过15分钟	2 1 1 1		
关键缺陷			无人文关怀、无沟通、无安全意识、查对不严、发生事故等均不及格			
总分		100		100		

（刘　珍）

任务四　宫底检查

PPT

PPT

情景导入

王女士，初产妇，阴道顺产第一天，护士小丽进行查房，了解该产妇子宫收缩的情况。

【工作任务】

1.完成子宫收缩评估的检查方法。

2.指导产妇识别异常恶露。

【任务目标】

知识目标	1. 掌握产后子宫收缩的变化特点。 2. 熟悉产后宫底高度检查的注意事项。
能力目标	1. 能够熟练宫底高度检查操作流程。 2. 能够实施健康指导。
素质目标	1. 能与产妇进行有效的沟通并取得配合，促进产妇的舒适。 2. 关心、理解产妇，具有认真负责、严谨细心的职业态度与职业奉献精神。

【操作目的】

判断子宫恢复情况，发现异常及时处理。

【操作前准备】

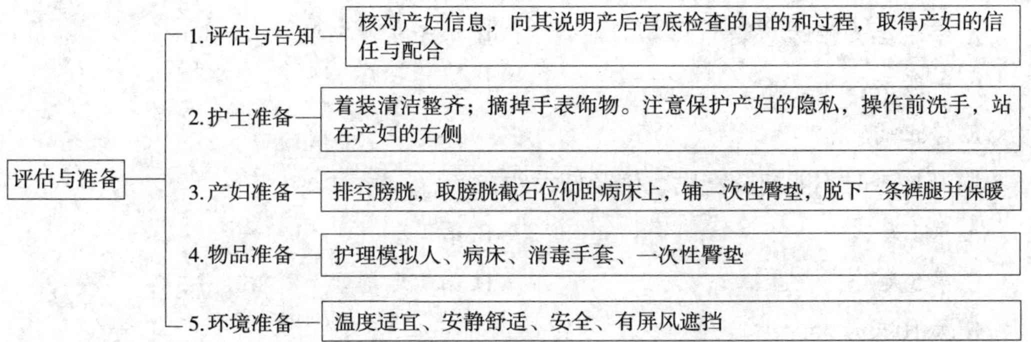

【操作方法】

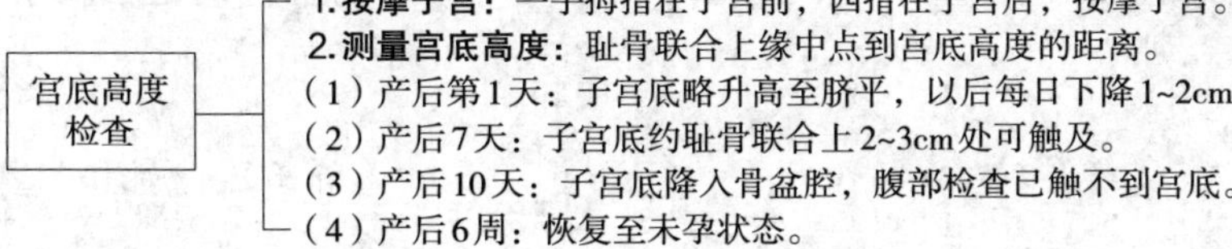

【操作后处理】

1. 观察产妇表现，听取感受。

2. 协助产妇整理衣物。

3. 清洗用物整理完好，物归原处，安放有序，洗手，脱口罩，记录外阴消毒情况。

【注意事项】

1. 注意保暖，保护产妇的隐私。

2. 测宫底高度每日应在同一时间进行。

3.注意观察产后恶露，持续4~6周，如子宫复旧不全或合并感染时，恶露增多，血性恶露持续时间延长，并有臭味。

【思考题】

（一）选择题

1.正常恶露持续时间为

A.产后10天　　B.产后3周

C.产后4天　　D.产后4~6周

E.产后6周

2.某产妇产后2天，下腹阵痛，宫底脐下3横指，无压痛，阴道流血不多，无恶心呕吐，正确的处理是

A.给抗生素预防感染　　B.给予止痛药物

C.一般不需处理　　D.按摩子宫

E.停止哺乳

3.腹部检查时不能扪及宫底，该产妇大约在产后

A.第1天　　B.第3天

C.第5天　　D.第7天

E.第10天

（二）病例分析题

王女士，顺产第10天，恶露呈红色，量中等，担心子宫恢复不好，前来咨询是否属于正常？请给予解释指导。

（陈玉莲　姚伟妍）

任务五　产后外阴清洁消毒

情景导入

刘女士，27岁，孕2产1。孕39周，阴道顺产一男婴，产程顺利，现产后第1天，宫底高度脐下一横指，宫缩好，恶露呈血性，量较多，会阴无红肿，责任护士为其进行外阴清洁消毒。

【工作任务】

1. 完成产后外阴清洁消毒的操作流程。

2. 指导产妇保持外阴清洁的健康宣教。

【任务目标】

知识目标	1. 掌握外阴清洁消毒目的、适应证及操作方法。 2. 熟悉外阴清洁消毒的注意事项。
能力目标	1. 能够熟练完成外阴擦（冲）洗、消毒操作流程。 2. 能够实施健康指导。
素质目标	1. 能与产妇进行有效的沟通并取得配合，促进产妇的舒适。 2. 关心、理解产妇，具有认真负责、严谨细心的职业态度与职业奉献精神。

【操作目的】

保持外阴及肛门部清洁，促进患者的舒适和会阴伤口的愈合，预防生殖系统、泌尿系统的逆行感染。

【适应证】

1. 妇科或产科手术后留置尿管者。

2. 分娩后产妇。

3. 会阴部手术术后的患者。

4. 产后会阴部有切口或伤口者。

5. 长期卧床生活生活不能自理的患者。

6. 急性外阴炎患者。

【操作前准备】

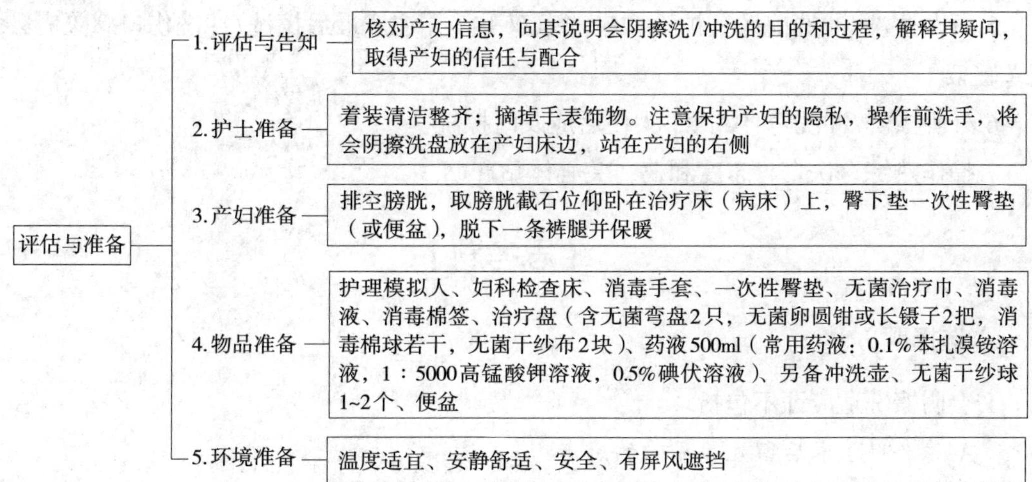

【操作方法】

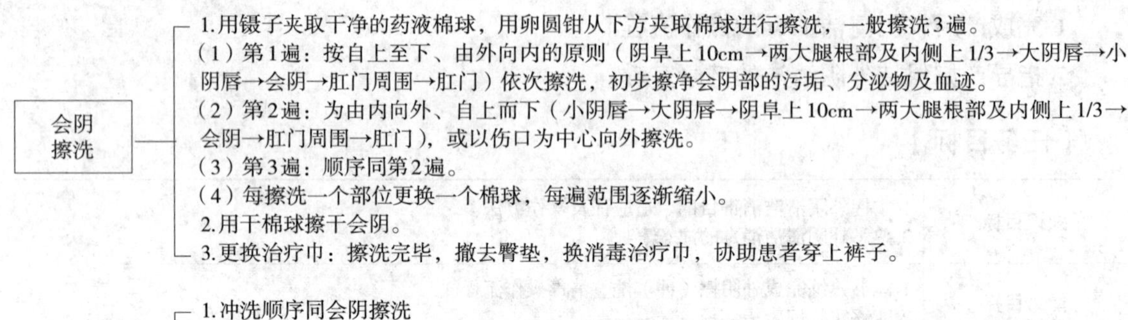

会阴擦洗

1. 用镊子夹取干净的药液棉球，用卵圆钳从下方夹取棉球进行擦洗，一般擦洗3遍。
（1）第1遍：按自上至下、由外向内的原则（阴阜上10cm→两大腿根部及内侧上1/3→大阴唇→小阴唇→会阴→肛门周围→肛门）依次擦洗，初步擦净会阴部的污垢、分泌物及血迹。
（2）第2遍：为由内向外、自上而下（小阴唇→大阴唇→阴阜上10cm→两大腿根部及内侧上1/3→会阴→肛门周围→肛门），或以伤口为中心向外擦洗。
（3）第3遍：顺序同第2遍。
（4）每擦洗一个部位更换一个棉球，每遍范围逐渐缩小。
2. 用干棉球擦干会阴。
3. 更换治疗巾：擦洗完毕，撤去臀垫，换消毒治疗巾，协助患者穿上裤子。

会阴冲洗

1. 冲洗顺序同会阴擦洗
（1）先将消毒干棉球置于阴道口（防止冲洗液逆流阴道引起感染），然后左手拿冲洗壶，右手用镊子夹住消毒棉球，边冲边擦洗，冲洗的顺序同擦洗。
2. 干纱布擦干会阴：冲洗完毕取出阴道口棉球，用干纱布擦干会阴。
3. 更换治疗巾：冲洗完后将便盆撤掉，换消毒治疗巾。

【操作后处理】

1. 观察产妇表现，听取感受。

2. 协助产妇整理衣物。

3. 清洗用物整理完好，物归原处，安放有序，洗手，脱口罩，记录。

【注意事项】

1. 擦洗/冲洗溶液温度适中，注意保暖，保护患者的隐私。

2. 在擦洗/冲洗时，应注意观察产妇会阴伤口有无红肿、分泌物的性状及愈合情况。若发现异常应向医生汇报并配合处理。

3. 对留置导尿管的患者，应注意保持导尿管的通畅，避免脱落或扭曲。

4. 擦洗/冲洗时动作应轻稳，顺序范围正确。最后擦洗肛周和肛门，防止伤口、阴道、尿道被污染。

5. 每次擦洗/冲洗前后，护士均应洗净双手，并注意最后擦洗/冲洗伤口感染者，避免交叉感染。

6. 外阴擦洗/冲洗每日2次，大便后应及时擦洗。

7. 操作熟练、认真，态度和蔼，关心体贴产妇。

【思考题】

（一）选择题

1. 会阴擦洗适应证不包括

A. 妇产科手术后留置导尿管的患者

B. 会阴、阴道手术后患者

C. 产后1周内的产妇

D. 月经过少者

E. 长期卧床生活不能自理的患者

2. 关于会阴擦洗，下列哪项不正确

A. 从上到下擦洗

B. 会阴有伤口擦洗为：先周围，后中间

C. 用于长期卧床生活不能自理的患者

D. 外阴冲洗时应用棉球堵住阴道口

E. 妇产科手术留置导尿管者

3. 常规会阴擦洗次数

A. 每日2次　　B. 每日3~6次

C. 隔日1次　　D. 每日1次

E. 每日4~6次

4. 关于会阴擦洗操作，不正确的是

A. 注意保护患者隐私

B. 用于留置导尿管的患者

C. 最后擦洗有感染的伤口

D. 用于会阴有伤口的产妇

E. 棉球用两次即更换

5. 目前常用的外阴消毒溶液是

A. 10%肥皂水　　B. 1%甲紫

C. 20%高锰酸钾　　D. 75%乙醇

E. 0.5%碘伏

（二）病例分析题

李女士，28岁，初产妇，于昨日下午3点行会阴侧切术阴道顺产一男活婴，现产后第2天，恶露血性，量较多，按医嘱每日保持外阴清洁，注意观察会阴伤口的愈合情况。

1. 该产妇外阴清洁消毒的目的是什么？

2. 应如何为该产妇行外阴擦洗/冲洗的护理操作。

3. 操作时注意事项有哪些？

（陈玉莲）

附：会阴擦洗/冲洗操作考核标准与评价表

会阴擦洗/冲洗操作考核标准与评价

姓名：　　　　　　班级：　　　　　　学号：　　　　　　成绩：

项目		分值	考核评价要点	评分细则	得分	备注
评估		15	核对患者信息，解释操作目的，理解并愿意配合	2		
			一般情况 患者病情是否稳定 生命体征是否正常 是否能配合操作	 2 2 2		
			局部情况 会阴及肛门周围是否清洁、有无血污 会阴部伤口处皮肤是否有红、肿、热、痛等感染症状 有无留置导尿管	 2 3 2		
操作准备	患者	4	已排大小便 体位舒适	2 2		
	环境	2	符合无菌操作要求，环境室温等均适宜	2		
	护士	2	洗手、戴口罩正确	2		
	用物	2	准备齐全、放置合理	2		
操作步骤	协助上检查床	10	检查床放一次性臀巾 协助患者上检查床，脱去一条裤腿 取膀胱截石位	4 4 2		
	会阴擦洗/冲洗	40	用一把止血钳夹取棉球，用另一把止血钳从下方夹取棉球进行擦洗，一般擦洗3遍 擦洗的顺序：第一遍按自上至下、由外向内的原则；第二遍为由内向外、自上而下；第三遍同第二遍 正确擦洗时均应注意最后擦洗肛周和肛门，防止伤口、阴道、尿道被污染。每个棉球只能用一次，直至把会阴部的分泌物擦干净，最后用干棉球擦干 擦洗完毕，为患者更换消毒治疗巾	10 10 10 10		
	整理归原	10	协助患者起身，穿好裤子，并整理好床单 弃掉臀部垫巾将一次性用品入医用垃圾 阴道窥器浸泡消毒 洗手，记录	4 2 2 2		
操作评价	质量	10	操作规范熟练，准确 关爱患者，主动沟通解释 患者感觉舒适安全，无不良反应 严格掌握注意事项	2 4 2 2		
	无菌	5	用物一人一更换	5		

续表

项目	分值	考核评价要点	评分细则	得分	备注
关键缺陷		无人文关怀、无沟通、检查前评估不到位，步骤混乱，均不及格			
总分	100		100		

（姚伟妍）

任务六　会阴红外线照射

情景导入

王女士，初产妇，足月妊娠，行会阴侧切分娩，产后第2天，自诉会阴处疼痛。查体：子宫硬、无压痛，会阴伤口轻微水肿，压痛，局部无分泌物。

【工作任务】

1. 完成会阴红外线照射操作方法。
2. 指导产妇会阴红外线照射中的注意事项。

【任务目标】

知识目标	1. 掌握会阴红外线照射的目的、适应证及操作方法。 2. 熟悉会阴红外线照射注意事项。
能力目标	1. 能够熟练完成会阴红外线照射操作流程。 2. 能够实施健康指导。
素质目标	1. 能与产妇进行有效的沟通并取得信任配合，促进患者的舒适。 2. 关心、理解产妇，具有认真负责、严谨细心的职业态度与职业奉献精神。

【操作目的】

促进炎症的吸收和消散，具有抗炎、消肿作用；降低神经末梢的兴奋性，减轻局部疼痛，促进患者的舒适和会阴伤口的愈合。

【适应证】

1. 外阴、阴道手术或经阴道行子宫全切术前准备。
2. 治疗外阴炎、阴道炎、子宫脱垂等。
3. 会阴伤口愈合不良。

【操作前准备】

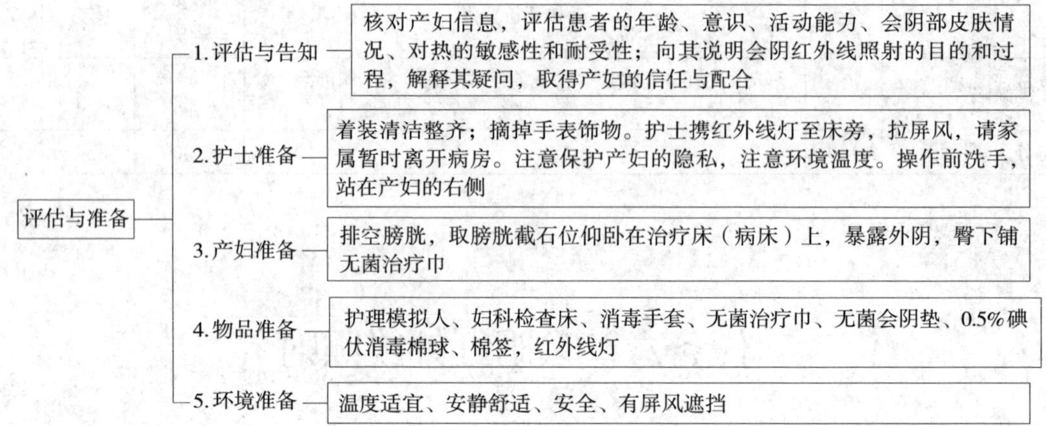

【操作方法】

会阴红外线照射

1. 擦洗外阴：先用0.5%碘伏棉球擦洗外阴（顺序同外阴清洁消毒第二遍），清洁外阴局部伤口的污迹。
2. 为产妇重新更换消毒会阴垫。
3. 红外线灯头靠近会阴：将红外线灯头移至距离会阴部的上方或侧方，距离一般为：
   （1）功率500W以上，灯距应在50~60cm以上。
   （2）功率250~300W，灯距应在30~40cm。
   （3）功率200W以下，灯距应在20cm左右。
4. 再次调节灯距：打开开关，根据患者感觉再次调节灯距。
5. 照射20~30分钟后，关闭灯源。
6. 为产妇更换清洁会阴垫。

【操作后处理】

1. 观察产妇表现，听取感受。
2. 协助产妇整理衣物。
3. 整理用物，物归原处，洗手，脱口罩，做好记录。

【注意事项】

1. 治疗前应向产妇讲明注意事项，请产妇不要移动体位，以免烫伤。
2. 严格无菌操作。
3. 产妇膀胱截石位躺好，上面盖上被服，防止热量散失。
4. 每日1~2次，照射过程中，每15分钟巡视观察产妇有无头晕、心悸、过热等现象，必要时停止照射。
5. 照射过程中及照射完毕，应仔细观察和检查局部皮肤有无发红、水泡、灼痛等异常现象，防止灼热伤。
6. 行红外线照射治疗应在会阴侧切术24小时后。

7.操作熟练、认真；态度和蔼，关心体贴产妇。

【思考题】

（一）选择题

1.红外线照射治疗的目的不包括

A.减轻水肿　　B.促进伤口愈合

C.促进炎症吸收　　D.增强神经末梢的兴奋性

E.促进会阴血液循环

2.关于红外线照射治疗的注意事项，不正确的是

A.产妇不要移动体位，以免烫伤

B.注意观察产妇有无头晕、心悸等现象

C.应在会阴侧切术24小时内

D.注意据皮肤有无发红、水泡

E.询问患者的感受

3.红外线照射治疗的操作前准备工作中，不正确的是

A.评估产妇的年龄　　B.评估产妇意识、活动能力

C.评估产妇对冷的敏感性和耐受性　　D.会阴部皮肤情况

E.沟通解释操作过程，缓解其焦虑

4.下列红外线照射治疗的操作方法中，不正确的是

A.先行75%乙醇棉球擦洗外阴

B.清洁外阴伤口污物

C.红外线灯头移至距离会阴部的上方或侧方

D.照射时间20~30分钟

E.注意观察产妇的异常现象

（二）病例分析题

李女士，37岁，经产妇，孕39周，因巨大儿行剖宫产术，术后第二天，查体：生命体征平稳，腹部伤口有轻微肿胀、疼痛，为促进伤口愈合，按医嘱每日红外线照射2次。

1.操作前准备有哪些？

2.请演示红外线操作方法。

3.注意事项有哪些？

（陈　珏　姚伟妍）

任务七　新生儿沐浴

情景导入

新生儿，顺产3天，母婴同室。Apgar评分1—5—10分钟为9—10—10分，体重3kg，身长55cm。体格检查无明显异常。遵医嘱给予新生儿常规护理，新生儿沐浴，每天一次。

【工作任务】

1. 完成新生儿沐浴操作方法。
2. 指导家长新生儿沐浴的方法。

【任务目标】

知识目标	1. 掌握新生儿沐浴的目的、适应证及操作方法。 2. 熟悉新生儿沐浴的注意事项。
能力目标	1. 能够熟练完成新生儿沐浴的操作流程。 2. 能够给新生儿父母实施健康指导。
素质目标	1. 能与新生儿父母进行有效的沟通并取得配合。 2. 动作轻柔，语言柔和，具有认真负责、严谨细心的职业态度与职业奉献精神。

【操作目的】

保持新生儿皮肤清洁，促进其生长发育，舒缓新生儿情绪，增强母子感情。

【适应证】

1. 出生12小时的正常新生儿。
2. 出生12小时不需要监护的早产儿、胎儿生长受限及过期儿。

【操作前准备】

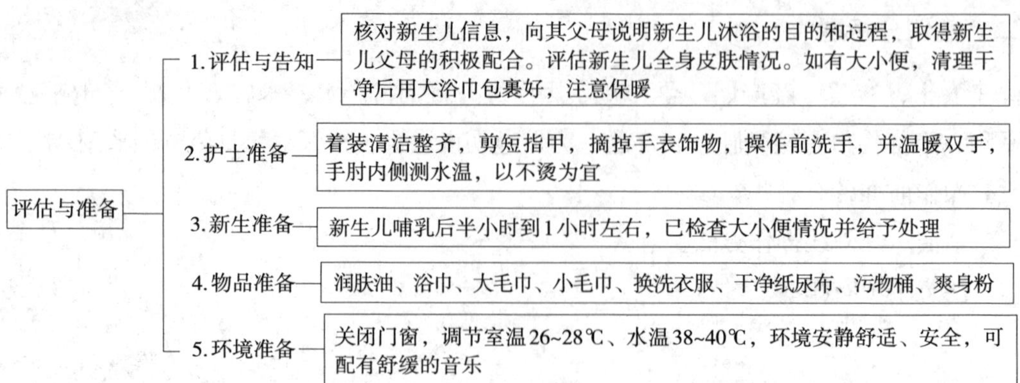

【操作方法】 微课3 微课4

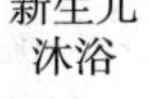
新生儿沐浴

1.洗脸

（1）脱去衣服用浴巾包好新生儿，横托抱。

（2）用小毛巾两次对折，用四个角分别擦洗新生儿眼睛（先右后左、内眦→外眦）、鼻翼两侧（先右后左）、嘴巴两侧（先右后左）。

（3）毛巾对折，顺时针方向放射状依次擦洗额头（由眉心向发髻轻轻擦拭前额）、左脸颊、下颚、右脸颊。

2.洗头

（1）新生儿双腿夹在腋下，左手臂手掌托其背部、头颈部，拇指、中指将新生儿两个耳廓向内折（勿使水流入耳内）。

（2）右手用小毛巾将新生儿头发湿润，再将洗发水倒在手上，在新生儿头上轻轻揉洗（用五指的指腹揉洗，洗发水不要流入新生儿眼里）。

（3）清水冲洗干净，小毛巾将新生儿头擦干。

3.洗身

（1）撤去包裹浴巾，左手拇指、示指握住新生儿左肩，其余三指在新生儿腋下将其颈部枕于自己左肘腕，右手托住新生儿左腹股沟，使其臀部位于自己右手掌上。

（2）将新生儿双脚或双腿放入水中，逐渐让水覆盖其臀部和腹部，新生儿半卧位，角度呈45°。

（3）洗前身，颈部→腋窝（先右后左）→前胸→腹股沟→右上肢和手→左上肢和手（图3-9）→臀部→肛门。

（4）反转新生儿洗后身，使其前倾趴在前臂上，清洗背部→后颈部→背部→臀部（图3-10）。

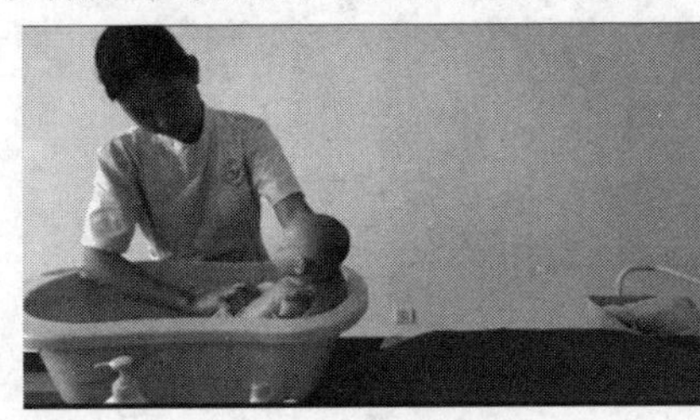

图3-9　洗腹部

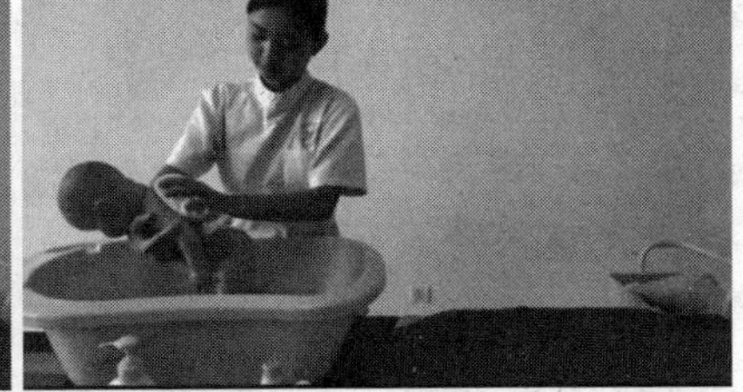

图3-10　洗背部

（5）洗完后将新生儿翻为仰卧位，左手托其头颈部，右手抓住其脚踝，将新生儿抱出浴盆水中，放在大浴巾上，抹干全身。注意皮肤皱褶处部位要擦干，涂抹爽身粉。

4.脐部护理：先用干棉签擦拭脐部，再用醮碘伏消毒棉签或75%乙醇，由脐根到脐轮依次由内向外一个方向擦拭消毒2~3次，注意脐部清洁保持干燥。

5.耳部护理：用细轴棉签卷一下耳孔和耳廓内侧面。

6.涂抹润肤品：按季节选用润肤品。

7.送回爱婴区：新生儿穿好衣服、尿布，将新生儿交回父母手中。

【操作后处理】

1.观察新生儿表现。

2.将新生儿交回父母手中，整理用物，整理床单位。

3.清洗用物整理完好，物归原处，安放有序，洗手，脱口罩，记录新生儿沐浴情况。

【注意事项】

1.洗澡水先放冷水后放热水，以免烫伤；浴盆中的水以半盆为宜，不可太满。

2.给新生儿洗澡动作要轻柔、敏捷，时间不要太长，5~10分钟为宜。

3.洗澡时与新生让互动，情感安慰，使其心情愉悦。

4.根据季节用护肤品保护新生儿皮肤。

【思考题】

（一）选择题

1.新生儿沐浴的水温是

A. 26~28℃

B. 30~32℃

C. 38~40℃

D. 不烫手即可

E. 40~42℃

2.新生儿沐浴时头上的污垢应该如何处理

A.用指甲刮

B.抹洗头膏擦

C.涂润肤油后热毛巾包裹软化后冲洗

D.不处理，待其自然脱落

E.用温水慢慢冲洗干净

3.新生儿沐浴的顺序是

A.脸—头—身—脐部

B.身—脸—头

C.脐部—脸—头—身

D.身—脸—头—脐部

E.肛门—臀部—后身

4.新生儿沐浴时应注意

A.注意保护患者隐私

B.动作要用力才能洗干净

C.时间不要太长

D.带好橡胶手套

E.喂完奶立即开始

5.新生儿沐浴的时间为

A.越快越好

B.有时间可以慢慢洗

C. 5~10分钟

D. 10~20分钟

E. 30分钟

（二）病例分析题

产妇王女士，剖宫产第7天，腹部切口愈合良好，责任护士对其进行健康宣教，家属询问新生儿沐浴的方法和注意事项，请您为产妇及家属进行新生儿沐浴指导。

附：新生儿沐浴操作考核标准与评价表

新生儿沐浴操作考核标准与评价

姓名： 班级： 学号： 成绩：

项目		分值	考核评价要点	应得分数	实际得分	存在问题
定义及意义		10	新生儿沐浴定义 新生儿沐浴的意义	5 5		
评估		5	了解新生儿的一般情况。 了解新生儿的局部情况：全身皮肤是否有红、肿、热、痛等症状	5		
操作准备	新生儿及父母	4	新生儿父母理解操作目的、方法并愿意配合 新生儿刚进行完洗浴，全身舒适整洁	2 2		
	环境	2	符合无菌操作要求，环境温度等均适宜	2		
	护士	2	束起头发、摘掉首饰、剪短指甲、洗净双手	2		
	用物	2	准备齐全、放置合理	2		
操作步骤	操作前准备	10	时间选择在喂奶后0.5~1小时 关闭门窗，室温保持在26~28℃ 水温调至38~40℃，也可用手肘内侧测试水温，不烫为宜	3 3 4		
	新生儿沐浴	45	沐浴顺序正确： 头部：眼睛→鼻→口→脸颊→头发 身体：颈、胸、腹、颈部→腋窝（先右后左）前胸→腹股沟→右上肢和手→左上肢和手→臀部→肛门；反转新生儿洗后身，使其前倾趴在前臂上，清洗背部→后颈部→背部→臀部 洗完后将新生儿翻为仰卧位，左手托其头颈部，右手抓住其脚踝，将新生儿抱出浴盆水中，放在大浴巾上，抹干全身 注意皮肤皱褶处部位要擦干，铺上爽身粉 清洁外耳及耳孔周围 按季节涂抹润肤品 沐浴过程中注意新生儿的情况，与新生儿互动	10 10 10 3 3 4 5		
	整理归原	10	为新生儿换好纸尿裤、衣服，将新生儿抱回原位，盖好被子 整理用物，洗手，记录	5 5		
操作评价	整体评估	10	操作规范熟练，准确 关注新生儿的反应，新生儿无不良反应 洗澡时间不过长，5~10分钟为好 洗澡后喂少量温开水或喂奶 仪态大方，吐字清晰	2 2 2 2 2		
关键缺陷			无人文关怀、无沟通、检查前评估不到位，步骤混乱，均不及格			
总分		100		100		

（陈 珏 刘秋霞）

任务八　新生儿抚触

情景导入

新生儿，顺产3天，母婴同室。Apgar评分1—5—10分钟为9—10—10分士，体重3kg，身长55cm，体格检查无明显异常。医生给予新生儿常规护理，新生儿沐浴，新生儿抚触，每天一次。

请你根据医嘱完成以上护理措施。

【工作任务】

1. 完成新生儿抚触操作。
2. 指导家长新生儿抚触的方法。

【任务目标】

知识目标	1. 掌握新生儿抚触的目的、适应证及操作方法。 2. 熟悉新生儿抚触的注意事项。
能力目标	1. 能够熟练完成新生儿抚触的操作流程。 2. 能够给新生儿父母实施健康指导。
素质目标	1. 能与新生儿父母进行有效的沟通并取得配合。 2. 动作轻柔，语言柔和，具有认真负责、严谨细心的职业态度与职业奉献精神。

【操作目的】

促进婴儿神经系统发育，从而促进生长及智能发育；刺激新生儿的淋巴系统，增加抵抗疾病的能力；保护新生儿的皮肤，减低各种婴儿皮肤病的发病率；改善新生儿的消化系统，增进食欲，平复新生儿的情绪，减少哭泣；加深新生儿的睡眠深度和增加睡眠时间；促进母婴间的交流，使新生儿感受到妈妈的爱护和关怀，知道爱与被爱。

【适应证】

1. 出生12小时的正常新生儿。
2. 出生12小时不需要监护的早产儿、胎儿生长受限及过期儿。

【操作前准备】

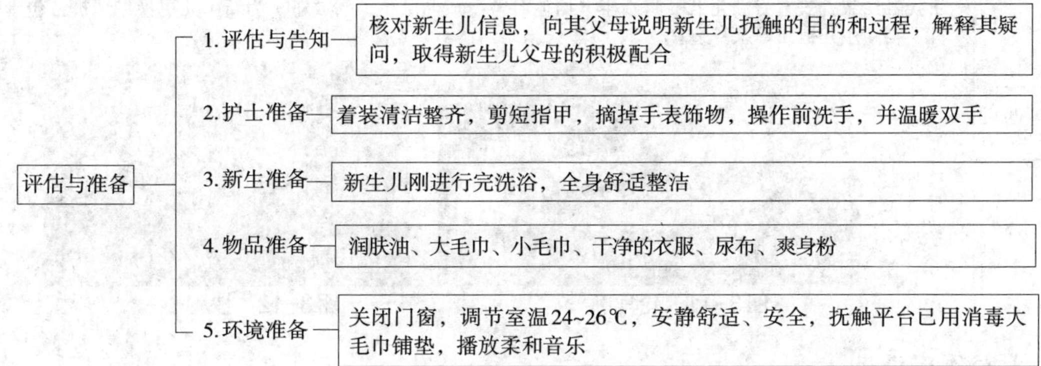

【操作步骤】 微课5

新生儿抚触

1.面部

（1）眼：右手拇指外侧从新生儿左眼角推向右眉头，左手拇指从新生儿右眼角推向左眉头，双手拇指交替，重复四次。

（2）额头：①双手拇指尖相对，放两眉头的中间，同时向两侧推到太阳穴。②两拇指腹放在印堂与前发际一半处，同时向两侧推到大发际。③双手拇指放在前发际中心点，同时向两侧推到小发际。重复四次。

（3）拉微笑肌：①双手拇指、示指放在新生儿下颏中心点，同时向两侧推到耳根。②双手拇指放在面部颏唇沟正中凹陷处，同时向两侧推到耳根。重复四次。

2.头部

（1）左手托住新生儿头部，右手呈半握拳状，中指从在大发际中心经百会穴（头顶正中线与两耳尖连线交叉点）到第七颈椎，然后中指从第七颈椎滑至耳后根。注意避开囟门。

（2）中指从小发际推向后脑门垂直到第七颈椎，再推向耳后根。

（3）轮耳廓：拇指在耳前，四指在耳后，从耳尖滑到耳垂，轻轻揉捏耳垂。同样方法揉捏对侧（图3-11），每侧反复四次。

3.胸部：新生儿仰卧，双手拇指、示指从新生儿身体两侧肋骨下沿向上提腹部肌肉，右手从新生儿左肋推向右肩井处，然后还原，左手从新生儿右肋推向左肩并处，左手还原。两手交替为一次，重复四次。注意避开乳头。

4.腹部：双手顺时针依次从婴儿的右下腹向左下腹移动，呈顺时针方向划半圆，在脐下划“V”字。一圈为一次，重复四次。

5.上肢

（1）臂：①先捋：握住新生儿手腕，从肩部捋到腕部。②再捏：握住新生儿手腕，轻轻捏新生儿的肩关节，捋向肘关节，轻捏一下肘关节，捋向腕关节，轻捏一下腕关节，双侧交替为一次，重复四次。

（2）手：双手托住新生儿的腕部。①手心：两拇指在新生儿掌根处以麦穗状推到指尖。②手背：示指和中指为主，从新生儿腕部捋到指尖。③手指：拇指和示指在新生儿拇指的指根关节处轻捏指根关节，捋向第一指关节，轻捏第一指关节，捋向指尖，从拇指到小指为一次反复四次。揉捏新生儿每个手指的指关节。

6.下肢

（1）腿：一手握住新生儿脚踝。①先捋：从新生儿髋关节滑向踝关节，同法捋新生儿大腿小腿。②再捏：握住新生儿脚踝，轻捏新生儿的髋关节，捋向膝关节，轻捏一下膝关节，捋向踝关节，再轻捏一下踝关节。每侧重复四次。

（2）脚：双手托住新生儿的脚踝。①脚心：两拇指放在新生儿脚跟处，以麦穗状推到脚尖，重复四次（图3-12）。②脚背：示指和中指为着力点，从新生儿脚背底部捋到脚尖；③脚趾：一手托住新生儿脚踝，拇指和示指轻捏新生儿脚的跖趾关节，捋向趾关节；轻捏一下趾关节，捋向指尖，从跗趾到小脚趾为一次，反复四次。揉捏新生儿每个脚趾的指关节。

7.背部：将新生儿由仰卧位变为俯卧位，头转向左侧。

（1）开背：①双手拇指、示指依次以颈椎为中心，平行捋向双肩；以胸椎为中心，平行捋向背的边缘；以腰椎为中心，平行捋向腰的边缘。

（2）捋脊柱：以中指为着力点，其余四指作辅助，从颈椎捋到腰椎，轻按揉腰椎及肾俞穴，并对新生儿说“宝宝抬头”，刺激新生儿的中枢神经，锻炼新生儿颈部和背部的肌肉。重复四次。

新生儿抚触

8.**臀部**：双手的大鱼际分别放在新生儿的臀部，右手顺时针、左手逆时针轻揉划圈，放松新生儿臀大肌，一圈为一次，重复四次。

9.**抚触结束，安置好新生儿**：将新生儿由俯卧位变成仰卧位，头放正。为新生儿更换纸尿裤，包裹新生儿，将新生儿抱回母亲身边。

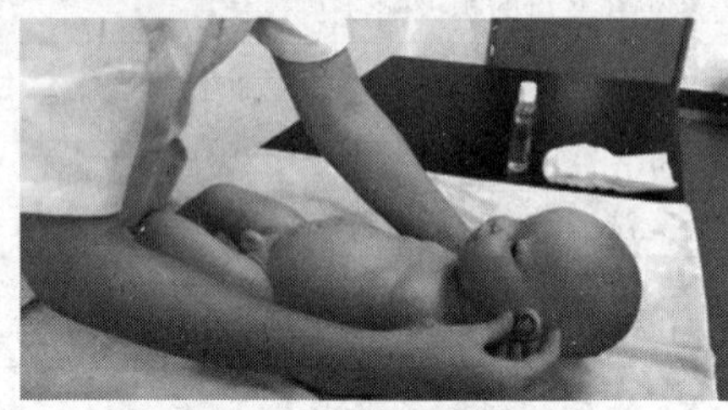
图3-11 轮耳廓

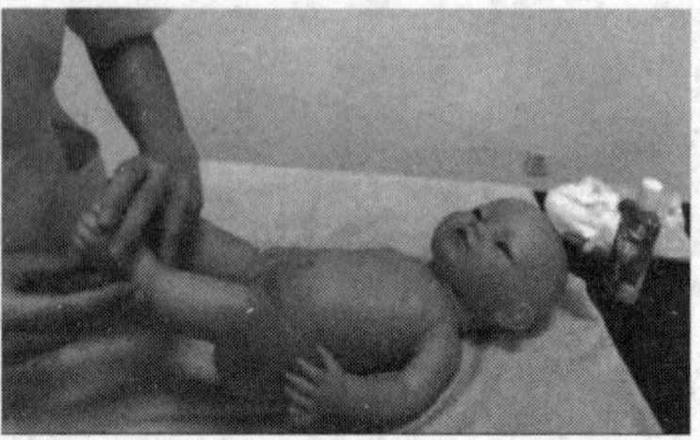
图3-12 按脚心

【操作后处理】

1.观察新生儿情绪、精神状态表现。

2.将新生儿交回监护人手中，整理用物，整理床单位。

3.清洗用物整理完好，物归原处，安放有序，洗手，脱口罩，记录。

【注意事项】

1.抚触时先观看婴儿皮肤情况。

2.按摩前须温暖双手，将婴儿润肤液倒在掌心，不要将乳液或油直接倒在宝宝身上。

3.抚触时动作要轻柔，抚触头部时避开前囟，抚触胸部时避开乳头。

4.婴儿哭闹时应暂停或终止抚触。

5.不要在过热、过凉或过饥、过饱时抚触。

6.按摩时间从5分钟开始，以后逐渐延长到15~20分钟，每天1~2次。

【思考题】

（一）选择题

1.新生儿抚触的目的是

A.促进婴儿神经系统发育　　B.刺激新生儿的淋巴系统

C.保护新生儿的皮肤　　D.改善新生儿的消化系统

E.以上都对

2.新生儿抚触的室温是

A. 22~24℃　　B. 28~30℃

C. 38~41℃　　D. 26~28℃

E.常温

3. 新生儿出生多少小时可进行抚触

A. 24小时　　B. 12小时

C. 48小时　　D. 出生后即可

E. 36小时

4. 新生儿抚触需要准备的用物不包括

A. 酒精　　B. 润肤油

C. 奶粉　　D. 尿布

E. 换洗衣服

5. 新生儿抚触步骤正确的是

A. 面部—胸部—手臂—腹部—腿部　　B. 胸部—背部—腿部—手臂

C. 面部—腹部—胸部—背部—四肢　　D. 下肢为腿—脚心—脚背

E. 面部为脸—拉微笑肌—额头

（二）病例分析题

产妇王女士，剖宫产第7天，腹部切口愈合良好，责任护士对其进行健康宣教，家属询问新生儿抚触的方法和注意事项，请你为产妇及家属进行新生儿抚触指导。

（陈　珏　刘秋霞）

附：新生儿抚触操作考核标准与评价表

新生儿抚触操作考核标准与评价

姓名：　　班级：　　学号：　　成绩：

<table>
<tr><th colspan="2">项目</th><th>分值</th><th>考核评价要点</th><th>应得分数</th><th>实际得分</th><th>存在问题</th></tr>
<tr><td colspan="2">定义及意义</td><td>10</td><td>新生儿沐浴定义
新生儿抚触的意义</td><td>5
5</td><td></td><td></td></tr>
<tr><td colspan="2">评估新生儿</td><td>5</td><td>新生儿的一般情况
新生儿的局部情况：全身皮肤是否有红、肿、热、痛等症状
大小便情况</td><td>2
2
1</td><td></td><td></td></tr>
<tr><td rowspan="4">操作准备</td><td>新生儿及父母</td><td>6</td><td>新生儿父母理解操作目的、方法并愿意配合
新生儿刚进行完洗浴，全身舒适整洁</td><td>3
3</td><td rowspan="4"></td><td rowspan="4"></td></tr>
<tr><td>环境</td><td>3</td><td>关闭门窗室内温度调至26~28℃，有条件播放音乐更佳</td><td>3</td></tr>
<tr><td>护士</td><td>3</td><td>剪短指甲，清洗双手，涂抹润肤油将双手搓热</td><td>3</td></tr>
<tr><td>用物</td><td>3</td><td>准备齐全、放置合理。在床上选择适当位置或选择一个柔软平坦的台子，铺上大毛巾</td><td>3</td></tr>
</table>

续表

项目		分值	考核评价要点	应得分数	实际得分	存在问题
操作步骤	新生儿抚触	40	面部：眼睛→额头→拉微笑肌	每项5分		
			头部：大发际→小发际→轮耳廓→揉捏耳垂			
			胸部：胸部左右手交替			
			腹部：脐部交替划圆			
			上肢：臂→手			
			下肢：腿→脚			
			背部：仰卧位变俯卧位→开背→抒脊椎			
			臀部：臀→俯卧位变成仰卧位→头放正			
	整理归原	10	为新生儿换好纸尿裤、衣服，将新生儿抱回原位，盖好被子 洗手，记录	5 5		
注意事项		10	（口述） 抚触时先观看婴儿皮肤状况 婴儿哭闹时应暂停或终止抚触 抚触时动作要轻柔 不要在过热、过凉、或过饥、过饱时抚触	每项2.5分		
操作评价		10	操作规范熟练，准确 关注新生儿的反应 严格掌握注意事项 仪态大方 操作前与婴儿亲切交流	每项2分		
关键缺陷			无人文关怀、无沟通、检查前评估不到位，娃娃掉地、步骤混乱均不及格			
总分		100		100		

任务九　婴儿被动操（42天至6个月）

情景导入

李女士，G_1P_1，阴道分娩一女婴，产后42天，到医院复查，新生儿发育良好，产妇及家属想了解如何对新生儿进行大动作训练。

【工作任务】

1. 完成婴儿被动操训练。
2. 指导家长婴儿被动操训练。

【任务目标】

知识目标	1. 掌握婴儿动作发育水平，训练42天至6个月婴儿大动作的目的、原则、训练内容。 2. 熟悉婴儿被动操（42天至6个月）定义、训练的注意事项。
能力目标	1. 能够指导产妇进行婴儿被动操的训练方法。 2. 能够进行42天至6个月的婴儿大动作训练的健康宣教。
素质目标	1. 沟通有效、指导正确。 2. 关心爱护婴儿，具有耐心、细心和职业奉献态度。

【操作目的】

被动操是在成人帮助下，婴儿被动地改变身体姿势一种活动。根据婴儿动作发展水平，对婴儿进行粗大动作训练，锻炼胸、臂、四肢肌肉的发展，锻炼关节及其韧带的功能。被动操促进母婴情感交流，建立良好的亲子关系。

【操作前准备】

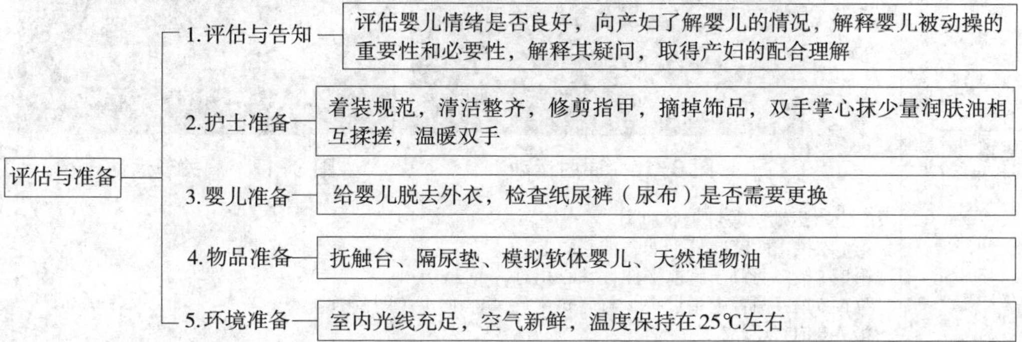

【操作方法】 微课6

婴儿被动操

1. 准备运动： 操作者双手握住婴儿双手腕向上轻轻抓握，按摩4下至肩部；由踝关节轻轻按摩4下至大腿根部；由胸部自内向外打圈按摩至腹部，缓解婴儿肌肉紧张、关节僵硬。每个动作重复4~6次（图3–13）。

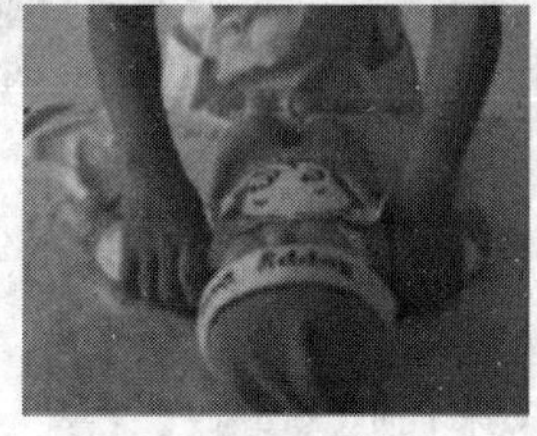
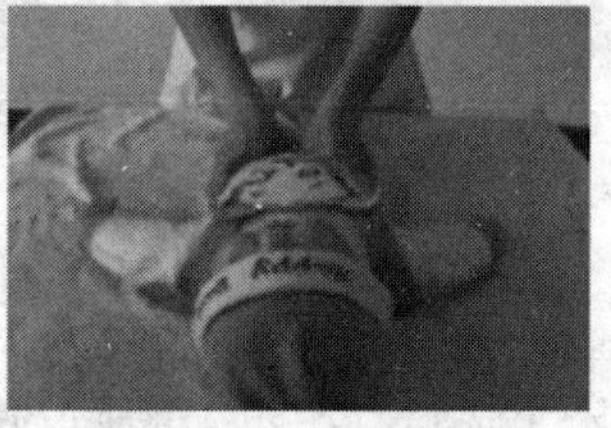
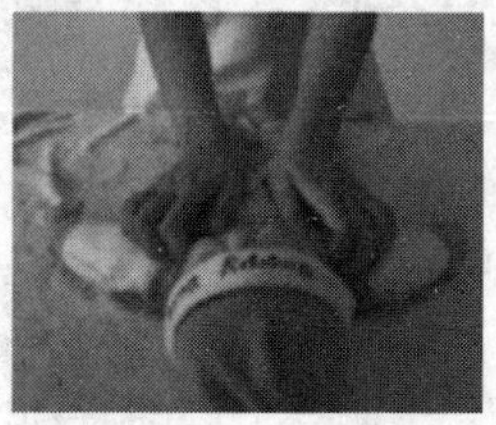

图 3–13　准备运动

2. 预备姿势： 婴儿仰卧，新生儿仰卧，操作者大手握新生儿小手腕，让新生儿握住成人大拇指，两臂放于身体两侧（图3–14）。

3. 扩胸运动： 锻炼胸肌肌力。

第1~2拍：将两手向外平展，掌心向上。

第3~4拍：两臂于胸前交叉（图3–15）。

第5~8拍：然后慢慢大开，还原预备姿势。

婴儿被动操

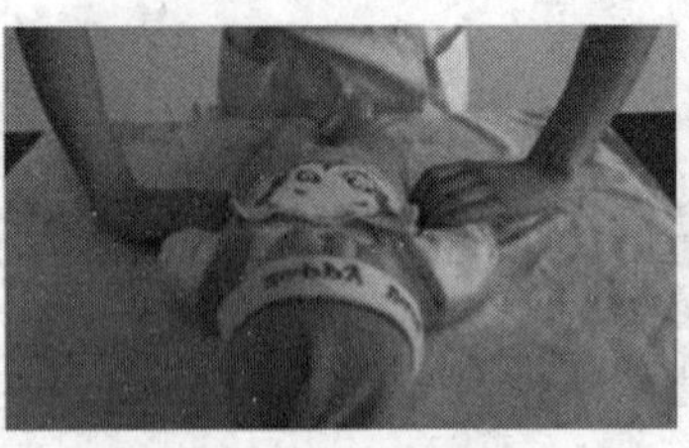

图 3-14　预备姿势

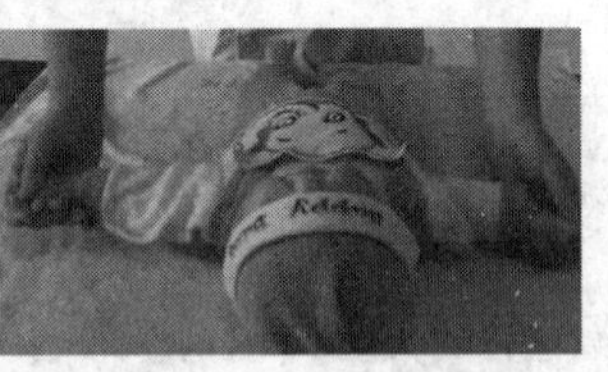

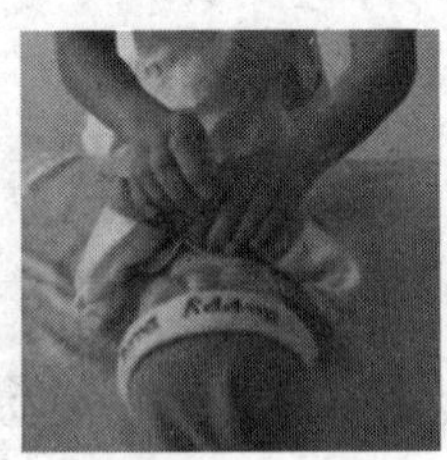

图 3-15　扩胸运动

4.屈肘运动：锻炼上肢肌力。

第1~2拍：将左肘关节前屈，小手尽量靠近耳旁，然后伸直还原（图3-16）。

第3~4拍：换右手屈伸肘关节，还原预备姿势。

5.肩关节运动：锻炼上肢肌力。

第1~3拍：将左臂弯曲贴近身体，以肩关节为轴心，由内向外环形绕肩部一周（图3-17）。

第4拍：还原。

第5~8拍：换右手，动作相同，然后还原预备姿势。

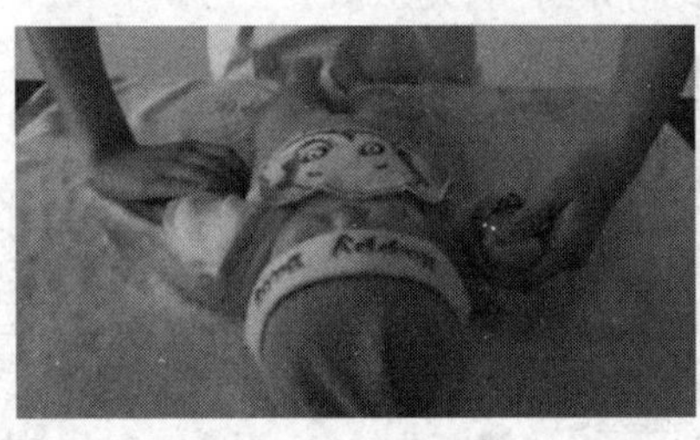

图 3-16　屈肘运动　　图 3-17　肩关节运动

6.上举运动：锻炼上肢肌力。

第1~2拍：两臂向外平展，掌心向上。

第3~4拍：两臂于胸前平伸，掌心相对。

第5~6拍：两臂上举过头（与肩同宽），掌心向上（图3-18）。

第7~8拍：还原。

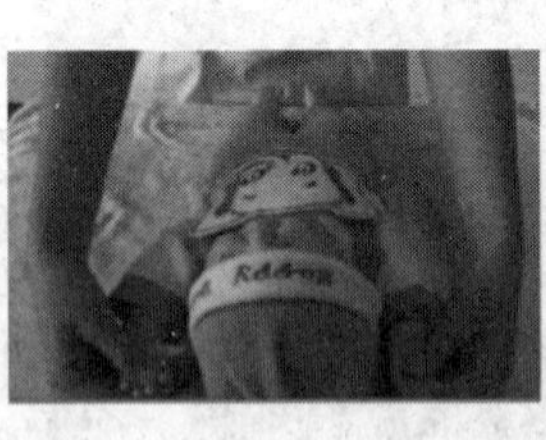

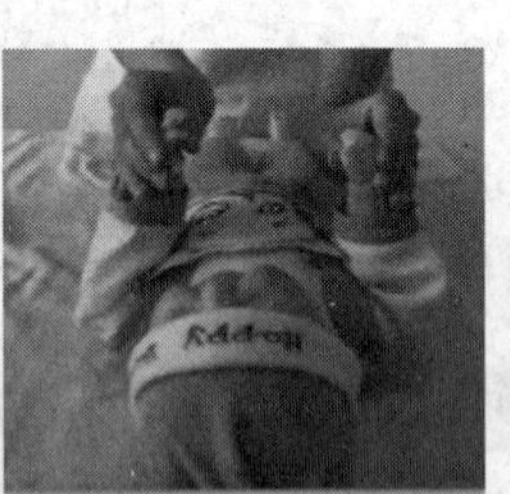

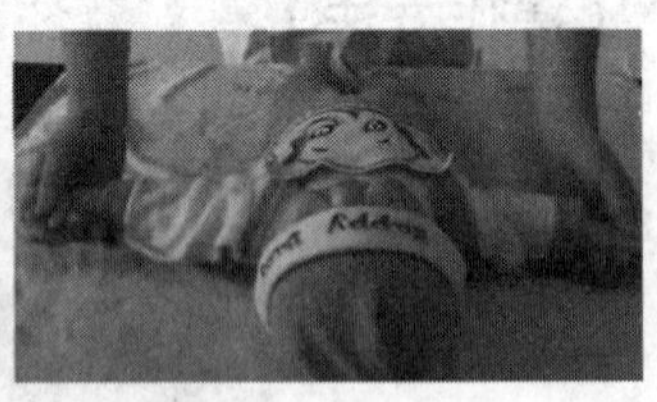

图 3-18　上举运动

7.抬臂运动：锻炼下肢肌力。

婴儿仰卧，两下肢伸直平放。操作者握住婴儿两膝关节。

第1~4拍：将两下肢伸直上举90°，臀部不离开桌（床）面（图3-19）。

第5~8拍：还原。

8.屈膝运动：锻炼下肢肌力。

婴儿仰卧，成人两手分别握住新生儿两膝关节下部。

第1~2拍：弯曲婴儿右膝关节，使大腿靠近腹部。

第3~4拍：还原，伸直右腿（图3-20）。

第5~8拍：右侧重复。

婴儿被动操

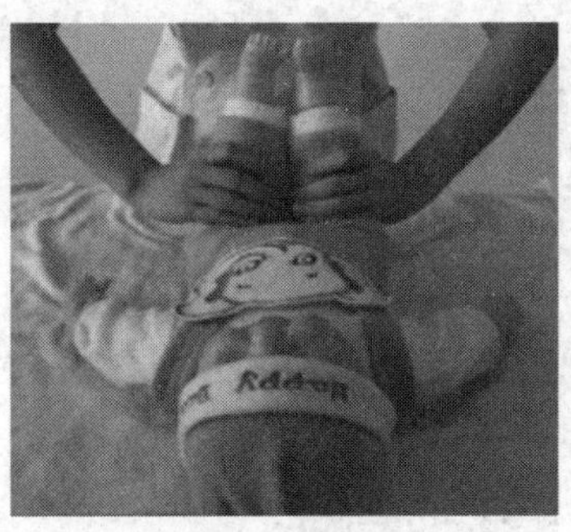

图 3-19　抬臂运动

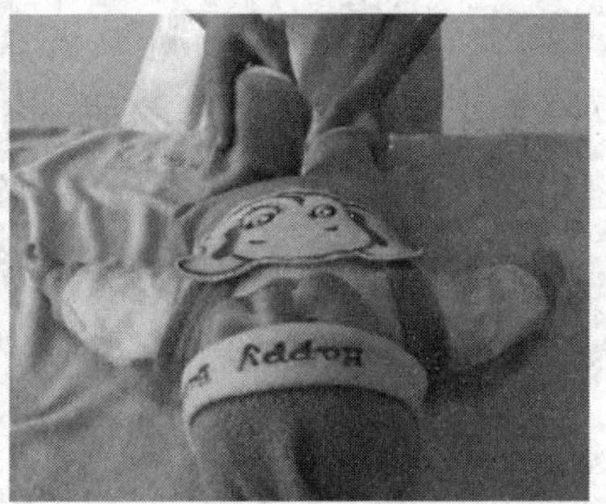

图 3-20　屈膝运动

9.踝关节运动：婴儿仰卧，操作者右手托住婴儿的左足踝部，左手握住左足前掌。
第1拍：将新生儿足尖向上，屈曲踝关节。
第2拍：足尖向下伸展踝关节（图3-21）。
连续做8拍，换右足再做8拍。

10.侧身运动：婴儿仰卧并腿，两臂屈曲放在胸腹部。操作者右手扶其胸部，左手垫于新生儿背部。
第1~2拍：轻轻将婴儿从仰卧转为左侧卧位（图3-22）。
第3~4拍：还原。
第5~8拍：操作者换手，将婴儿从仰卧转为右侧卧位，再还原。

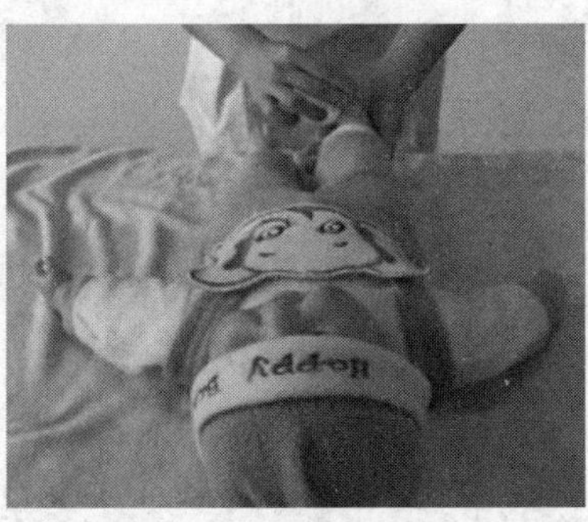

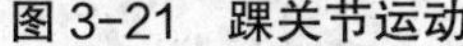

图 3-21　踝关节运动

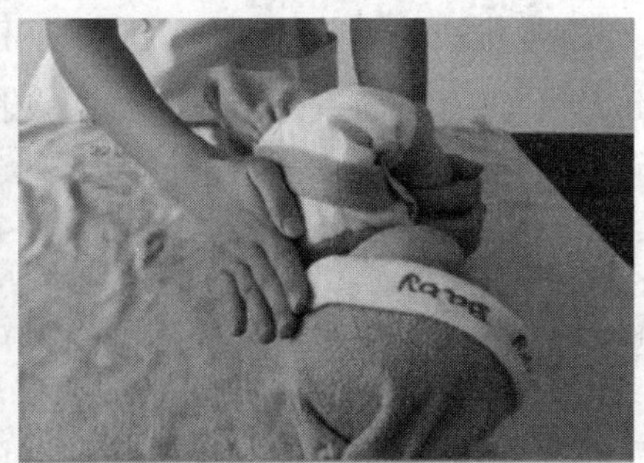

图 3-22　侧身运动

【操作后处理】

1.观察婴儿表现，让婴儿躺好休息。

2.整理用物，物归原处，洗手，脱口罩，做好记录。

【注意事项】

1.训练时间每天上午和下午各一次。

2.要注意动作柔和、轻缓，手法要准确、有节律，切忌手重，避免过度的牵拉和负重动作，以免损伤小儿的骨骼、肌肉和韧带。

3.被动操一般应在婴儿吃奶后1小时进行。饥饿情况下，婴儿无兴趣，效果不好。刚进食就做操，容易引起溢乳或呕吐。

4.运动量要逐渐增加，每节动作由2~4次慢慢增加到4~8次。

5.做操时最好配合轻柔音乐和语言抚慰，要随时注意婴儿的表情反应，时时与婴儿进行交流。

6.操作者操作前应先洗净双手，冬季应先将手温暖和后再做操。

7.婴儿锻炼要因人而异，体弱和疾病刚愈的婴儿要少做，不强求完成全部操节，应循序渐进；生病期间的婴儿应暂停，病愈后再恢复。

8.操后要及时补充水分，穿好外衣，让婴幼儿安静地休息30分钟。

【思考题】

（一）选择题

1.关于被动操的描述，错误的是

A.婴儿被动地改变身体姿势一种活动　B.婴儿动作发展水平，发展精细动作

C.锻炼胸、臂、四肢肌肉的发展　D.促进母子关系建立

E.促进大脑发育

2.婴儿被动操前的准备工作中不正确的是

A.把自己的手洗干净，摘下戒指、手表

B.把婴儿放在席梦思垫子上

C.婴儿尽可能少穿衣服

D.用温和的声音和新生儿说话，使新生儿心情愉快

E.放背景轻音乐

3.做被动操时应注意的事项不包括

A.做操时间不用避开婴儿在疲劳、饥饿、饱腹状态

B.操后要及时补充水分

C.做操时最好配合轻柔音乐

D.要随时注意婴儿的表情反应

E.注意动作柔和、轻缓

4.婴儿被动操要做准备活动的目的是

A.让新生儿适应、开心　B.缓解压力

C.消除肌肉、关节的僵硬状态　D.适应机体活动的需要

E.避免外伤

5.做完操后，要让婴儿安静休息

A. 5分钟　B. 15分钟

C. 20分钟　D. 25分钟

E. 30分钟

（二）病例分析题

李女士，阴道顺产一女婴，新生儿3个月大，会抬头，李女士在抖音上看到有婴儿被动操的视频，来到医院儿童保健科，咨询婴儿被动操能否按照网络上动作来练习新生儿的大动作，请你给予正确指导婴儿被动操的操作。

附：婴儿被动操操作考核标准与评价表

婴儿被动操操作考核标准与评价表

姓名： 班级： 学号： 成绩：

项目	分值	考核评价要点	应得分数	实际得分	备注
概念考核	6	1.口述婴儿被动操的定义 2.口述婴儿被动操的功能	3 3		
物品准备	4	抚触台 隔尿垫 模拟软体婴儿 润滑油	1 1 1 1		
操作准备	10	1.室内光线充足，避免对流风保持室内空气新鲜，室温25℃左右，可伴有欢快的音乐 2.操作者准备：除去手上饰品，手掌心用于少量天然植物油相互搓揉，温暖双手。婴儿仰卧于软硬适中的抚触台（桌子或板床）上。给婴儿脱去宽大的外衣，检查纸尿裤（尿布）是否需要更换	5 5		
操作步骤	56	每一节要求动作完整，手法准确，动作轻柔，观察婴儿反应与交流。 1.扩胸运动 2.屈肘运动 3.肩关节运动 4.上举运动 5.抬臀运动 6.屈膝运动 7.踝关节运动 8.侧身运动	7 7 7 7 7 7 7 7		
操作结束整理	2	给婴儿洗净双手，让其安静休息 整理用物	1 1		
注意事项	12	1.要注意动作轻缓、柔和，手法要准确。要随时注意婴儿的表情反应，时时与婴儿进行交流 2.被动操一般在婴儿进食后1小时进行比较合适。饥饿情况下，婴儿无兴趣，效果不好。刚进食就做操，容易引起溢奶或呕吐 3.操后要及时补充水分，穿好外衣，让婴幼安静地休息半小时 4.婴儿遇有疾病时可暂停，病愈后再恢复	3 3 3 3		

续表

项目	分值	考核评价要点	应得分数	实际得分	备注
操作人员要求	8	1.普通话标准 2.声音清晰响亮 3.仪态大方 4.操作前与婴儿亲切交流	2 2 2 2		
时间要求	2	15分钟内完成	2		
关键缺陷		无人文关怀、无沟通、无安全意识、查对不严、发生事故等均不及格			
合计	100		100		

（刘　珍）

任务十　产后形体恢复操

情景导入

李女士，G_2P_2，阴道分娩一女婴，产后3天进入“月子中心”调养身体。现产后1周，护理人员准备指导其产后形体恢复的训练。

【工作任务】

1.完成产妇形体恢复训练。

2.指导产妇形体恢复训练的方法。

【任务目标】

知识目标	1.掌握产后生殖系统护理知识；产后形体恢复操的目的、原则、训练内容。 2.熟悉产后形体恢复操的注意事项。
能力目标	1.能够指导产妇进行产后形体恢复训练。 2.能够进行产后形体恢复的健康宣教。
素质目标	1.沟通有效、指导正确。 2.关心爱护产妇，具有耐心、细心和职业奉献态度。

【操作目的】

增强腹肌张力；促进子宫复旧；促进盆底肌收缩和复旧；促进血液循环，预防血栓性静脉炎；促进肠蠕动，增进食欲及预防便秘。

【操作前准备】

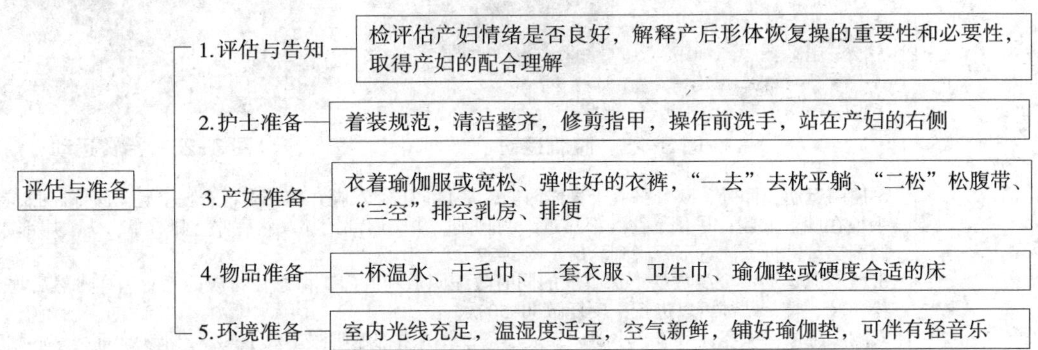

【操作方法】 微课7

形体恢复操

1.抬头运动：仰卧，全身放平。双臂在身体两侧伸直，掌心向下，双腿伸直，将头向前屈，脚尖向上绷紧，双肩不能离开床面，然后身体复原（图3-23）。

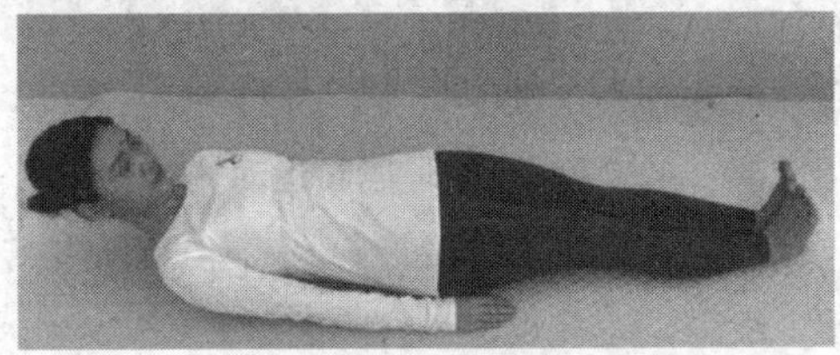

图3-23　抬头运动

2.上举运动：仰卧，自然放松。双脚并拢，双臂在身体两侧伸直，掌心向下，接着双臂向两侧水平展开并与身体垂直，掌心向上。然后双臂向胸前举起与肩同宽，掌心相对，指尖向上，接着双臂平举过头，贴近耳部，掌心向上，慢慢收回，身体复原（图3-24）。

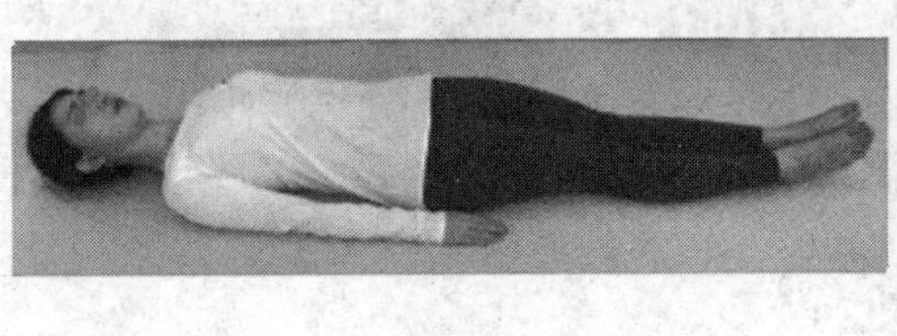

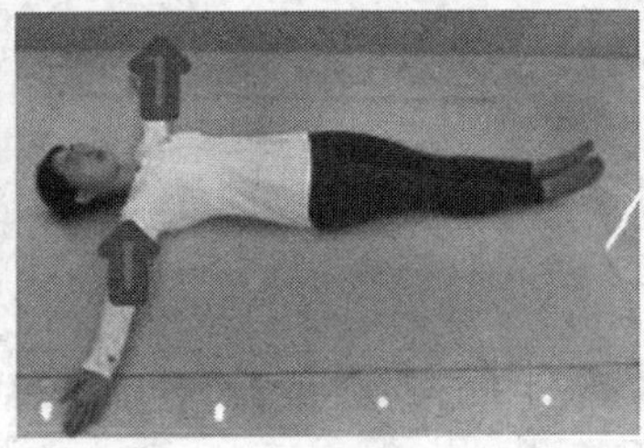

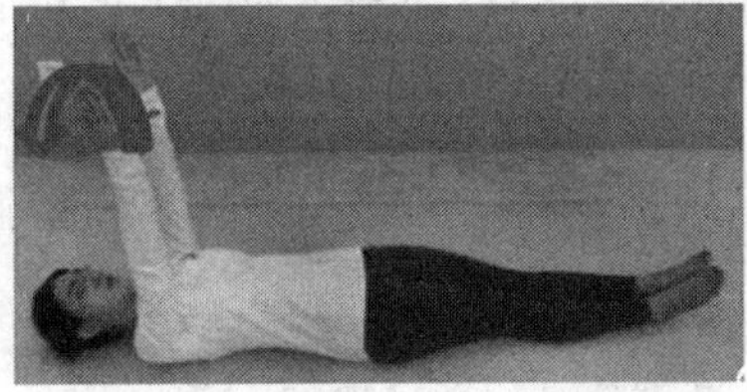

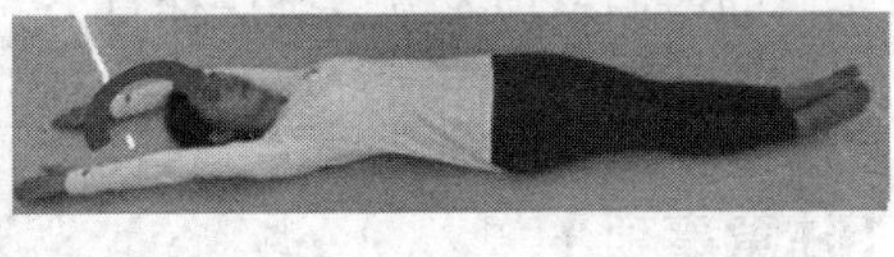

图3-24　上举运动

3.腹肌运动：仰卧，自然放松。双臂在身体两侧伸直，掌心向下，双脚并拢，嘴闭紧，用鼻缓缓吸气，同时将气往腹部送，使腹部鼓起。再慢慢呼气，腹部逐渐凹下去（图3-25）。

4.抬臀运动：仰卧，双腿弯曲并分开，与髋同宽，小腿与床面垂直。臀部抬起（头、肩不离床面）、臀部放下（图3-26）。

形体恢复操

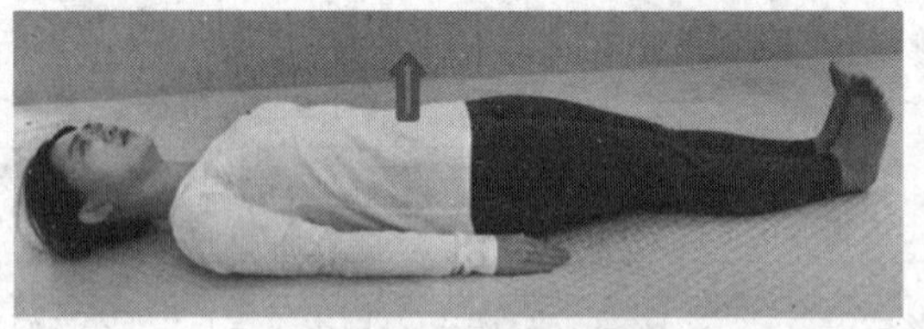

图3-25　腹肌运动

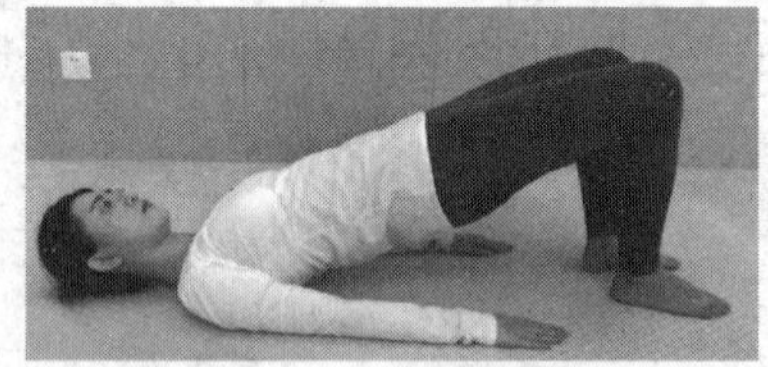

图3-26　抬臀运动

5.屈膝运动：仰卧，双臂平放于身体两侧，掌心向下，双脚并拢。先将右腿抬起向腹部屈曲，将两手抱在膝盖下侧，尽量是往胸部靠近，绷脚趾。头、肩部抬起，然后伸直腿放平，头、肩部放下。两腿交替进行。注意不要碰到乳房（图3-27）。

6.盆底肌运动：全身放松，深吸气的同时收缩阴道和肛门，像忍住排尿的感觉一样，然后呼气放松。躺、坐、站都可以进行，反复做30~50次。

7.胸膝卧位：跪姿，膝盖，小腿，脚成一条直线，臀部贴脚跟。双手重叠，指尖向前，掌心贴于床面。双臂慢慢向前伸展，胸尽量贴于床面，腰往下压，臀部翘起，大腿与床面垂直，头偏向一侧，然后双臂慢慢收起，身体复原（图3-28）。

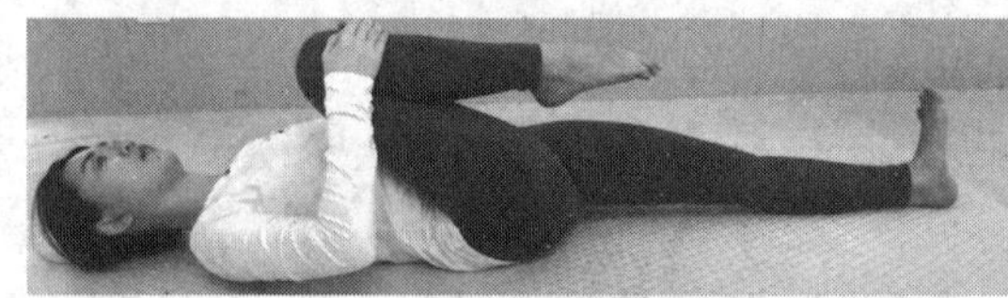

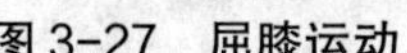

图3-27　屈膝运动

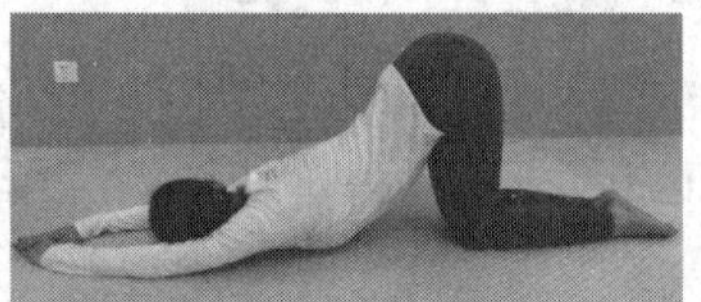

图3-28　胸膝卧位

8.仰卧起坐：仰卧，自然放松，双臂在身体两侧伸直，掌心向下，双脚并拢，头、身体慢慢抬起，呈坐姿。然后将身体慢慢放平，身体复原（图3-29）。

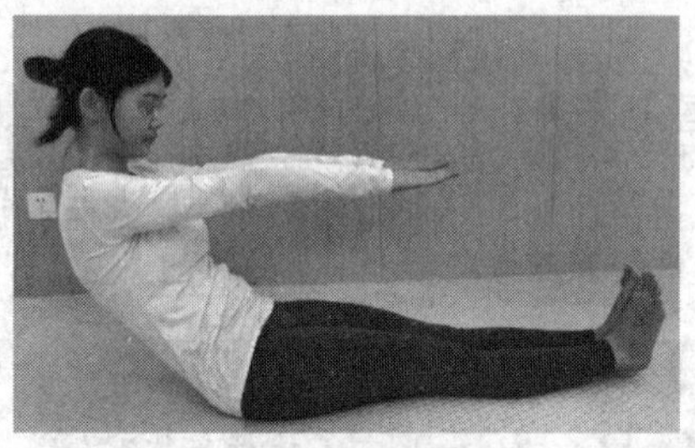

图3-29　仰卧起坐

【操作后处理】

1.观察产妇表现，听取感受。

2.协助产妇整理衣物，卧床休息。

3.整理用物，物归原处，洗手，脱口罩，做好记录。

【注意事项】

1.从轻微动作开始，逐渐增加运动量，时间由短到长，动作按顺序进行，每个动作重复4~8次。

2.自然分娩的产妇可在产后6~12小时后可腹肌运动，产后第3天即可做形体恢复操。

3.有会阴侧切及手术伤口的产妇不宜过早、过多活动，一般应在3天后开始少量活动，伤口恢复前先不做腹肌运动、屈膝抬臀及盆底肌运动。

4.身体不适时，不要做运动。

5.注意观察恶露量与颜色，只要不超过月经量，颜色不是鲜红的新鲜血液，一般问题不大。否则停止做操。

6.剖宫产产妇仰卧起坐可以暂缓。

7.做完形体操后，应让产妇适量补充水分，并待其擦干汗后，再协助其进行温水淋浴，淋浴时间不宜过长。

8.产后6周以后，应选择新的锻炼方式继续锻炼。

9.操作熟练、认真；态度和蔼，关心体贴产妇。

【思考题】

（一）选择题

1.有会阴侧切的产妇，伤口恢复前不可以做的产后恢复操是

A.抬头运动　　B.上举运动

C.腹肌运动　　D.屈膝运动

E.膝胸卧位

2.下列不属于产后恢复操的动作是

A.抬头运动　　B.上举运动

C.腹肌运动　　D.屈膝运动

E.跳跃运动

3.下列产后修复操准备工作中，错误的是

A.检评估产妇情绪是否良好　　B.柔软舒适的床

C.“一去”去枕平躺　　D.“二松”松腹带

E.“三空”排空乳房、排便

4.盆底肌运动中收缩哪一部位的肌肉

A.大腿　　B.小腿

C.阴道和肛门　　D.腹部

E.胸部

5.产后形体修复操注意事项中，正确的是

A.做完形体操后，应让产妇适量补充糖

B.剖宫产产妇第二天可以仰卧起坐。

C.身体不适时，不要做运动。

D.动作按产妇个人喜好进行

E.会阴侧切产妇可以在第2天做形体恢复操

（二）病例分析题

王女士，自然分娩产后第3天。

1.请指导其如何进行产后形体恢复操。

2.注意事项有哪些？

附：产后形体恢复操操作考核标准与评价表

产后形体恢复操操作考核标准与评价表

姓名：　班级：　学号：　成绩：

项目	分值	考核评价要点	应得分数	实际得分	备注
概念考核	6	1.口述产后形体恢复运动的作用 2.口述产后恢复运动的原则	3 3		
物品准备	4	合适的床或瑜伽垫 一杯温水 干毛巾 一套衣服、卫生巾	1 1 1 1		
操作准备	10	1.室内光线充足，温湿度适宜，空气新鲜 2.产妇准备：衣服宽松舒适“一去”去枕平躺、“二松”松腹带、“三空”排空乳房、排便	5 5		
操作步骤	56	每一节要求动作完整，手法准确，动作轻柔，观察产妇反应与交流。 1.抬头运动 2.护胸运动 3.腹肌运动 4.抬臀运动 5.屈膝运动 6.盆底肌运动 7.胸膝卧位 8.仰卧起坐	 7 7 7 7 7 7 7 7		
操作结束整理	2	产妇整理衣服，卧床休息 整理物品，摆放整齐	1 1		
注意事项	12	1.从轻微动作开始，逐渐增加运动量 2.身体不适时，不要做运动。注意观察涨露，恶露增多则停做 3.会阴侧切的产妇，在伤口恢复前先不做屈膝抬臀及盆底肌运动 4.剖宫产产妇仰卧起坐可以暂缓	3 3 3 3		
操作人员要求	8	1.普通话标准 2.声音清晰响亮 3.仪态大方 4.操作前与产妇亲切交流	2 2 2 2		

续表

项目	分值	考核评价要点	应得分数	实际得分	备注
时间要求	2	15分钟内完成	2		
关键缺陷		无人文关怀、无沟通、无安全意识、查对不严、发生事故等均不及格			
合计	100		100		

（高丽玲）

任务十一　产后会阴湿热敷

情景导入

王女士，初产妇，足月妊娠，行会阴侧切分娩，产后第2天，自诉会阴处疼痛。查体：子宫硬、无压痛，会阴伤口水肿明显，压痛，局部无分泌物。

【工作任务】

1. 完成会阴湿热敷操作。
2. 指导产妇会阴湿热敷的注意事项。

【任务目标】

知识目标	1. 掌握会阴湿热敷的目的、适应证及操作方法。 3. 熟悉会阴湿热敷的注意事项。
能力目标	1. 能够熟练完成会阴红外线照射操作流程。 2. 能够实施健康指导。
素质目标	1. 能与产妇进行有效的沟通并取得信任与配合。 2. 关心、理解产妇，具有认真负责、严谨细心的职业态度与职业奉献精神。

【操作目的】

改善局部血液循环，局限血肿、脓肿、控制感染，促进会阴伤口的愈合。

【适应证】

1. 会阴部伤口硬结以及早期感染者。
2. 会阴部水肿与血肿的吸收期。

【禁忌证】

会阴部严重感染后期。

【操作前准备】

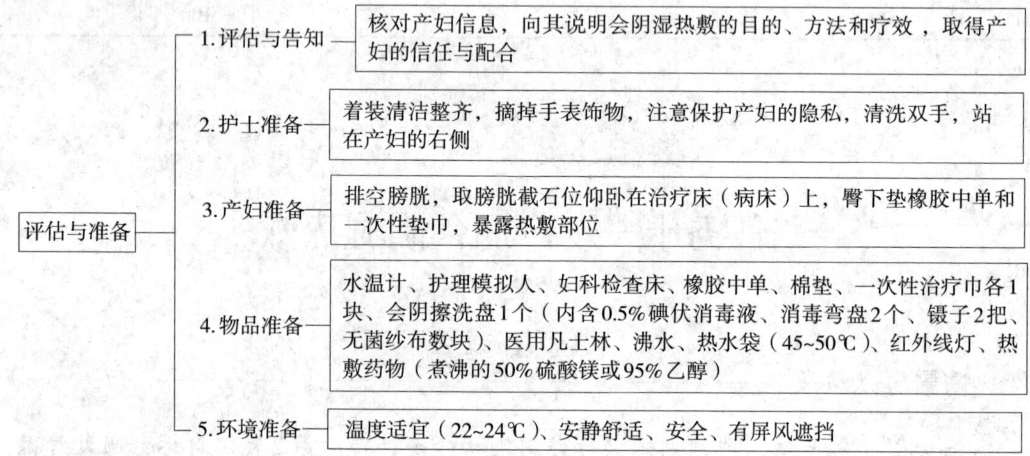

【操作步骤】

会阴湿热敷

1.暴露会阴：先行用0.5%碘伏棉球擦洗外阴（顺序同外阴消毒第二遍），臀下铺治疗巾。

2.热敷：先在热敷部位涂一薄层凡士林，盖上无菌干纱布，再用镊子夹起热湿纱布，稍稍拧干，敷于患处，外盖棉垫保温，将热水袋置于外阴部。

3.更换热敷垫：每3~5分钟更换热敷垫一次，每次热敷可持续15~30分钟。亦可将红外线灯对局部进行照射，可延长更换敷料的时间。

4.热敷完毕皮肤处理：移去辅料，观察热敷部位皮肤，用纱布擦净皮肤上的凡士林。

5.移去治疗巾

【操作后处理】

1.观察产妇表现，听取感受，说明注意事项。

2.协助产妇整理衣物、离床，整理床单位。

3.整理用物，物归原处，洗手，脱口罩，做好记录。

【注意事项】

1.操作前应行会阴擦洗，清洁局部伤口后进行。

2.每日2~3次，严格无菌操作。

3.湿热敷的温度为41~46℃或以自我感受舒适为宜，防止烫伤。湿热敷的面积为病损范围的2倍。

4.操作期间，注意观察患者的反应，对休克、昏迷及术后皮肤感觉不灵敏的患者应密切观察，避免烫伤。

5.操作熟练、认真，态度和蔼，关心体贴产妇。

【思考题】

（一）选择题

1. 会阴热敷的温度一般为

A. 20~25℃　　B. 25~30℃

C. 30~40℃　　D. 41~48℃

E. 45~50℃

2. 会阴局部进行热敷，每次热敷时间为

A. 3~5分钟　　B. 5~10分钟

C. 10~20分钟　　D. 20~30分钟

E. 30~50分钟

3. 患者，女，25岁。自然分娩后1天，会阴水肿，准备行会阴湿热敷，选用的药液是

A. 75%乙醇　　B. 2%普鲁卡因

C. 50%硫酸镁　　D. 50%葡萄糖

E. 0.02%碘伏

（二）病例分析题

王女士，初产妇，孕39周，会阴侧切术分娩一男活婴。产后第5天，产妇自觉会阴肿胀。无发热，心肺未见异常，宫缩好，恶露呈浆液性，量中。查体：会阴伤口轻微红肿，有硬结，无渗液渗血。按医嘱给予会阴湿热敷。

1. 会阴湿热敷的目的是什么？

2. 演示会阴湿热敷操作方法。

3. 注意事项有哪些？

附：会阴湿热敷操作考核标准与评价表

会阴湿热敷操作考核标准与评价

姓名：　　　　班级：　　　　学号：　　　　成绩：

项目	分值	考核评价要点	应得分数	实际得分	备注
评估	10	一般情况 评估患者的病情 了解患者的精神状态 局部情况 评估患者会阴部水肿、血肿的情况 会阴部有无红、肿、热、痛等感染征象 会阴伤口处有无出血、硬结	2 2 2 2 2		

续表

项目		分值	考核评价要点	应得分数	实际得分	备注
操作准备	患者	10	理解操作目的、方法并愿意配合 体位舒适，已排大小便	5 5		
	环境	3	符合无菌操作要求，环境室温等均适宜	3		
	护士	5	洗手、戴口罩正确	5		
	用物	2	准备齐全、放置合理	2		
操作步骤	协助上检查床	10	核对患者信息，解释操作目的 嘱患者排空膀胱 检查床放一次性臀巾 协助患者上检查床，脱去一条裤腿 取膀胱截石位	2 2 2 2 2		
	会阴湿热敷	40	先会阴擦洗，清洁局部 在热敷部位涂一薄层凡士林，盖上无菌干纱布，再用镊子夹起热湿纱布，稍稍拧干，敷于患处，外盖棉垫保温，必要时刻用丁字带固定 每3~5分钟更换热敷垫一次，每次热敷可持续15~30分钟 亦可将红外线灯对局部进行照射，可延长更换敷料的时间	10 15 10 5		
	整理归原	10	协助患者起身，穿好裤子 弃掉臀部垫巾将一次性用品入医用垃圾 阴道窥器浸泡消毒 洗手，记录	3 3 2 2		
操作评价		10	操作规范熟练，准确 关爱患者，主动沟通解释 患者感觉舒适安全，无不良反应 严格掌握注意事项 用物一人一更换	2 2 2 2 2		
关键缺陷			无人文关怀、无沟通、检查前评估不到位，步骤混乱，均不及格			
总分		100		100		

（姚伟妍）

任务十二　产后会阴冷敷

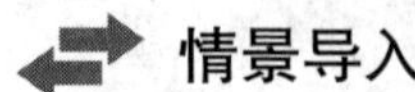

情景导入

王女士，初产妇，足月妊娠，行会阴侧切分娩一女活婴，体重4000g。现产后2小时，为减轻产妇会阴的肿胀疼痛感，护士为其进行会阴冷敷。

【工作任务】

1. 完成会阴冷敷操作。
2. 指导产妇会阴冷敷的注意事项。

【任务目标】

知识目标	1. 掌握会阴冷敷的目的、适应证及操作方法。 2. 熟悉会阴冷敷的注意事项。
能力目标	1. 能够熟练完成会阴冷敷操作流程。 2. 能够实施健康指导。
素质目标	1. 能与产妇进行有效的沟通并取得信任与配合。 2. 关心、理解产妇，具有认真负责、严谨细心的职业态度与职业奉献精神。

【操作目的】

减少局部充血肿胀，减轻疼痛，增强伤口愈合，能够有效预防感染及尿潴留。

【适应证】

1. 顺产会阴侧切，产后48小时内。
2. 会阴血肿形成24小时内。

【禁忌证】

会阴部严重感染后期。

【操作前准备】

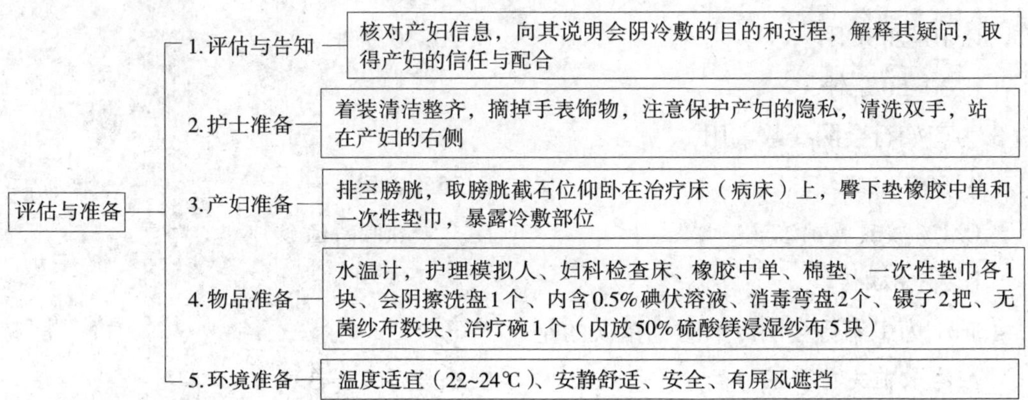

【操作步骤】

会阴冷敷

- **1. 清洁擦洗**：先行外阴擦洗（顺序同外阴清洁消毒），清洁局部。
- **2. 铺消毒会阴垫**：为产妇重新更换消毒会阴垫。
- **3. 冷敷**：抖开浸湿的纱布将其敷于外阴部（同会阴湿热敷中湿纱布敷外阴）。敷20~30分钟后，取下纱布。
- **4. 冷敷完毕**：更换清洁会阴垫。

【操作后处理】

1. 观察产妇表现，听取感受，说明注意事项。
2. 协助产妇整理衣物、离床，整理床单位。

3.整理用物，物归原处，洗手，脱口罩，做好记录。

【注意事项】

1.操作前应协助患者清洁外阴。

2.每小时敷一次，每日2~3次，严格无菌操作。

3.冷敷的温度为20~25℃或以自我感受舒适为宜，防止冻伤。湿热敷的面积为病损范围的2倍。

4.操作期间，定期巡视患者，注意观察会阴伤口和会阴肿胀情况，发现异常及时处理。

5.操作熟练、认真；态度和蔼，关心体贴产妇。

【思考题】

1.会阴冷敷的温度一般为

A. 20~25℃　B. 25~30℃

C. 30~40℃　D. 41~48℃

E. 45~50℃

2.会阴局部进行冷敷，每次冷敷时间为

A. 3~5分钟　B. 5~10分钟

C. 10~20分钟　D. 20~30分钟

E. 30~50分钟

3.为产妇行会阴冷敷常用

A. 50%硫酸镁　B. 75%乙醇

C. 1%碳酸氢钠溶液　D. 1∶5000高锰酸钾

E. 2.5%碘伏

4.护士为患者行会阴冷敷时，错误的是

A.冷敷前先行会阴擦洗　B.冷敷每天2~3次

C.冷敷时间为30分钟　D.冷敷前后都不需要行会阴擦洗

E.冷敷温度20~25℃

5.会阴冷敷的目的，错误的是

A.减少局部充血肿胀，减轻疼痛　B.增强伤口愈合

C.能够有效预防感染　D.尿潴留

E.预防便秘

（二）病例分析题

王女士，初产妇，孕40周，因急产导致会阴撕裂伤。会阴缝合术后第2天，产妇自觉

会阴疼痛。无发热，心、肺未见异常，宫缩好，恶露呈血性，量较多。查体：会阴伤口红肿，无渗液渗血。按医嘱给予会阴冷敷。

1. 会阴冷敷的目的是什么？

2. 演示会阴冷敷操作方法。

3. 注意事项有哪些？

（姚伟妍　陈玉莲）

任务十三　产后异常乳头纠正

情景导入

陈女士，24岁，初产妇，G_1P_0，现孕38^{+2}周，于今日入院产检。产检发现：先天性乳头凹陷Ⅱ度，其他检查无异常。现孕妇担忧产后不能有效进行母乳喂养。

【工作任务】

1. 完成纠正乳头凹陷操作方法。

2. 指导产妇识别产后乳头异常特点及掌握纠正技巧。

【任务目标】

知识目标	1. 掌握乳头平坦及乳头凹陷的纠正手法。 2. 掌握乳头平坦及乳头凹陷的相关知识。
能力目标	1. 能及时发现乳头异常，帮助产妇顺利完成母乳喂养。 2. 能指导产妇进行有效的乳头纠正并普及相关知识。
素质目标	1. 能与产妇进行有效的沟通并取得配合，减少对操作的恐惧。 2. 关心产妇，具有职业担当与奉献精神。

【操作目的】

通过有效的乳头纠正手法及护理，帮助产妇成功母乳喂养。

【适应证】

1. 有乳头平坦的孕产妇。

2. 有乳头凹陷的孕产妇。

【禁忌证】

1. 先兆流产、先兆早产保胎中。

2. 前置胎盘保胎中。

【操作前准备】

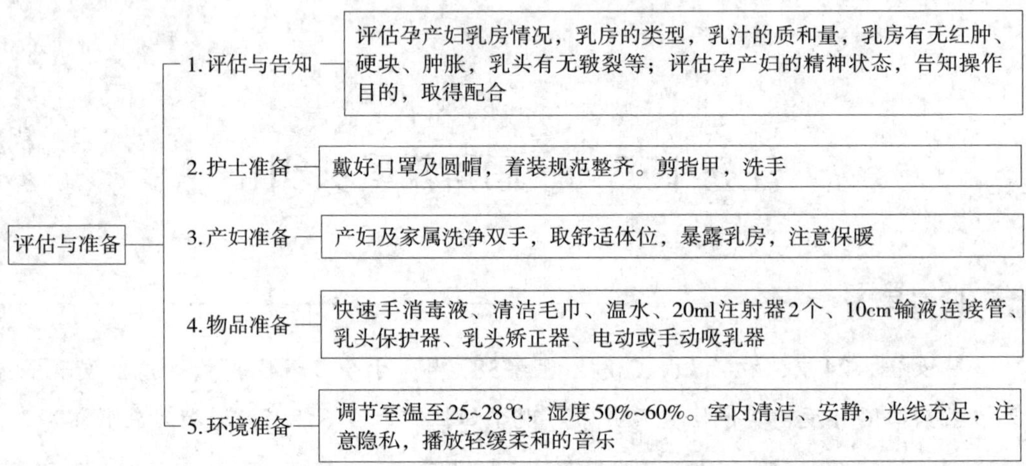

【操作方法】

乳头异常处理

1. 温热水清洁乳房及乳头。

2. 纠正乳头异常方法

（1）霍夫曼乳头伸展运动：将两拇指或示指平行放在乳头两侧，向两侧拉开，牵拉乳晕及皮下组织，使乳头向外突出。再将两拇指或示指分别放在乳头上下两侧，向上下纵行拉开。重复上述步骤多次，使乳头突出，再用示指和拇指捏住乳头轻轻向外牵拉数次，促使乳头形成。每次5~10分钟，每日三次。

（2）乳头牵拉运动：一手托乳房，另一手的拇指、示指和中指捏住乳头向外轻轻牵拉，重复10~20次，每日两次。

（3）负压吸引法：去掉一注射器前端的活塞，连接输液管与两个注射器头端，将无活塞的注射器一端罩在凹陷的乳头上，轻轻抽吸另一端注射器活塞，利用注射器的负压将凹陷的乳头吸出，抽吸负压视孕产妇自我感觉及乳突头突出情况而定，负压维持在5分钟以上，每日三次。也可用乳头矫正器、电动或手动吸奶器进行吸引。

（4）吸吮动作：每次哺乳婴儿时，先哺乳扁平或内陷明显的一侧乳房，靠新生儿吸吮力量吸出平坦或凹陷乳头。

3. 乳头皲裂的处理

（1）轻症者可继续哺乳，哺乳前先湿热敷乳房，挤出少许乳汁，软化乳头乳晕以便新生儿含吮。哺乳时产妇取舒适、正确体位，先吸正常乳房侧，再吸皲裂侧乳房，新生儿需含接整个乳头及大部分乳晕。哺乳后轻压新生儿下颏，待新生儿张口后退出乳头，挤出少许乳汁涂在乳头和乳晕上。

（2）重症者不能直接哺乳，可挤出或用吸乳器吸出乳汁，并按医嘱涂抹抗生素软膏（下次吸乳前洗净）。

【操作后处理】

1. 抽吸或牵引练习后，用温水洗乳头。

2. 协助孕产妇穿好孕妇乳罩，整理衣物，取舒适体位。

3. 整理用物，洗手，记录。

【注意事项】

1.应及早发现乳头凹陷，在孕足月后及产后进行，为产后哺乳做准备。

2.新生儿饥饿时先吸扁平或内陷明显的一侧乳头，尽量不喂其他奶制品。

3.要多鼓励孕产妇，普及母乳喂养相关知识。

【思考题】

（一）选择题

1.某产妇剖宫产术后10天，母乳喂养，乳房不胀，新生儿喂奶后仍哭闹，以下对该产妇处理错误的是

A.用吸奶器吸乳刺激　　B.增加新生儿吸乳次数

C.保证充足睡眠　　D.调节饮食

E.饮用催乳剂

2.初产妇，经阴道分娩后5天，乳汁少，母乳喂养措施中不对的是

A.母婴同室　　B.精神愉快，睡眠充足

C.两次哺乳间给婴儿喂少量糖水　　D.多进汤汁饮食

E.增加哺乳次数

3.关于新生儿喂养，不正确的是

A.母乳喂养　　B.按需哺乳

C.按时哺乳　　D.产后30分钟内开始哺乳

E.哺乳前温水擦洗乳头

4.关于母乳喂养的护理措施，正确的陈述是

A.孕28周起选用肥皂擦洗乳房

B.哺喂时婴儿口含乳头身体呈“C”形

C.产妇乳房不能堵住新生儿鼻孔

D.乳头皲裂哺乳原则先患侧再健侧

E.乳房肿胀哺乳原则先健侧再患侧

5.乳头凹陷时，纠正方法错误的是

A.哺乳婴儿，先哺乳正常一侧，后喂乳异常一侧

B.可行霍夫曼乳头伸展运动

C.捏住乳头向外牵拉

D.可行手动吸奶器吸引

E.可行电动吸奶器吸引

（二）案例分析题

某产妇，足月顺产4天，母乳喂养，乳房胀痛无红肿，乳汁排流不畅，体温37.8℃。乳房检查：左乳头Ⅰ度凹陷，右乳头平坦。

1.评估产妇目前情况，口述此时最主要的处理。

2.口述乳头平坦及凹陷的纠正手法有哪些？注意事项是什么？

（唐　娟）

任务十四　产后乳胀护理

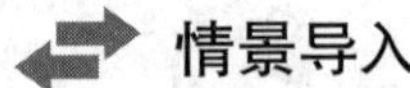

情景导入

李女士，初产妇，孕38周，因“胎儿宫内窘迫”行剖宫产术，术后第3天，已拔尿管，肛门已排气，可以下床活动，乳房稍胀，触之有硬结，经新生儿吸吮无效。

【工作任务】

1.完成乳房肿胀护理操作方法。

2.指导产妇预防产后乳房肿胀的方法。

【任务目标】

知识目标	1.掌握乳房肿胀的原因、临床特点、首选处理的方法及预防。 3.熟悉乳房按摩的注意事项。
能力目标	1.能够熟练完成乳胀护理操作流程。 2.能够实施健康指导。
素质目标	1.能与产妇进行有效的沟通并取得信任与配合。 2.关心、理解产妇，具有认真负责、严谨细心的职业态度与职业奉献精神。

【操作目的】

促进局部的血液循环，缓解乳胀疼痛，保持顺畅泌乳，帮助产妇树立母乳喂养信心，预防乳腺炎。

【适应证】

无母乳喂养禁忌证。

【禁忌证】

1. 急性乳腺炎发作期。

2. 乳腺肿瘤患者。

【操作前准备】

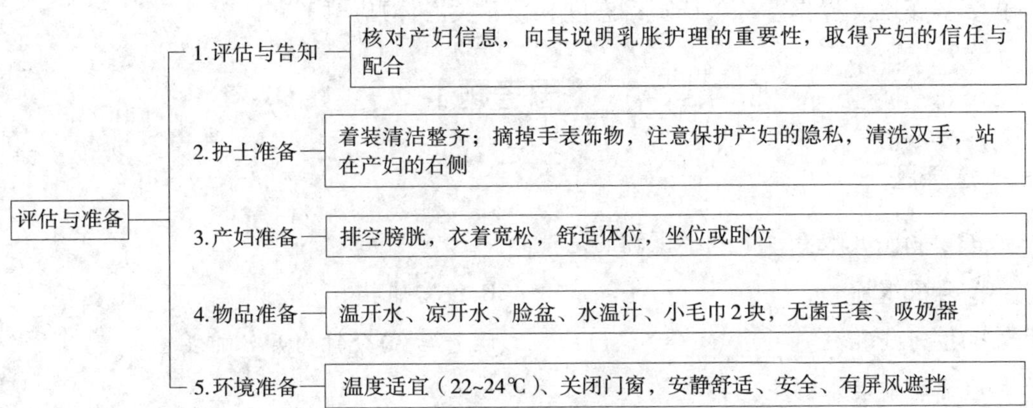

【操作方法】

乳胀护理

1. **热敷**：哺乳前热敷双侧乳房沿乳头往乳晕方向环形擦拭，一侧15分钟，使乳腺管畅通。
2. **按摩乳窦**：在乳晕处轻轻挤压上、下、左、右4方位的乳窦，挤出少量乳汁使乳晕柔软，利于婴儿含接。
3. **按摩乳房**：双手置于乳房的上方和下方，环形按摩整个乳房，然后一手四指并拢在下，拇指在乳晕外缘呈“C”字形托住乳房，一手用大小鱼际肌从乳房边缘向乳头中心按摩，并轻轻拍打和抖动乳房，使乳腺管畅通，双手交替反复进行；再用示指和中指指腹以螺旋式从乳房根部向乳头方向按摩，乳头四周均按到。每次30分钟，每天2~3次。
4. **吸空乳房**：每次哺乳应充分吸空乳汁，必要时可用吸奶器吸出多余的乳汁。
5. **先喂患侧**：婴儿饥饿吸引力强，有利于吸通乳腺管。
6. **佩戴乳罩**：托住乳房、减少疼痛。
7. **中药煎服**：柴胡、当归、王不留行、木通、漏芦各15g。

【操作后处理】

1. 向产妇说明乳胀情况及注意事项，向产妇及家属宣教母乳喂养的重要性。

2. 协助产妇整理衣物。

3. 整理用物，物归原处，洗手，脱口罩，做好记录。

【注意事项】

1. 告知产妇产后按需哺乳，促进乳汁分泌顺畅。

2. 不要用手指直接按压乳房，而是向乳晕处的胸壁挤压。

3. 手指不要过度在乳房上滑动，要轻轻移动，以免损害乳房皮肤，引起疼痛。

4. 按摩前检查乳头有无异常，避免挤压、拉乳头。

5.操作时注意保暖和遮挡。

6.操作中注意观察产妇的反应，如有不适即可停止或调整操作。

7.在按摩期间，产妇衣服要宽松，多喝水，吃易消化的食物，保持心情舒畅。如乳汁太多，要用吸奶器吸出。如乳房有红肿热痛的症状，则不要按摩。

8.两次哺乳之间可以冷敷（仙人掌或卷心菜捣烂）乳房，减少局部充血。

9.姿势正确、操作熟练、认真；态度和蔼，关心体贴产妇。

【思考题】

（一）选择题

1.关于新生儿喂养，下列不正确的是

A.母乳喂养　　B.按需哺乳

C.按时哺乳　　D.产后30分钟内开始哺乳

E.哺乳前温水擦洗乳头

2.关于乳房胀痛的护理，下列错误的是

A.两次哺乳之间热敷　　B.哺乳前热敷乳房

C.产后尽早哺乳　　D.按摩乳房

E.必要时可借助吸奶器吸空乳汁

3.分娩第2天乳房胀痛，无红肿，首选的护理措施是

A.热敷乳房　　B.生麦芽水煎服

C.用吸奶器吸奶　　D.让新生儿多吸吮

E.多喝汤水

4.产后第5天，产妇发现一侧乳房变红、胀痛、无发热，下列护理措施错误的是

A.按摩乳房　　B.以清淡饮食为宜

C.按需哺乳　　D.两次哺乳期间冷敷乳房

E.哺乳时先喂健侧

5.乳胀护理注意事项中，错误的是

A.从乳房边缘向乳头中心按摩

B.不可手指直接按压乳房

C.操作时注意保暖和遮挡

D.如产妇出现不适，可让其忍受，继续按摩

E.手指不要过度在乳房上滑动，以免引起乳房疼痛。

（二）病例分析题

李女士，初产妇，剖宫产术后第3天，乳房胀痛，局部有硬块，测体温36.5℃，宫缩好，恶露正常。

1.此时首要的护理措施是什么？

2.若上述方法无效，应采取的护理措施？

3.乳胀护理注意事项有哪些？

（陈　珏　姚伟妍）

任务十五　产妇床上擦浴及换衣

情景导入

李女士，因前置胎盘行剖宫产术，术中出血600ml，经止血、输血输液急救后生命体征平稳。现术后第2天，不能下床自行活动，术后24小时已拔尿管，肛门已排气，恶露血性，量多，产妇衣服潮湿且汗味较大，护士准备行床上擦浴及更衣。

【工作任务】

1.完成床上擦浴及换衣的流程。

2.指导家属床上擦浴及换衣。

【任务目标】

知识目标	1.掌握产妇床上擦浴目的、适应证、配合要点；床上换衣原则。 2.熟悉产妇床上擦浴及换衣的注意事项。
能力目标	1.能够熟练完成床上擦浴及换衣的操作流程。 2.能够实施健康指导。
素质目标	1.能与产妇进行有效的沟通并取得信任与配合。 2.关心、理解产妇，具有认真负责、严谨细心的职业态度与职业奉献精神。

【操作目的】

清洁皮肤预防皮肤感染，促进血液循环避免压疮，防止肌肉痉挛和关节僵硬，保持良好的精神状态。

【适应证】

适用于病情较重、长期卧床、活动受限、生活不能自理的患者。

【操作前准备】

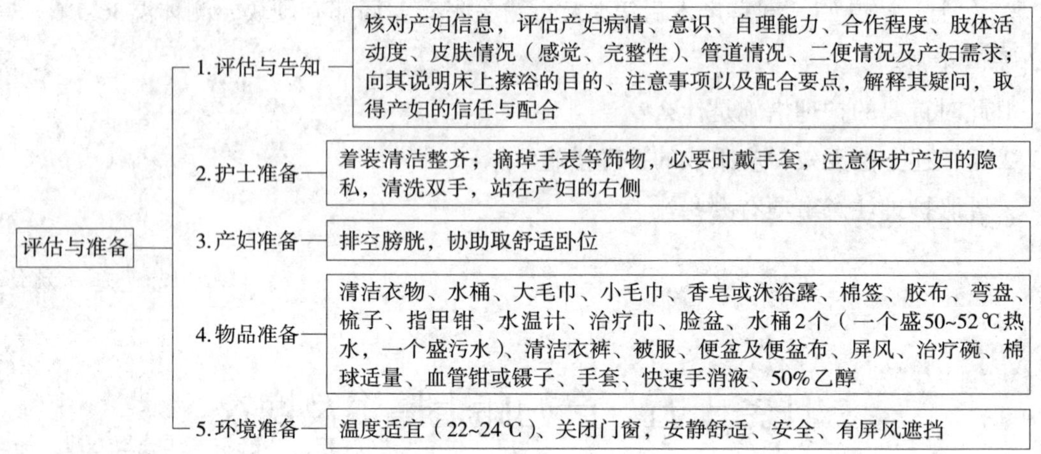

【操作方法】

床上擦浴及更衣

1. 擦洗部位下铺大毛巾，手套式持巾，进行擦洗。
2. 头面部：眼（由内到外）依次洗眼睛（内眦→外眦）→额→脸颊→鼻翼→耳后→下颌→颈部→换水。
3. 脱衣：先近侧后对侧，有外伤先健侧后患侧。
4. 双上肢
（1）颈外侧→肘部→手背（近侧→远侧）；腋窝→肘窝→手心。
（2）协助侧卧（面向护士）→泡手→换水。
5. 胸腹部
（1）肩部→锁骨中线→乳房→腋中线→下腹部（近侧→远侧）。
（2）胸骨上窝→脐部→耻骨联合。
（3）大毛巾擦干。
（4）肩部→肩胛部→腋后线→臀部。
（5）颈后→背部→骶尾部。
（6）大毛巾擦干、按摩。
6. 穿衣：先对侧后近侧，有外伤先患侧后健侧→换水。
7. 脱裤子：协助产妇平卧，脱裤子。
8. 双下肢
（1）髂嵴→大腿外侧→外踝。
（2）腹股沟→大腿内侧→内踝。
（3）臀下→腘窝→足跟→换水。
（4）铺大毛巾于足跟、放盆、泡足（双足分别泡于盆中洗），然后用大毛巾擦干
9. 外阴：下垫巾置便盆→左手带手套→清洁阴阜→大腿内侧→大阴唇→小阴唇→尿道口→阴道口→会阴→肛门→擦干
10. 脱手套及穿裤：先对侧后近侧，先患侧后健侧（若有留置管：妥善固定各种管道）。
11. 梳理头发：头垫治疗巾→梳发尾→梳两侧。
12. 指甲：垫一纸巾，修剪指、趾甲。

【操作后处理】

1. 观察产妇表现，听取感受，说明注意事项。
2. 协助产妇取舒适卧位，整理床单位。
3. 用物分类处理洗手，记录。

【注意事项】

1.擦浴时动作要轻柔、敏捷，关心、体贴产妇。

2.擦洗哪个部位，露出哪个部位，擦完后立即盖好，以免着凉。

3.注意保护产妇隐私、安全与保暖。

4.擦洗时一般用热水擦净，浴巾擦干即可；若皮肤有油污较多应做到”一湿、二皂、三净、四干”。

5.擦洗时注意观察皮肤有无异常，注意腋内、乳下、指缝、脐部、腹股沟、颈部等皮肤皱褶处清洁，勿用浴皂洗眼部周围。

6.擦洗上肢的顺序是肩腋窝—上臂—前臂—手，注意指缝。

7.擦洗时注意观察产妇的面色、神志等变化，若产妇出现寒战、面色苍白、呼吸急促等不适，停止擦浴。

8.操作双脚稍分开，降低身体重心，以便节省体力。

9.操作总时间不超过30分钟，防止产妇疲劳或受凉。

10.饭后不宜立即擦浴。

【思考题】

（一）选择题

1.下列擦洗前操作准备，错误的是

A.保护产妇的隐私　　B.评估产妇精神状态及皮肤情况

C.拔出留置管道　　D.解释擦浴的过程、注意事项

E.产妇排空膀胱，协助取舒适卧位

2.关于床上擦洗，下列操作错误的是

A.擦洗部位下铺大毛巾

B.手套式持巾擦洗

C.脱衣一般先对侧后近侧

D.穿衣先对侧后近侧，有外伤时先健侧后患侧

E.注意皮肤皱褶处清洁

3.下列说法正确是

A.饭后可以立即进行床上擦浴

B.如产妇出现面色苍白、肢冷、脉数应快速结束擦浴

C.可以用皂液擦洗眼部周围

D.擦洗时间不超过40分钟

E. 若皮肤有油污较多应做到一湿、二皂、三净、四干

4. 下列擦浴的方法中，错误的是

A. 头面部开始，先擦洗眼睛

B. 擦洗上肢的顺序是肩腋窝--上臂-前臂-手，注意指缝。

C. 擦洗完外阴后在擦洗下肢

D. 饭后不宜立即擦浴

E. 一般用热水擦净，浴巾擦干即可

（二）病例分析题

赵女士，因产后出血致失血性休克，经抢救后生命体征平稳，产后第3天，该产妇仍自觉疲惫无力，产后一直没有沐浴换衣，家属询问能够淋浴。

1. 作为责任护士，你应如何解释？

2. 若进行床上擦浴，操作前需评估准备工作哪些？

3. 指导家属床上擦浴流程。

4. 注意事项有哪些？

附：床上擦浴及更衣操作考核标准与评价指引及评分标准

床上擦浴及更衣操作考核标准与评价指引及评分标准

姓名：　　班级：　　学号：　　成绩：

<table>
<tr><th colspan="2">项目</th><th>分值</th><th>考核评价要点</th><th>应得分数</th><th>实际得分</th><th>备注</th></tr>
<tr><td colspan="2">评估</td><td>10</td><td>病情、意识、自理能力、合作程度、肢体活动度、皮肤情况（感觉、完整性）、管道情况</td><td>10</td><td></td><td></td></tr>
<tr><td rowspan="4">操作准备</td><td>患者</td><td rowspan="4">20</td><td>协助取舒适卧位，妥善处理各种管道，解释、问二便及需求</td><td>5</td><td rowspan="4"></td><td rowspan="4"></td></tr>
<tr><td>环境</td><td>室温适宜，关门窗、遮挡患者</td><td>5</td></tr>
<tr><td>护士</td><td>衣帽整洁、修剪指甲、洗手、戴口罩，必要时戴手套</td><td>5</td></tr>
<tr><td>用物</td><td>准备齐全、放置合理</td><td>5</td></tr>
<tr><td rowspan="3">操作步骤</td><td>铺巾</td><td>2</td><td>擦洗部位下铺大毛巾</td><td>2</td><td></td><td></td></tr>
<tr><td>头面部</td><td>5</td><td>手套式持巾，依次洗眼睛（内眦→外眦）→额→脸颊→鼻翼→耳后→下颌→颈部→换水</td><td>5</td><td></td><td></td></tr>
<tr><td>上肢</td><td>5</td><td>脱衣：先近侧后对侧，有外伤时先健侧后患侧颈外侧→肘部→手背（近侧→远侧）；腋窝→肘窝→手心
协助侧卧（面向护士）→泡手→换水</td><td>5</td><td></td><td></td></tr>
</table>

续表

项目		分值	考核评价要点	应得分数	实际得分	备注
操作步骤	胸腹部	10	肩部→锁骨中线→乳房→腋中线→下腹部（近侧→远侧）胸骨上窝→脐部→耻骨联合，大毛巾擦干，肩部→肩胛部→腋后线→臀部，颈后→背部→骶尾部，大毛巾擦干、按摩	10		
	穿衣	4	先对侧后近侧，有外伤先患侧后健侧→换水	4		
	脱裤子	2	协助产妇平卧，脱裤子	2		
	双下肢	5	髂嵴→大腿外侧→外踝；腹股沟→大腿内侧→内踝；臀下→腘窝→足跟→换水；铺大毛巾于足跟、放盆、泡足（双足分别泡于盆中洗），然后用大毛巾擦干	5		
	外阴	10	臀下垫巾置便盆→左手带手套→清洁阴阜→大腿内侧→大阴唇→小阴唇→尿道口→阴道口→会阴→肛门→擦干	10		
	脱手套，穿裤	5	穿裤：先对侧后近侧，先患侧后健侧，妥善固定各种管道	5		
	梳理头发	5	头垫治疗巾→梳发尾→梳两侧	5		
	指甲	2	垫一纸巾，修剪指、趾甲	2		
	整理归原	5	协助患者取舒适卧位，整理床单位，用物分类处理洗手，记录	5		
操作评价	质量	10	符合节力原则、操作规范熟练、轻稳、正确 关爱患者，主动沟通解释 患者感觉舒适安全，无不良反应操作要求 严格掌握注意事项 注意患者安全、保暖，时间小于30分钟	10		
关键缺陷			无人文关怀、无沟通、检查前评估不到位，步骤顺序混乱均不及格			
总分		100		100		

（姚伟妍）

书网融合……

答案解析

微课1

微课2

微课3

微课4

微课5

微课6

微课7

模块二 妇科护理技能

项目四　妇科一般护理技能

任务一　妇科盆腔检查

PPT

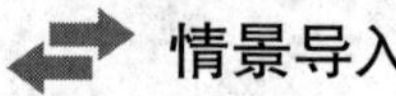
情景导入

刘女士，30岁，育有1女。因近半年来下腹部不适，偶有隐痛，前来医院就诊，医生建议其先行常规妇科检查。

【工作任务】

1. 完成妇科盆腔检查。
2. 记录妇科盆腔检查结果。

【任务目标】

知识目标	1. 掌握妇科盆腔检查目的、适应证及操作方法。 2. 熟悉妇科盆腔检查的注意事项。
能力目标	1. 能够熟练完成妇科盆腔检查操作流程。 2. 能够实施个性化健康指导。
素质目标	1. 能与患者进行有效的沟通并取得配合。 2. 关心、理解患者，具有认真负责、严谨细心的职业态度与职业奉献精神。

【操作目的】

1. 借助阴道窥器检查可进行妇科特殊常用检查、妇科手术、妇科治疗等操作。

2. 通过妇科双合诊、三合诊、直肠腹部检查了解女性内外生殖器官有无异常及健康状况。

【适应证】

1. 常规妇科检查。
2. 妇科手术前检查。

3. 妇科疾病需治疗的患者。

4. 婚前检查。

【操作前准备】

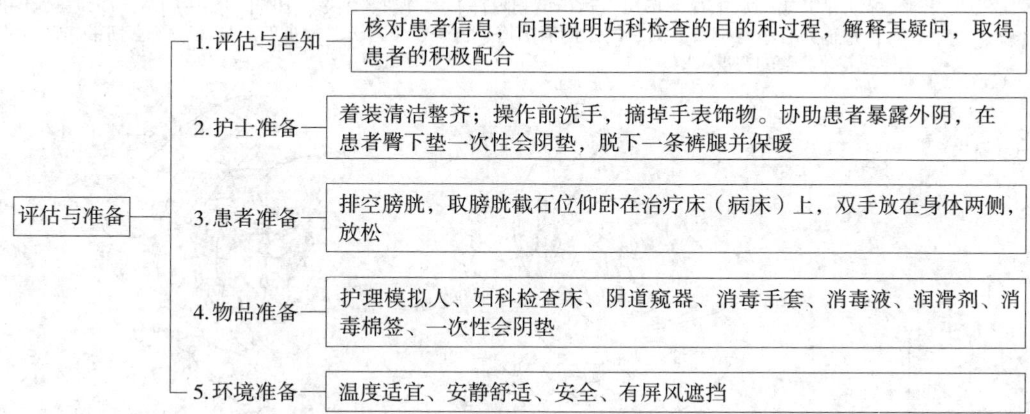

【操作方法】

阴道窥器检查

微课 1

1. 外阴视诊： 戴一次性无菌手套，外阴视诊，包括阴阜、大小阴唇、阴蒂、尿道口、阴道口、处女膜（图4–1）。必要时触诊。

2. 放置阴道窥器： 用无菌钳取无菌窥器，检查窥器并将两叶合拢。涂润滑剂，用液状石蜡或肥皂水擦两叶前端（取阴道分泌物做细胞学检查时勿涂用）。

（1）暴露阴道口：左手拇指示指将两侧阴唇分开，右手持窥器呈45°角沿阴道后壁缓慢插入。

（2）暴露宫颈：边插入边将阴道窥器两叶转平并缓缓张开两叶，把宫颈暴露于窥器上下叶之间（图4–2）。

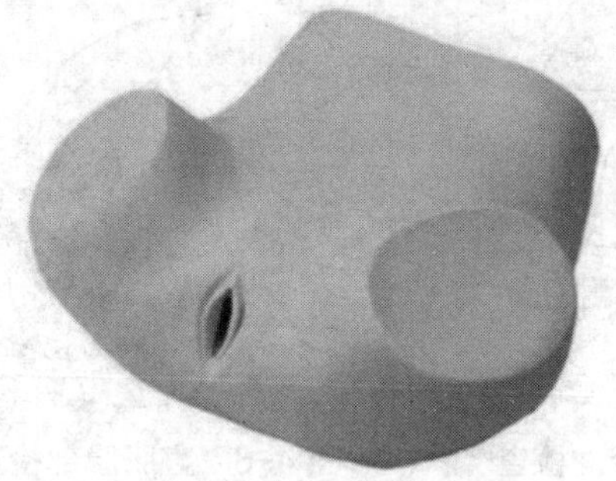

图 4–1 视诊外阴

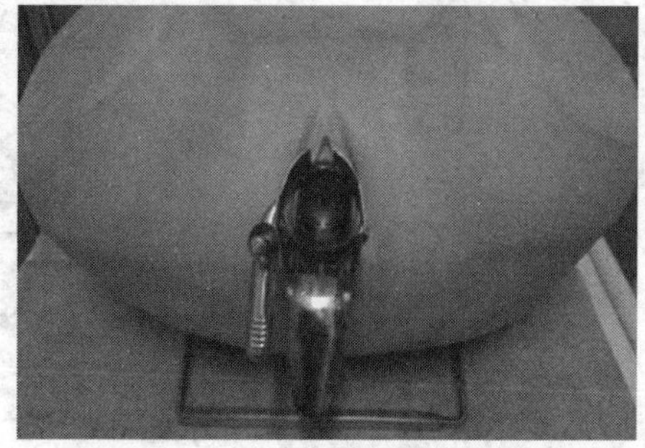

图 4–2 暴露宫颈

（3）拧紧侧壁螺栓，固定窥器，转动窥器检查。

（4）视诊

1）子宫颈：观察宫颈大小、外口形状，有无糜烂、息肉等慢性炎症病变，宫颈有无接触性出血等。需要子宫颈刮片检查者应在此时取材。

2）阴道：旋转窥器，观察阴道前壁、后壁及侧壁黏膜的色泽，有无炎症、溃疡、赘生物，穹窿部有无裂伤、膨隆，分泌物的量、性状、有无臭味等。需作白带检查者应在此时取材。

3. 取出阴道窥器： 放松侧部螺丝，合拢窥器稍向上退出，放入污物桶。

妇科内诊检查

微课2 微课3 微课4

1.双合诊：是盆腔检查中最重要项目。适合有性生活的女性。

（1）方法：检查者用右手（或左手）戴消毒手套，示、中两指蘸润滑剂后，沿阴道后壁缓慢伸入阴道至后穹窿步部，检查阴道深度和通畅度，有无瘢痕、肿块、先天畸形，后穹窿是否饱满、有无触痛；触摸宫颈形状、大小、软硬度及有无接触性出血，然后向上、向前抬举宫颈，另一手掌心朝下手指平放在腹部平脐处，向下向后并逐渐移向耻骨联合配合检查，触摸子宫的位置、大小、形状、硬度、活动度，有无压痛（图4-3）；然后将阴道内两指移向一侧穹窿部，另一手从同侧下腹部髂嵴水平开始，从上往下按压，触摸该侧附件有无肿块、增厚、压痛（图4-4）；正常卵巢偶可扪及，正常输卵管不能扪及。其目的是扪清阴道、宫颈、子宫体、输卵管、卵巢、子宫韧带和宫旁结缔组织、骨盆壁的情况。

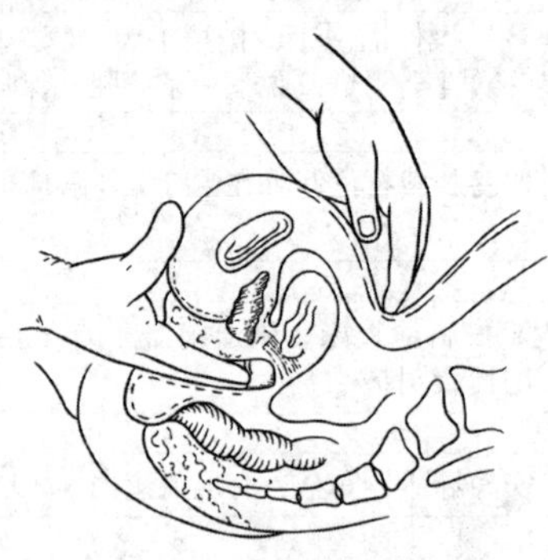

图 4-3　双合诊检查子宫

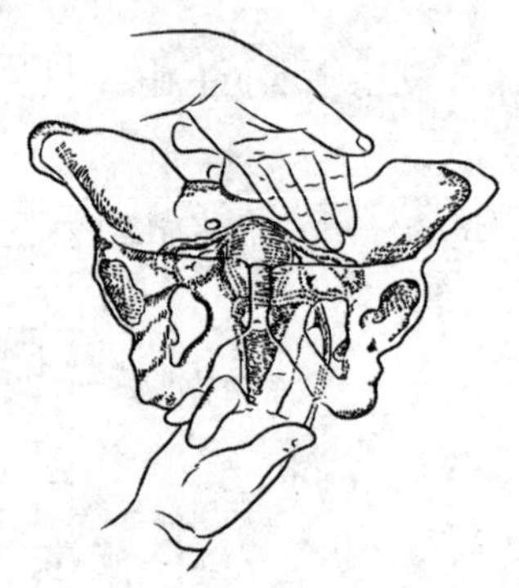

图 4-4　双合诊检查附件

2.三合诊：检查者一手示指放入阴道，中指伸入直肠，另一手在腹部配合检查。具体检查步骤同双合诊（图4-5）。三合诊检查可弥补双合诊的不足。能扪清后位子宫的大小、子宫后壁、盆腔后部、直肠子宫陷凹的病变，估计病变与子宫、直肠、盆壁间的关系。

3.直肠腹部诊：检查者一手示指伸入直肠，另一手在腹部配合检查（4-6）。一般适用于无性生活、阴道异常流血、阴道闭锁或因其他原因不宜行双合诊的患者。

4.医用物处理：抽出右手，脱下手套，丢在污物桶；用棉签清洁外阴，协助患者起身、穿好裤子，扶其下床避免跌伤。

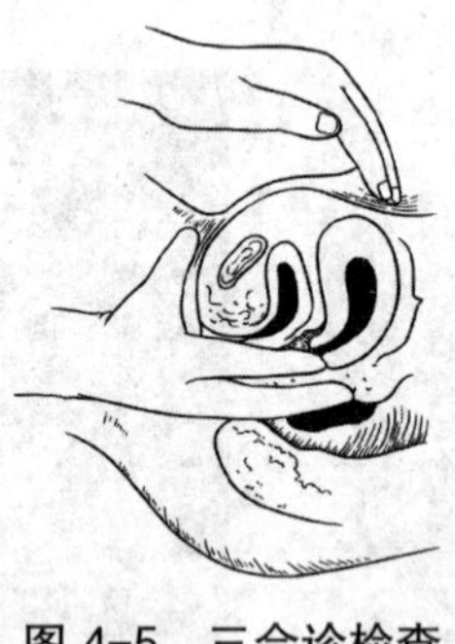

图 4-5　三合诊检查

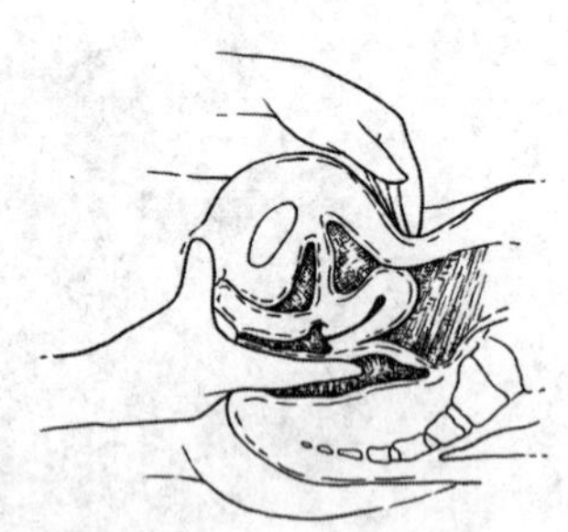

图 4-6　直肠腹部检查

【操作后处理】

1.弃掉臀部垫巾及其他一次性用品入医用垃圾，阴道窥器清洗浸泡消毒。

2.观察患者表现，听取感受。

3.清洗用物整理完好，物归原处，安放有序，洗手，脱口罩，记录。

【注意事项】

1.检查前排便，排空膀胱。

2. 检查前了解患者性生活史，检查前不宜阴道冲洗、阴道或宫颈上药。未婚者不做阴道窥器检查。

3. 检查时注意保暖和遮挡检查对象。

4. 月经期不做该项检查，有阴道流血必须做检查时应消毒外阴，戴消毒手套。

5. 严格遵守操作规程，患者用物一人一换，注意无菌观念，防交叉感染。

6. 男医生检查时需有女护士陪伴。

【思考题】

（一）选择题

1. 妇科检查的目的是

A. 检查女性外生殖器官有无异常

B. 检查女性内生殖器官有无异常

C. 阴道窥器检查法可进行妇科特殊常用检查

D. 常规妇科手术前需行阴道窥器检查法

E. 以上都对

2. 关于妇科检查，下列不正确的是

A. 未婚女性可以用阴道窥器检查　B. 月经期不可做妇科检查

C. 男医生检查需有女护士陪伴　D. 检查过程中要注意遮挡

E. 妇产科手术患者术前应做该检查

3. 关于妇科病史采集，以下错误的是

A. 以患者主诉症状为核心　B. 了解病情的发展

C. 阴性症状不必记录　D. 了解发病后的诊疗过程

E. 了解发病后的用药情况

4. 急性盆腔炎行妇科检查时，不包括以下哪项体征

A. 阴道内有脓性分泌物　B. 阴道后穹窿触痛

C. 宫颈充血，可有接触性出血　D. 盆壁增厚压痛，如“冰冻骨盆”

E. 子宫两侧有压痛

5. 患者，女，25岁，原发不孕。发现盆腔包块及月经量减少3年，子宫边界不清，包块直径约7cm，欠活动，可能为

A. 生殖器结核　B. 陈旧性宫外孕

C. 子宫腺肌症　D. 卵巢囊肿

E. 子宫肌瘤

（二）病例分析题

刘女士，27岁，因“结婚一年未孕”就诊。患者及家属询问一直未孕的原因。

1.请你为患者及家属解释可能引起不孕不育的原因。

2.请你为患者行常规妇科检查。

附：妇科检查操作考核标准与评价表

妇科检查操作考核标准与评价

姓名：　　　　班级：　　　　学号：　　　　成绩：

项目		分值	考核评价要点	应得分数	实际得分	备注
评估		12	患者一般情况：病情是否稳定，生命体征是否正常，是否能配合操作 患者局部情况：会阴发育是否正确，处女膜是否完整	6 6		
操作准备	患者	2	理解操作目的、方法并愿意配合 体位舒适，已排大小便	1 1		
	环境	2	符合无菌操作要求，环境室温等均适宜	2		
	护士	4	核对患者信息，解释操作目的 洗手、戴口罩正确、戴无菌手套	2 2		
	用物	2	准备齐全、放置合理	2		
操作步骤	协助上检查床	10	检查床放一次性会阴垫 协助患者上检查床，脱去一条裤腿 嘱其膀胱截石位	3 4 3		
	妇科检查	40	视诊外阴发育情况 取阴道窥器，放置阴道窥器方法正确 暴露阴道口、宫颈口，转动检查阴道方法正确 取出阴道窥器方法正确	5 10 15 10		
	整理归原	10	协助患者起身、穿好裤子，并整理好床单 弃掉臀部垫巾将一次性用品入医用垃圾 阴道窥器浸泡消毒 洗手，记录	2 3 3 2		
操作评价	质量	10	操作规范、熟练、准确 关爱患者，主动沟通解释 患者感觉舒适安全，无不良反应 严格掌握注意事项 注意保暖、保护患者隐私	2 2 2 2 2		
	无菌观念	8	用物一人一更换	8		
关键缺陷			无人文关怀、无沟通、检查前评估不到位，步骤混乱，均不及格			
总分		100		100		

（刘秋霞）

任务二　阴道分泌物悬滴法检查

情景导入

黄女士，因“外阴瘙痒，阴道分泌物增多2天”就诊。妇科检查：外阴稍红，阴道黏膜红肿，见较多的白色膜状物，宫颈外口呈“一”字形，光滑，无接触性出血。医生建议其行白带常规检查。

【工作任务】

1. 完成阴道分泌物悬滴检查操作方法
2. 分析阴道分泌物悬滴检查结果。

【任务目标】

知识目标	1. 掌握阴道分泌物悬滴检查目的：确定病原菌，对症治疗。 2. 掌握阴道分泌物悬滴检查的操作方法。 3. 熟悉阴道分泌物悬滴检查的注意事项。
能力目标	1. 能够熟练完成阴道分泌物悬滴检查操作流程。 2. 能够实施个性化健康指导。
素质目标	1. 能与患者进行有效的沟通并取得配合，促进患者的舒适。 2. 关心、理解患者，具有认真负责、严谨细心的职业态度与职业奉献精神。

【操作目的】

1. 了解是否有致病菌感染。
2. 确定病原菌，对症下药。
3. 妇科术前常规检查。

【适应证】

1. 白带异常患者。
2. 外阴红肿患者。

【操作前准备】

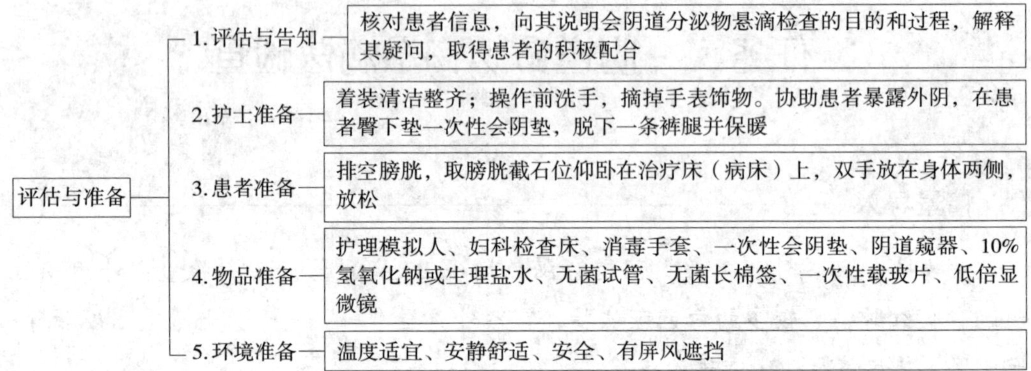

【操作方法】

阴道分泌物悬滴检查

1.标本的采集

（1）妇产科医生核对患者信息及排尿情况，检查床放一次性会阴垫，协助患者上检查床，脱去一条裤腿，取膀胱截石位。

（2）用阴道窥器扩张阴道，用无菌长棉签在阴道后穹窿或阴道上1/3处取少许分泌物，放置于1ml生理盐水无菌试管中。

（3）协助患者起身，穿好裤子，弃掉臀部垫巾及其他一次性用品入医用垃圾，阴道窥器浸泡消毒。

（4）叮嘱患者及时将阴道分泌物送检。

2.阴道分泌物悬滴法检查

（1）检查者核对检查物的申请单和标本编号。

（2）检查者取一块干净的一次性载玻片，在载玻片上加1滴或2滴生理盐水，将阴道分泌物与生理盐水混合成悬液（如检查假丝酵母菌，则在玻片上滴10%氢氧化钠悬液），置于低倍显微镜下观察。

诊断标准：在生理盐水的湿片上见到呈波浪状运动的滴虫及增多的白细胞，即可诊断滴虫性阴道炎；在10%氢氧化钾的湿片上见到芽孢及假菌丝可诊断为外阴阴道念珠菌病；在生理盐水的湿片上见到线索细胞，结合分泌物的其他特点，如白色、均质的分泌物、胺试验阳性、pH＞4.5，则可诊断细菌性阴道病。

3.记录检查结果

【操作后处理】

1.清洗窥器，更换臀垫。

2.观察患者表现，听取感受。

3.协助患者整理衣物，离床，整理床单位。

4.清洗用物整理完好，物归原处，安放有序，洗手，脱口罩，记录。

【注意事项】

1.注意取分泌物前24~48小时避免性交、阴道灌洗或局部用药。

2.取材用具必须清洁干燥，取分泌物时窥器不涂润滑剂，若阴道干涩，必要时使用生理盐水湿润窥器。

3.分泌物取出后应及时送检，避免因放置时间太久影响滴虫的活动性或虫体受到破坏使检查结果受到影响。

4.若怀疑滴虫，应注意保暖，尤其冬天，否则滴虫活动力减弱，造成辨认困难。

【思考题】

（一）选择题

1.阴道分泌物悬滴检查的注意事项不包括

A.取分泌物前24~48小时避免性交、阴道灌洗或局部用药

B.取分泌物时窥器不涂润滑剂

C.分泌物取出后应及时送检

D.月经期不取分泌物

E.阴道局部用药仍有药物残留可以取分泌物

2.阴道分泌物悬滴检查的目的是

A.查找肿瘤细胞

B.查找结核杆菌

C.查找阴道脱落细胞数目

D.查找病原菌，对症下药

E.了解卵巢排卵情况

3.以下说法正确的是

A.为避免患者尴尬，使用阴道窥器前不可询问其性生活情况

B.为避免患者疼痛，使用阴道窥器前应先用碘伏溶液沾湿阴道窥器

C.见到豆腐渣样的分泌物可直接诊断为念珠菌感染

D.患者取分泌物前有性生活需隔天再取

E.为避免患者尴尬，取分泌前行阴道灌洗

4.滴虫性阴道炎的传播途径不包括

A.性交传播

B.垂直传播

C.公共浴池传播

D.不洁医疗器械传播

E.游泳池传播

5.假丝酵母菌性阴道扬的诱发因素不包括

A.糖尿病

B.长期使用激素类药物

C.怀孕

D.月经来潮

E.长期使用抗生素

（二）病例分析题

黄女士，因“外阴瘙痒，阴道分泌物增多2天”就诊。妇科检查：外阴稍红，阴道黏膜红肿，见较多的白色膜状物，宫颈外口呈“一”字形，光滑，无接触性出血。

1. 该患者可能的诊断是什么？

2. 请你为该患者实施阴道分泌物标本采集。

（刘秋霞）

任务三　外阴/阴道冲洗

情景导入

黄女士，因“外阴瘙痒，阴道分泌物增多2天”就诊。妇科检查：外阴稍红，阴道黏膜红肿，见较多的白色膜状物，宫颈外口呈“一”字形，光滑，无接触性出血。白带常规显示：假丝酵母菌阳性，线索细胞阴性，滴虫阴性，白细胞(++++)，确诊为“阴道假丝酵母菌病”。

遵医嘱给予患者2%～4%碳酸氢钠溶液阴道冲洗，达克宁栓1枚入阴道。

【工作任务】

1. 完成外阴/阴道冲洗操作。
2. 指导患者外阴/阴道冲洗配合及注意事项。

【任务目标】

知识目标	1. 掌握外阴/阴道冲洗的目的、适应证及操作方法。 2. 熟悉外阴/阴道冲洗的注意事项。
能力目标	1. 能够熟练完成外阴/阴道冲洗操作流程。 2. 能够实施个性化健康指导。
素质目标	1. 能与患者进行有效的沟通并取得配合，促进患者的舒适。 2. 关心、理解患者，具有认真负责、严谨细心的职业态度与职业奉献精神。

【操作目的】

实施阴道冲洗，给予阴道局部用药，达到清洁局部、控制和治疗炎症的目的。

【适应证】

1. 妇科手术患者。
2. 阴道、宫颈有炎症的患者。

【操作前准备】

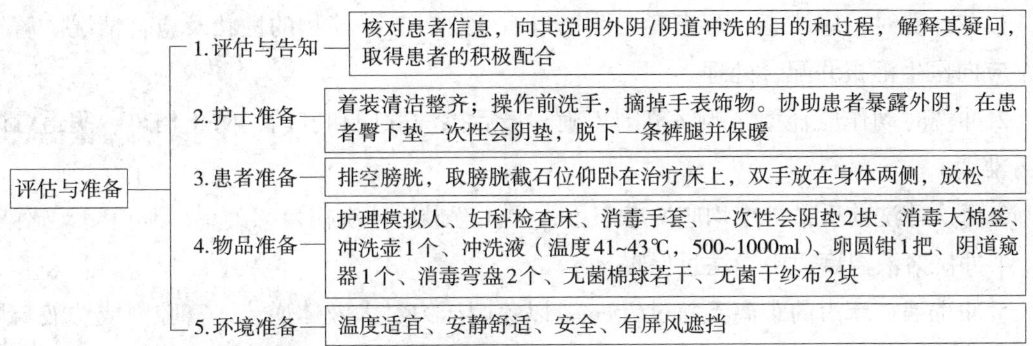

【操作步骤】 微课5 微课6

外阴冲洗

1.左手持盛有消毒液的冲洗壶，右手持卵圆钳夹棉球（或大棉枝），边冲消毒液边擦洗。

（1）第1遍：按自上至下、由外向内的原则（阴阜上10cm→两大腿内侧上1/3→大阴唇→小阴唇→会阴→肛门周围→肛门）依次擦洗，初步擦净会阴部的污垢、分泌物（图4-7）。

（2）第2遍：由内向外自上而下（小阴唇→大阴唇→阴阜上10cm→两大腿内侧上1/3→会阴→肛门周围→肛门）（图4-8）。

（3）第3遍：顺序同第2遍。

2.每擦洗一个部位更换一个棉球，每遍范围逐渐缩小。

3.最后用干棉球擦干。

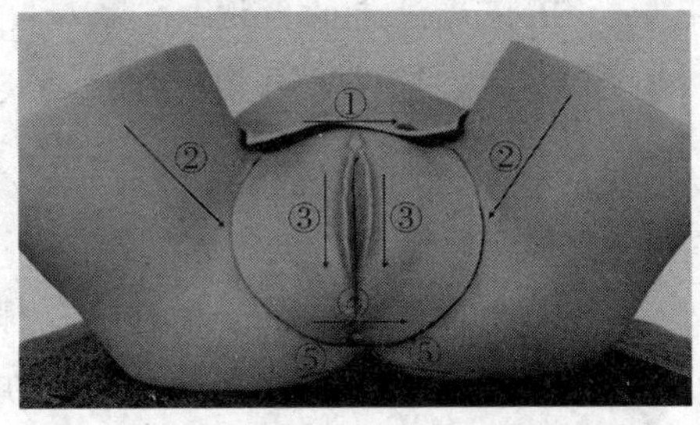

图 4-7 外阴冲洗第 1 遍顺序

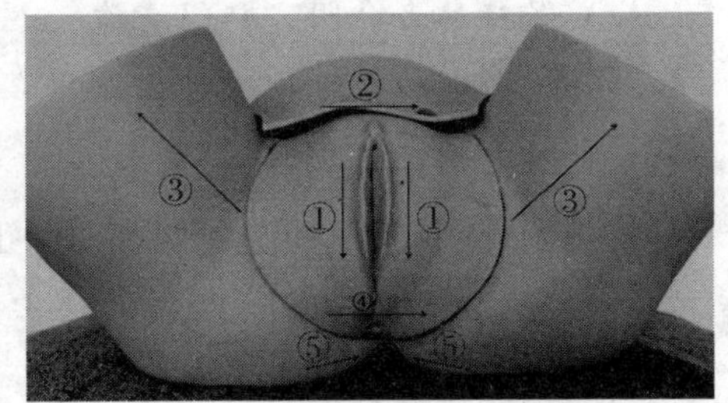

图 4-8 外阴冲洗第 2 遍顺序

阴道冲洗

1.暴露阴道、宫颈：左手分开小阴唇，沿阴道后壁斜45°角插入阴道窥器，旋转阴道窥器成正位，暴露宫颈。

2.试水温：将装有冲洗液的阴道冲洗器挂于床旁输液架上，液面与床沿的距离位距离60~70cm，排去管内气体，试水温。

3.冲洗：一手打开开关，冲洗外阴，另一只手分开小阴唇，将冲洗头沿阴道侧壁缓慢插入阴道后穹窿，边冲洗边在阴道上下左右轻轻移动（必要时转动阴道窥器），以便冲净阴道各部，当冲洗液剩下100ml左右时，关闭开关。

4.擦干外阴：用无菌干纱布擦干外阴部残留液体。

5.协助患者穿上衣裤。

【操作后处理】

1.观察患者表现，听取感受。

2.清洗窥器，更换臀垫。

3.协助患者整理衣物、离床，整理床单位。

4.清洗用物整理完好，物归原处，安放有序，洗手，脱口罩，记录。

【注意事项】

1.在冲洗时，应注意观察患者会阴伤口有无红肿、分泌物的性状及愈合情况。若发现异常应向医生汇报并配合处理。

2.冲洗时动作应轻稳，顺序范围正确，最后擦洗肛周和肛门，防止伤口、阴道、尿道被污染。

3.每次冲洗前后，护士均应洗净双手，并注意最后冲洗伤口感染者，避免交叉感染。

4.冲洗溶液温度适中，注意保暖。

5.冲洗液与床沿的距离不超过70cm，以免因压力过大液体逆流入宫腔内或洗液与局部作用时间不足。

6.操作熟练、认真；态度和蔼，关心体贴患者。

【思考题】

（一）选择题

1.外阴/阴道冲洗的目的是

A.保持患者会阴、肛门清洁　　B.促进患者的舒适

C.防止生殖系统的逆行感染　　D.控制和治疗外阴、阴道的炎症

E.以上都对

2.关于外阴/阴道冲洗下列哪项不正确

A.一般冲洗两遍　　B.一个部位更换一个棉球或棉枝

C.冲洗液体可以随意选择　　D.外阴冲洗时应用棉球堵住阴道口

E.妇产科手术留置导尿管者

3.常规外阴/阴道冲洗次数是

A.每日1次　　B.每日3~6次

C.隔日1次　　D.每日2次

E.每日4~6次

4.外阴/阴道冲洗不适用于

A.阴道炎患者　　B.人工流产术患者

C.慢性宫颈炎患者　　D.未婚女性

E.前庭大腺囊肿患者

5.外阴/阴道冲洗的体位为

A.平卧位　　B.膀胱截石位

C.坐位　　D.侧卧位

E.蹲位

（二）病例分析题

黄女士，因“外阴瘙痒，阴道分泌物增多2天”就诊。妇科检查：外阴稍红，阴道黏膜红肿，见较多的黄色泡沫状状物，宫颈外口呈“一”字形，光滑，无接触性出血。确诊为“滴虫性阴道炎”。

1. 该患者适合选择何种阴道冲洗液？

2. 如何实施外阴阴道冲洗。

附：外阴/阴道冲洗考核标准与评价表

外阴/阴道冲洗操作考核标准与评价

姓名：　　　　班级：　　　　学号：　　　　成绩：

项目		分值	考核评价要点	应得分数	实际得分	备注
评估		5	患者的一般情况：病情是否稳定，生命体征是否正常，是否能配合操作 患者外阴清洁度及皮肤情况，外阴、阴道有无红肿、感染、流血	5 5		
操作准备	患者	3	理解操作目的、方法并愿意配合体位舒适，排空膀胱	3		
	环境	2	符合无菌操作要求，环境室温等均适宜	2		
	护士	6	核对患者信息、解释操作目的、洗手、戴口罩、带无菌手套、检查床放一次性治疗巾	6		
	用物	4	准备齐全、放置合理	4		
操作步骤	协助上检查床	5	协助患者上检查床，脱去一条裤腿 嘱其取膀胱截石位	3 2		
	外阴/阴道冲洗	45	手持冲洗壶、卵圆钳方式正确 外阴冲洗顺序、范围正确 第1遍：按自上至下，由外向内的原则 第2遍：由内向外自上而下 第3遍：同第二遍 阴道冲洗 放置阴道窥器方法、范围正确，动作轻柔 转动阴道窥器时动作轻柔，及时和病人沟通 及时擦干外阴部残留的液体 及时更换棉球，更换会阴垫	10 5 5 5 5 5 5 5		
	整理归原	15	协助患者起身、穿好裤子，并整理好床单 将一次性用品丢入医用垃圾 阴道窥器浸泡消毒 洗手，记录	5 5 3 2		

续表

项目		分值	考核评价要点	应得分数	实际得分	备注
操作评价	质量	10	操作规范、熟练、准确 关爱患者，主动沟通解释 患者感觉舒适安全，无不良反应 严格掌握注意事项	3 3 2 2		
	无菌	5	用物一人一更换	5		
关键缺陷			无人文关怀、无沟通、检查前评估不到位，步骤混乱均不及格			
总分		100		100		

（刘秋霞）

任务四　坐　浴

情景导入

黄女士，因“发现阴道脱出肿物2年，加重1个月”就诊。

妇科检查：外阴老年性改变，阴道前壁中度膨出，宫颈旧裂，部分脱出阴道口，子宫萎缩，未脱出阴道口，无接触性出血。双侧附件未见明显异常。会阴括约肌检查：盆腹肌收缩不协调，阴道松弛，轻度压力性尿失禁。遵医嘱给予患者1∶5000高锰酸钾溶液坐浴。

【工作任务】

1. 完成坐浴操作方法
2. 指导患者坐浴的注意事项。

【任务目标】

知识目标	1. 掌握坐浴的目的、适应证及操作方法。 2. 熟悉坐浴的注意事项。
能力目标	1. 能够熟练完成坐浴的操作流程。 2. 能够实施个性化健康指导。
素质目标	1. 能与患者进行有效的沟通并取得配合，促进患者的舒适。 2. 关心、理解患者，具有认真负责、严谨细心的职业态度与职业奉献精神。

【操作目的】

增强局部组织的血液循环，促进炎症吸收、减轻疼痛，促进伤口愈合，有效提高治疗效果，妇科手术前清洁局部。

【适应证】

1.用于外阴、阴道炎及子宫脱垂患者。

2.外阴、阴道手术或子宫全切术前准备。

3.自然分娩产后会阴部有切口或伤口者。

【操作前准备】

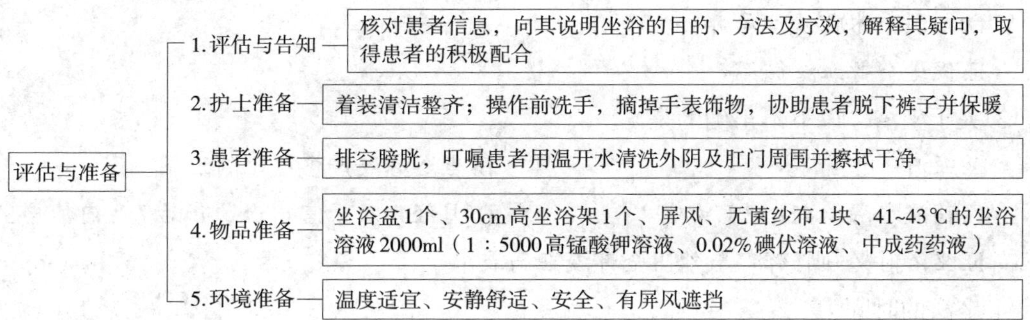

【操作方法】

坐浴

1.配置药液：将盛有约1/2盆水的坐浴盆置于30cm高的坐浴架上，按比例调好坐浴溶液，可指导患者学会调配溶液。

2.体位及时间：协助患者褪下裤子，采用蹲位或舒适坐位，将全臀和外阴浸于溶液中，持续20分钟左右。随时观察患者的情况。

3.擦干外阴部：结束后用无菌纱布垫蘸干外阴部，协助患者穿好裤子。

【操作后处理】

1.观察患者表现，听取感受。

2.协助患者穿好衣裤。

3.清洗用物整理完好，物归原处，安放有序，洗手，脱口罩，记录。

【注意事项】

1.操作前排便，排空膀胱。坐浴前用温开水清洗外阴及肛门周围。

2.坐浴溶液严格按比例配制，避免浓度过高造成皮肤黏膜灼伤，或浓度过低影响疗效。

3.药液水温以41~43℃为宜，以免水温过高烫伤皮肤及黏膜。同时注意室温和保暖。

4.月经期及子宫出血、产后7天内禁忌坐浴，避免引起上行性感染。

【思考题】

（一）选择题

1.坐浴的适应证不包括

A.阴道炎患者　　　　B.外阴、阴道手术或子宫全切术前准备

C. 产后1周内的产妇　　D. 子宫脱垂患者

E. 产后会阴部有切口或伤口者

2. 坐浴的目的不包括

A. 增强局部组织的血液循环

B. 促进炎症吸收、减轻疼痛

C. 对长期卧床生活不能自理的患者起到清洁作用

D. 妇科手术前清洁局部

E. 促进全身血液循环

3. 关于坐浴，以下不正确的是

A. 每日2次　　B. 坐浴溶液严格按比例配制

C. 药液水温以41~43℃为宜　　D. 月经期及子宫出血、产后7天内禁忌坐浴

E. 坐浴时必须将臀部与外阴全部浸在药液中

4. 坐浴的时间为

A. 10分钟　　B. 20分钟

C. 30分钟　　D. 40分钟

E. 50分钟

5. 目前常用的坐浴溶液是

A. 10%肥皂水　　B. 碳酸氢钠溶液

C. 0.5%碘伏　　D. 75%乙醇

E. 20%高锰酸钾

（二）病例分析题

患者，女，30岁，外阴瘙痒，分泌物呈黄色泡沫状，诊断为滴虫性阴道炎，遵医嘱每天需要坐浴，请指导该患者坐浴的方法和注意事项。

附：坐浴操作考核标准与评价表

坐浴操作考核标准与评价

姓名：　　班级：　　学号：　　成绩：

项目	分值	考核评价要点	应得分数	实际得分	存在问题
评估	10	患者的一般情况：病情是否稳定；生命体征是否正常；是否能配合操作	5		
		患者的局部情况：会阴及肛门周围是否清洁、有无血污；会阴部伤口处皮肤是否有红、肿、热、痛等感染症状；有无留置导尿管	5		

续表

项目		分值	考核评价要点	应得分数	实际得分	存在问题
操作准备	患者	3	理解操作目的、方法并愿意配合，体位舒适，排空膀胱	3		
	环境	2	符合无菌操作要求，环境室温等均适宜	2		
	护士	3	核对患者信息、解释操作目的、洗手、戴口罩、无菌手套	3		
	用物	2	准备齐全、放置合理	2		
操作步骤	协助安置体位	10	用温开水清洗外阴及肛门周围并擦干 协助患者脱去裤子，采用蹲位或舒适坐位	5 5		
	坐浴操作方法	45	将坐浴盆置于30cm高坐浴架上，盆内约1/2盆的水教会病人按比例配制好坐浴溶液 协助患者褪下裤子，采用蹲位或舒适坐位将全臀和外阴泡于溶液中 持续20分钟左右 随时观察病人的情况 结束后用无菌纱布垫擦干外阴部	10 10 10 5 5 5		
	整理归原	10	协助患者起身，穿好裤子，并整理好床单 将一次性用品入医用垃圾 坐浴盆浸泡消毒 洗手，记录	3 2 3 2		
操作评价	质量	10	操作规范，熟练准确 关爱患者，主动沟通解释 患者感觉舒适安全，无不良反应 严格掌握注意事项	3 3 2 2		
	无菌	5	用物一人一更换	5		
关键缺陷			无人文关怀、无沟通、检查前评估不到位，步骤混乱均不及格			
总分		100		100		

（吴　萍　刘秋霞）

任务五　阴道或宫颈上药

情景导入

黄女士，因“产后3个月，外阴瘙痒，分泌物增多带血丝2天”就诊。

妇科检查示：外阴稍红，阴道黏膜红肿，见较多的白色膜状物，宫颈外口呈“一”字形，9点处有轻微裂伤、出血。白带常规显示：假丝酵母菌阳性，线索细胞阴性，滴虫阴性，白细胞(++++)，确诊为“外阴阴道假丝酵母菌病”。遵医嘱：“4%碳酸氢钠溶液，阴道冲洗；达克宁栓1枚入阴道，云南白药宫颈上药”。

【工作任务】

1. 完成阴道、宫颈上药操作方法。

2. 指导患者阴道、宫颈上药的注意事项。

【任务目标】

知识目标	掌握阴道、宫颈上药的目的、适应证及操作方法。
能力目标	1. 能够熟练完成阴道、宫颈上药的操作流程。 2. 能够实施健康指导。
素质目标	1. 能与患者进行有效的沟通并取得配合，促进患者的舒适。 2. 关心、理解患者，具有认真负责、严谨细心的职业态度与职业奉献精神。

【操作目的】

常用于各种阴道炎、宫颈炎局部治疗及术后阴道残端炎症的治疗。

【适应证】

1. 各种阴道炎、宫颈炎患者。

2. 手术后阴道残端炎症的治疗。

【操作前准备】

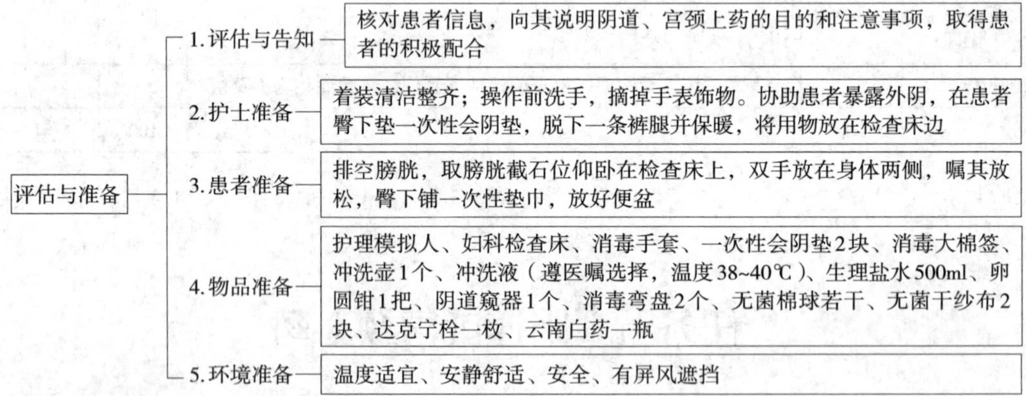

【操作步骤】

阴道、宫颈上药

1. 外阴阴道、冲洗：（同本项目中任务三）。

2. 拭净：用卵圆钳夹棉球（或大棉签）拭净阴道。

3. 阴道后穹窿塞药：凡栓剂、片剂、丸剂可用卵圆钳夹药片后沿阴道后壁推至阴道后穹窿，或者由护士戴上无菌手套后用示指及中指夹住药片直接放入阴道后穹窿（图4-9）。

4. 喷雾器上药：粉剂可用喷雾器吸药粉对准炎性组织表面进行喷射，边退阴道窥器边喷药物，使宫颈、阴道壁均能喷洒上药物（图4-10）。

阴道、宫颈上药

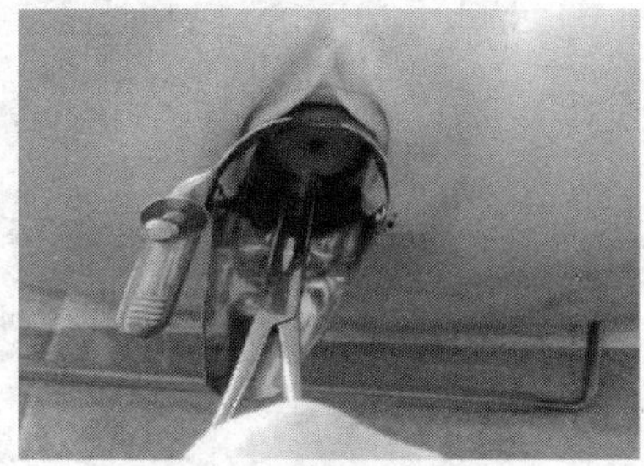

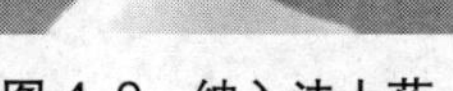

图 4-9　纳入法上药

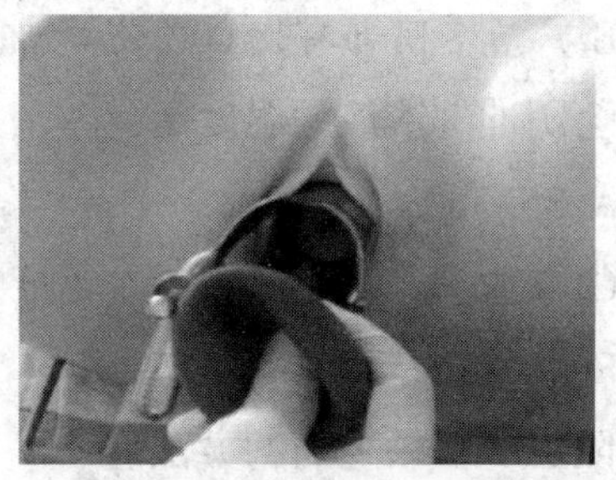

图 4-10　喷雾器上药

5.涂抹上药：

（1）腐蚀性药物：将蘸药粉或药液的长棉签涂抹宫颈糜烂面，再插入宫颈管内0.5cm，用生理盐水棉球洗去表面残余的药液，用干棉球吸干，注意保护正常组织，每周一次，2~4次为一疗程。

（2）非腐蚀性药物：将蘸药粉或药液的长棉签涂抹炎性组织表面，每天一次，7~10天为一疗程。

6.宫颈棉球上药：将带有线尾的无菌棉球蘸药粉或药液置于宫颈处，将线尾留在阴道外，嘱患者12~24小时自行牵引线尾将其取出。

【操作后处理】

1.清洗阴道窥器，更换臀垫。

2.观察患者表现，听取感受。

3.协助患者穿好衣裤、下床。

4.整理用物，物归原处，安放有序，洗手，脱口罩，记录。

【注意事项】

1.操作前了解患者性生活史，未婚者一般不做阴道、宫颈局部上药，禁用阴道窥器。必要时可用长棉签涂擦，注意捻紧棉签上的棉花，涂药时向同一方向转动，以防棉花脱落难于取出。

2.月经期及子宫出血者不宜采用阴道给药，避免引起上行性感染。

3.用药期间禁止性生活。

4.阴道后穹窿塞药应在晚上或休息前进行，避免起床后脱落。

5.应用腐蚀性药物时只涂局部病灶。注意保护阴道壁、宫颈正常组织，上药前先将干棉球或纱布垫于阴道后壁及后穹窿处，蘸取药液不要太多，以免药液灼伤，涂药后注意及时取出棉球或纱布。

6.应用非腐蚀性药物时，应转动窥器，确保阴道壁均匀涂布药物。

【思考题】

（一）选择题

1.阴道上药的适应证不包括

A.各种阴道炎患者　　　　B.慢性宫颈炎患者

C.阴道、宫颈手术术后的患者　　　　D.月经过多

E. 产后会阴部有切口或伤口者

2. 会阴冲洗溶液的温度是

A. 35~38℃　　B. 38~41℃

C. 温水　　D. 37~39℃

E. 溶液自身的温度即可

3. 阴道、宫颈上药的方法有

A. 纳入、喷撒法　　B. 冲洗法

C. 注射法　　D. 涂抹法

E. 穴位涂抹法

4. 滴虫性阴道炎首选的药物是

A. 甲硝唑栓　　B. 制霉菌素片

C. 达克宁栓　　D. 消糜栓

E. 保妇康栓

5. 关于阴道、宫颈上药不正确的有

A. 应用腐蚀性药物时只涂局部病灶

B. 应用腐蚀性药物时，应转动窥器，确保阴道壁均匀涂布药物

C. 未婚者一般不做阴道、宫颈局部上药，禁用窥器

D. 月经期阴道炎严重患者可采用阴道给药

E. 用药期间禁止性生活

附：阴道或宫颈上药操作考核标准与评价表

阴道或宫颈上药操作考核标准与评价

姓名：　　班级：　　学号：　　成绩：

项目		分值	考核评价要点	应得分数	实际得分	存在问题
评估		10	患者的一般情况：病情是否稳定；生命体征是否正常；是否能配合操作	5		
			患者的局部情况：会阴及肛门周围是否清洁、有无血污；会阴部伤口处皮肤是否有红、肿、热、痛等感染症状	5		
操作准备	患者	3	理解操作目的、方法并愿意配合体位舒适，已排空膀胱	3		
	环境	2	符合无菌操作要求，环境室温等均适宜	2		
	护士	3	核对患者信息、解释操作目的、检查床放一次性会阴垫洗手、戴口罩、无菌手套	3		
	用物	2	准备齐全、放置合理	2		

续表

项目		分值	考核评价要点	应得分数	实际得分	存在问题
操作步骤	协助上检查床	10	协助患者上检查床，脱去一条裤腿 嘱其取膀胱截石位	5 5		
	外阴/阴道冲洗	25	手持冲洗壶、卵圆钳方式正确 外阴冲洗顺序、范围正确 放置阴道窥器方法正确，动作轻柔 阴道冲洗方法、范围正确 转动阴道窥器时动作轻柔，及时和病人沟通 及时擦干外阴部残留的液体 及时更换棉球，更换会阴垫	2 5 4 5 3 3 3		
	上药方法	20	纳入法：选择药物正确，操作手法正确 喷洒法：选择药物正确，操作手法正确，注意保护正常组织 涂抹上药：腐蚀性药物、非腐蚀性药物方法及注意事项 宫颈棉球上药：放置方法及棉球取出时间	5 5 5 5		
	整理归原	10	协助患者起身，穿好裤子，并整理好床单 弃掉臀部垫巾将一次性用品入医用垃圾 阴道窥器浸泡消毒 洗手，记录	2 3 3 2		
操作评价	质量	10	操作规范，熟练准确 关爱患者，主动沟通解释 患者感觉舒适安全，无不良反应 严格掌握注意事项	3 3 2 2		
	无菌	5	用物一人一更换	5		
关键缺陷			无人文关怀、无沟通、检查前评估不到位，步骤混乱均不及格			
总分		100		100		

（吴　萍　刘秋霞）

书网融合……

答案解析

微课1

微课2

微课3

微课4

微课5

微课6

项目五 妇科常用诊疗技术护理

任务一 阴道后穹窿穿刺术

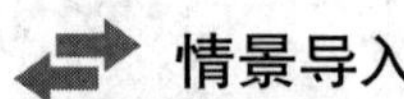

情景导入

李女士，女，28岁，G_3P_2。因停经50天，阴道流血1周，突发左下腹痛伴头晕2小时来院就诊。入院查：尿hCG（+）。超声提示：宫腔内膜厚，宫腔内未见妊娠囊，盆腔有积液。

【工作任务】

1.评估产妇目前情况，制定处理原则。

2.完成阴道后穹窿穿刺。

3.分析穿刺结果的临床意义。

【任务目标】

知识目标	1.掌握阴道后穹窿穿刺的临床意义、适应证及禁忌证。 2.熟悉阴道后穹窿穿刺术步骤及手术护理。
能力目标	1.能独立完成阴道后穹窿穿刺术的术前准备、术中配合及术后护理。 2.能够协助医生分析检查结果。
素质目标	1.能与患者进行有效的沟通并取得配合，减少对操作的恐惧。 2.尊重关爱妇女，保护患者的隐私，具有职业担当与奉献精神。

【操作目的】

穿刺抽取盆腔内积液用于协助临床诊断，联合超声引导下进行阴道后穹窿穿刺注药治疗，联合超声引导下进行阴道后穹窿穿刺取卵用于辅助生殖。

【适应证】

1.腹腔内出血，如异位妊娠、黄体破裂或卵巢囊肿破裂出血等。

2.疑有盆腔积脓、积液、囊肿者，穿刺了解脓肿、积液、囊肿的性质，引流及局部注射药物治疗。

3. 穿刺取卵，用于助孕技术。

【禁忌证】

1. 严重盆腔粘连者。
2. 子宫直肠凹占位性病变。
3. 异位妊娠准备行非手术治疗者。

【操作前准备】

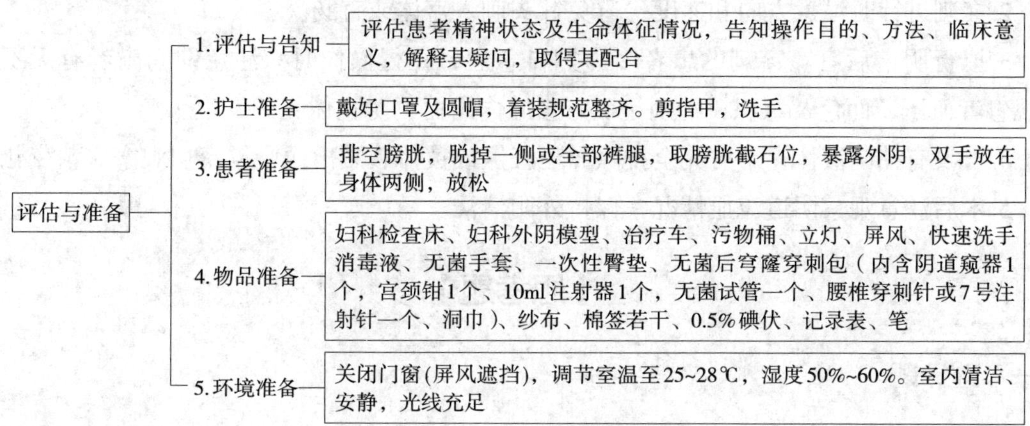

【操作方法】

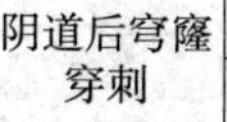

1. 消毒铺巾： 消毒外阴、阴道及宫颈，铺无菌孔巾。

2. 妇科检查： 双合诊确定子宫大小、位置。

3. 消毒暴露： 放置并固定阴道窥器，暴露阴道，卵圆钳夹取蘸有0.5%碘伏棉球再次消毒阴道及阴道穹窿。用宫颈钳夹宫颈后唇，向上提拉子宫颈，充分暴露后穹窿，再次消毒。

4. 穿刺操作： 用10ml无菌注射器于后穹窿正中点或偏患侧（最膨隆处），即阴道后壁与宫颈后唇交界处稍下方，以水平稍向后的方向平行刺入2~3cm，当穿刺针通过阴道壁有落空感时，表示已进入子宫直肠陷凹，立即抽吸（图5-1），若无液体抽出，可调整针头方向或进针深度或边退针边抽吸。若抽出液体，停止退针，继续抽吸至满足检验需要即可拔针，用纱布压迫局部止血。

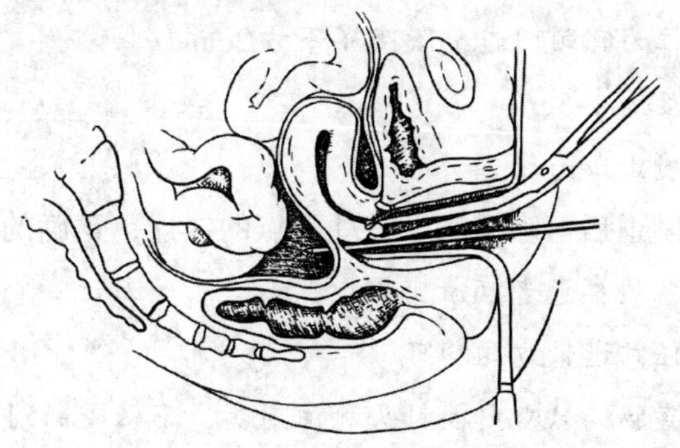

图5-1　经阴道后穹窿穿刺

5. 穿刺完毕： 取下宫颈钳、阴道内棉球及阴道窥器。

6. 观察抽出液体颜色及性状： 如抽出血液，放置片刻凝固，为血管内血液。超过6分钟仍不凝固，为腹腔内出血；若抽出其他液体性质不明，应标记送检。

7. 穿刺点止血： 拔出穿刺针后，如有活动性出血，用无菌棉球压迫止血，血止后取出阴道窥器。

【操作后处理】

1.清洗阴道窥器，撤去一次性臀垫。

2.协助患者穿好衣裤、下床，洗手。

3.整理用物，洗手，记录。

【注意事项】

1.注意保暖，保护产妇私隐。

2.穿刺进针时注意方向和速度，避免针头刺入宫体或直肠。

3.拟行阴道后穹窿穿刺的患者多为妇科急症，在行操作时，注意询问患者有无不适，需观患者血压、面色及意识，特别是疑有腹腔内出血，防止休克的发生。

4.若没有抽出液体，不可完全排除异位妊娠或黄体破裂出血，需密切观察病情变化。

5.术后注意观察阴道流血情况，保持外阴清洁。

【思考题】

（一）选择题

1.有助于异位妊娠诊断的检查不包括

A.盆腔检查　　B.妊娠检查

C.B型超声　　D.大便隐血试验

E.阴道后穹窿穿刺

2.下列关于阴道后穹窿穿刺术的描述，正确的是

A.术前排空膀胱

B.手术体位为仰卧位

C.穿刺部位为宫颈阴道黏膜交界下方2cm

D.穿刺深度为4~5m

E.出血时用止血药

3.下列关于阴道后穹窿穿刺术护理要点的描述，正确的是

A.术中注意观察患者病情变化

B.穿刺时任意进针方向均可

C.如误入直肠，只需更换针头和注射器，不必重新消毒

D.抽出血液凝固者，为腹腔内血液

E.抽出物为脓液，丢弃

4. 某妇女，32岁，妇科检查阴道正常，对其解剖特点叙述正确的是

A. 阴道腔上窄下宽

B. 阴道前穹窿顶端为腹腔最低处

C. 阴道位于膀胱和尿道之间

D. 阴道开口于阴道前半部

E. 阴道后穹窿顶端为子宫直肠陷凹

5. 有关后穹窿穿刺的适应证，以下错误的是

A. 对疑有腹腔内出血的患者可以抽出凝血

B. 对疑有盆腔积脓的患者进行辅助诊断

C. 对于可疑恶性肿瘤的患者，可以通过穿刺留取腹水进行细胞学检查

D. 可以在超声引导下进行包裹性积液的穿刺

E. 可以对上皮性卵巢肿瘤进行穿刺诊断

（二）案例分析题

患者，女，26岁，已婚，以往月经规律。现停经45天，晨起有恶心呕吐，阴道少量流血1周，无明显腹痛，妇科检查：阴道少量流血，子宫正常大小。1周后，患者因“下腹疼痛，持续性阴道流血”入院妇科检查，阴道少量血液，宫口闭，有举痛，子宫中位，大小不清，后穹窿饱满。入院诊断：阴道流血查因，异位妊娠？

1. 评估患者目前的情况，口述此时最主要的处理是什么？

2. 口述阴道后穹窿穿刺术的步骤、术前准备、手术配合及注意事项？

（庄佳娥）

任务二　宫颈脱落细胞学检查

PPT

PPT

情景导入

患者，女，38岁，因“外阴瘙痒、白带增多一周”来院就诊，要求行白带检查。患者自述既往有慢性宫颈炎病史，担心宫颈有病变，想做进一步检查。

【工作任务】

1. 评估患者目前情况，制定检查方法。

2. 完成宫颈脱落细胞检查操作。

【任务目标】

知识目标	1.掌握宫颈细胞学检测的目的、适应证及禁忌证 2.熟悉宫颈细胞学检测三种方法的步骤及操作护理
能力目标	1.能独立完成宫颈细胞学检测三种方法的准备、操作配合 2.能够协助医生分析检查结果
素质目标	1.能与患者进行有效的沟通并取得配合，减少其对操作的恐惧 2.尊重关爱妇女，保护患者的隐私，具有职业担当与奉献精神

【操作目的】

通过对宫颈阴道部、宫颈管脱落细胞检查，进行宫颈癌前病变、宫颈癌的筛查，达到早发现、早诊断、早治疗的目的。

【知识要点】

1.宫颈刮片：宫颈刮片是早期宫颈癌筛查重要方法，简单易于操作，但因其为人肉眼识别，难免会有误差。阴道细胞学巴氏分类法：巴氏Ⅰ级为正常；巴氏Ⅱ级提示炎症；巴氏Ⅲ级提示可疑癌；巴氏Ⅳ级提示高度可疑癌；巴氏Ⅴ级提示癌。

2.液基细胞学检查（TCT）：采用锥形刷头刷取宫颈鳞-柱状上皮交界处组织细胞后，将采集到的组织细胞放置到特质的保存液中，经离心、电脑全自动控制染色等技术，处理制成病理涂片，每张涂片单独染色，无漂浮物或细胞交叉感染。人工肉眼在显微镜下阅片，按TBS法做出诊断报告，对宫颈癌细胞的检出率为100%，同时检测微生物感染，如霉菌、滴虫、病毒、衣原体等。与传统的宫颈刮片巴氏涂片检查相比，明显提高了标本的满意度及宫颈异常细胞检出率。所以，TCT检查技术是目前应用于妇女宫颈癌筛查的最先进的技术。

3. HPV病毒（人乳头瘤病毒）：HPV病毒分为高危型和低危型，高危型HPV与女性宫颈癌发病具有一定的相关性，而低危型HPV病毒感染可能会造成尖锐湿疣等良性疾病的发生。

4. HPV-PCR检测：HPV-PCR检测是一种HPV病毒的检测方法，该方法通过使用PCR的技术手段进行HPV病毒的DNA检查。PCR技术是目前公认的最好的HPV病毒检测方法。在各种HPV病毒检测中属于准确率比较高的检测方法。它具有灵敏度高、特异性强的优势，通过PCR检测可以判断患者体内是否存在HPV病毒感染。

【适应证】

1. 21~65岁有性生活的女性，每1~2年筛查一次。

2.有不良性行为习惯，如多个性伴侣、过早性交、不洁性生活。

3.有接触性出血、不规则的阴道流血及流液、妇检发现宫颈异常者。

4.高危人群的复查，如有过细胞学检查异常、宫颈HPV感染、宫颈癌前病变及宫颈癌治疗后的复查。

5.因生殖器良性肿瘤行子宫全切术的手术前检查。

6.宫颈癌及癌前病变的常规筛查。

【禁忌证】

1.生殖系统急性炎症。

2.月经期或不规则阴道流血。

3. 24小时内有性行为或阴道灌洗或上药处理者。

4. HPV接种或感染治疗3个月内不宜行宫颈脱落细胞HPV-PCR检测。

【操作前准备】

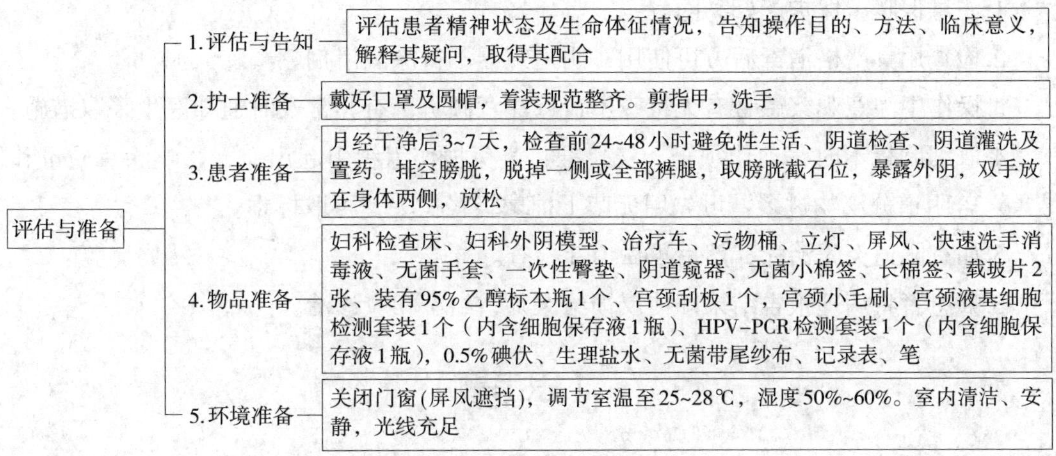

【操作方法】

宫颈细胞学检查

1.阴道窥器暴露宫颈

2.取材

（1）宫颈刮片：用木制宫颈刮板尖端渗入宫颈内口，在宫颈外口鳞-柱状上皮交界处，以宫颈外口为中心轻轻刮取一周（图5-2），立即在载玻片上沿同一方向推移，制成均匀涂片，将涂片立即放入95%乙醇标本瓶，固定15~30分钟。

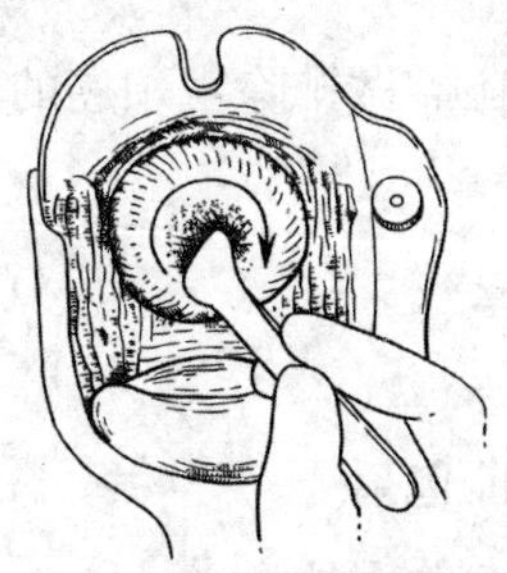

图5-2　宫颈刮片检查

（2）液基薄层细胞学检查（TCT）：检查者先用大棉签拭净阴道上端及宫颈表面的黏液及分泌物，将锥型“细胞刷头”中央尖端深入子宫颈管内，深度达子宫外口上方10mm左右，两侧“细胞刷头”置于宫颈外口与宫颈管交界处，吻合宫颈外口，同一方向旋转刷柄1~2圈后取出，旋转“细胞刷”将标本脱落于细胞保存液中。盖紧瓶盖，贴上条形码，瓶身备注患者姓名。

（3）宫颈脱落细胞HPV-PCR检测：使用HPV-PCR专用的宫颈刷采集宫颈细胞样本，方法同TCT取材。

3.撤出阴道窥器

【操作后处理】

1. 清洗阴道窥器，更换臀垫。

2. 协助患者穿好衣裤、下床，洗手。

3. 核对患者信息，填写病理检查申请单，标本贴好标记，连同申请单一起送病理科检验。

4. 污物处理，整理用物，洗手，记录。

【注意事项】

1. 注意保暖，保护产妇私隐。

2. 检查用具严格消毒后方可使用，阴道窥器不得涂润滑剂。

3. 操作中注意观察患者有无特殊不适，注意倾听，有异常及时通知医生采取措施。

4. 取细胞标本时，动作须轻、稳、准，避免损伤组织引起出血，影响涂片质量和检查结果。若阴道分泌物过多，可先用无菌干棉球轻轻拭去，再取标本。

5. 如有阴道炎先治疗，然后再做TCT检查。

6. 嘱患者将病理报告结果即使反馈给医师，给予相应诊治。

【思考题】

（一）选择题

1. 宫颈细胞学检查的禁忌证是

A. 异常闭经　　B. 宫颈炎症

C. 宫颈癌筛选　　D. 宫腔占位病变

E. 月经期

2. 医生行盆腔检查后，还需做排除宫颈癌的辅助检查项目是

A. CT检查　　B. 生理盐水悬滴法检查

C. 宫颈液基细胞学检查　　D. B超检查

E. 阴道镜检查

3. 宫颈细胞学筛查适应证包括

A. 需要进行宫颈癌筛查的女性患者

B. 阴道炎症急性期

C. 月经期

D. 24小时内有性行为者

E. 24小时内有阴道灌洗或上药处理者

4. 宫颈细胞学检查取检部位是

A. 宫颈内口与宫颈管交界处　　B. 宫颈外口与宫颈管交界处

C. 宫颈阴道部　　D. 宫颈管内

E. 宫颈穹窿部

5. 宫颈癌筛查的对象不包括

A. 21岁有性生活者　　B. 宫颈接触性出血

C. 70岁从未进行宫颈癌筛查　　D. 有异常阴道排液者

E. 子宫全切除术后女性

4. 宫颈脱落细胞HPV-PCR检测的对象为

A. 有性生活者　　B. 宫颈接触性出血常规检查

C. 行宫颈癌筛查阴性者常规检查　　D. 有异常阴道排液者

E. HPV感染治疗后

（二）案例分析题

患者，女，38岁，阴道分泌物增多3个月，因同房后出血前来就诊。妇科检查发现宫颈重度糜烂，子宫大小正常，双侧附件未见异常。诊断为慢性宫颈炎。

1. 评估患者目前情况，口述此时最主要的处理。

2. 口述宫颈脱落细胞学检查步骤、术前准备、手术配合及注意事项。

（庄佳娥）

PPT

任务三　宫颈黏液检查

情景导入

患者，女，36岁，婚后半年，平素月经规律，未采取避孕措施，一直未怀孕，故医院就诊，盆腔B超、妇科内诊没见异常，为了解卵巢功能，医生为其进行宫颈粘液检查，请协助医生完成该检查操作。

【工作任务】

1. 完成宫颈黏液检查方法。

2. 分析宫颈黏液检查结果及临床意义。

【任务目标】

知识目标	1.掌握宫颈黏液检查的临床意义、适应证及禁忌证。 2.熟悉宫颈黏液检查步骤及操作护理。
能力目标	1.能独立完成宫颈黏液检查的准备、操作配合。 2.能够协助医生分析检查结果。
素质目标	1.能与患者进行有效的沟通并取得配合，减少其对操作的恐惧。 2.尊重关爱妇女，保护患者的隐私，具有职业担当与奉献精神。

【操作目的】

根据宫颈黏液的量、透明度和结晶类型了解有无排卵，间接了解卵巢功能。

【知识要点】

1.月经过期，宫颈黏液涂片镜下仅见排列成行的椭圆体，不见羊齿植物叶状结晶，持续2周以上，则可能为妊娠。

2.宫颈黏液的形态分下列五型。

Ⅰ型——典型结晶：主支粗、硬、直，分支密而长。见于排卵前或正在接受雌激素治疗。

Ⅱ型——较典型结晶：类似I型但主支软弯曲，分支少而短，像树枝落雪后的形态。见于月经周期8~12天，若于临近排卵时出现，提示体内雌激素水平较低。

Ⅲ型——不典型结晶：形象较模糊，结晶细小，残缺不全，像金鱼草状树。见于月经第7~8天、排卵后3~4天。

Ⅳ型——椭圆体结晶：主要为椭圆小体，顺同一方向排列成行，见于月经第22~26天及妊娠期。

Ⅴ型——无任何结晶：提示卵巢功能低下。

正常月经周期中，在卵巢激素作用下，宫颈黏液结晶呈现规律性变化。一般月经第7天左右出现Ⅲ型结晶，随着雌激素水平的逐渐增高，转变为Ⅱ型，以至Ⅰ型，约在月经周期的第22天转为椭圆小体。宫颈黏液检查只做一次检查，临床意义不大。应结合月经周期进行动态观察。一般于月经第8~9天、12~14天、17~19天、22~23天，分别取黏液，观察其变化。

【适应证】

不孕女性，了解排卵情况。

【禁忌证】

1.生殖系统急性炎症。

2.月经期或不规则阴道流血。

3. 24小时内有性行为或阴道灌洗或上药处理者。

【操作前准备】

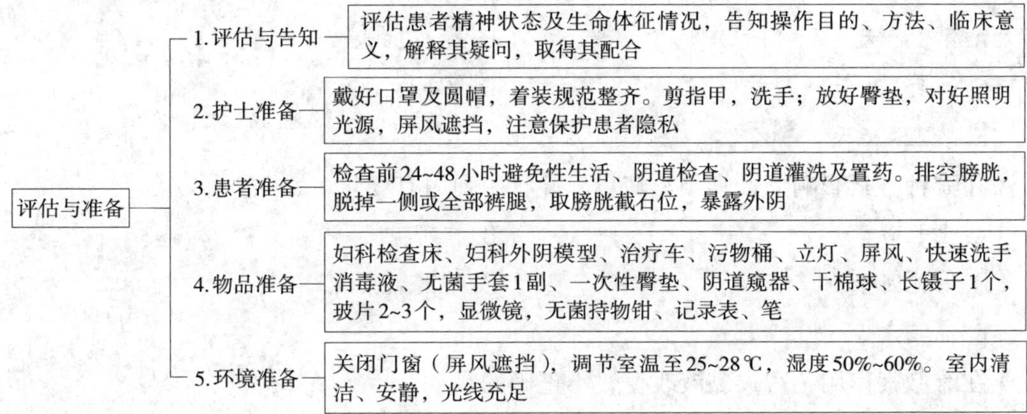

【操作方法】

宫颈黏液检查

- **1. 阴道窥器暴露宫颈：** 观察宫颈外口形状、宫颈黏液量、透明度、黏稠度。用干棉球拭净宫颈及阴道穹窿的分泌物。
- **2. 取材：** 检查者用长镊子伸入宫颈管内1cm左右，夹取黏液。
- **3. 观察拉丝度：** 张开镊子，观察黏液拉丝长度；再将夹取的黏液放在玻片上，沿一个方向涂抹拉丝的最大长度。
- **4. 观察结晶：** 将玻片晾干，在低倍显微镜下观察结晶形态。
- **5. 撤出阴道窥器**

【操作后处理】

1. 清洗阴道窥器，更换臀垫。

2. 协助患者穿好衣裤、下床。

3. 整理用物，洗手，记录。

【注意事项】

1. 注意保暖，保护产妇私隐。

2. 阴道炎、宫颈炎对宫颈黏液有影响，应治愈后检查。

3. 宫颈黏液检查是一项简单快速的诊断方法，只做一次检查，临床意义不大。必要时连续观察。

【思考题】

（一）选择题

1. 宫颈黏液出现典型羊齿植物叶状结晶时，提示月经周期的

A. 月经前　　B. 月经期

C. 月经后　　D. 排卵前

E. 排卵后

2. 子宫颈黏液结晶出现椭圆小体，提示月经周期的

A. 第1~5天　　B. 第7~14天

C. 第15~28天　　D. 第18~20天

E. 第22~26天

3. 在哪种激素影响下，宫颈黏液量、性状、弹力有变化

A. 生长激素　　B. 前列腺素

C. 细胞因子　　D. 卵巢激素

E. 催乳素

4. 在雌激素作用，宫颈黏液改变，不正确的是

A. 稀薄　　B. 透明

C. 量多　　D. 拉丝度好

E. 椭圆小体结晶

5. 在孕激素作用，宫颈黏液改变，不正确的是

A. 稠厚　　B. 混浊

C. 量少　　D. 拉丝度下降

E. 羊齿植物叶状结晶

（二）案例分析题

王女士，30岁，G_1P_1，育有1女4岁，现计划生育二胎，平素月经规律，月经周期28天，经期5天，量中等，无痛经，现月经第14天，前来医院检查有无排卵，因王女士膀胱充盈度不足，无法做B超，医生建议其做宫颈黏液检查。

1. 宫颈黏液检查观察内容有哪些？其临床意义是什么？

2. 宫颈黏液检查注意事项是什么？

（庄佳娥）

任务四　宫颈活组织检查

PPT

PPT

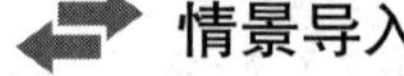

情景导入

林女士，30岁，阴道分泌物增多4个月，近20天出现血性白带，检查宫颈重

度糜烂、触之易出血，子宫正常大小，两侧附件正常。宫颈液基细胞学检测提示：ASC-H，宫颈脱落细胞HPV-PCR检测18型（+）。

【工作任务】

1.评估患者目前情况，制定处理方法。

2.完成宫颈活组织检查操作。

【任务目标】

知识目标	1.掌握宫颈活组织检查的适应证及禁忌证。 2.熟悉宫颈活组织检查步骤及操作护理。
能力目标	1.能叙述宫颈活组织检查的目的、适应证及禁忌证。 2.能独立完成宫颈活组织检查的术前准备、操作配合及术后宣教。
素质目标	1.能与患者进行有效的沟通并取得配合，减少其对操作的恐惧。 2.尊重关爱妇女，保护患者的隐私，具有职业担当与奉献精神。

【操作目的】

协助临床对CIN，尤其是高级别CIN的确诊，协助临床对宫颈癌的确诊。

【适应证】

1.子宫颈脱落细胞学涂片检查巴氏Ⅲ级或Ⅲ级以上。

2.子宫颈脱落细胞学涂片检查巴氏Ⅱ级经治疗后仍为Ⅱ级。

3.阴道镜诊断为宫颈HSIL或可疑癌者。

4.阴道镜诊断为宫颈LSIL，但细胞学提示ASC-H及以上者。

5.疑有宫颈癌或慢性特异性炎症，需进一步明确诊断者。

【禁忌证】

1.生殖系统急性炎症。

2.月经期或不规则阴道流血。

3.有凝血机制异常。

4.全身严重合并症不能耐受者。

【操作前准备】

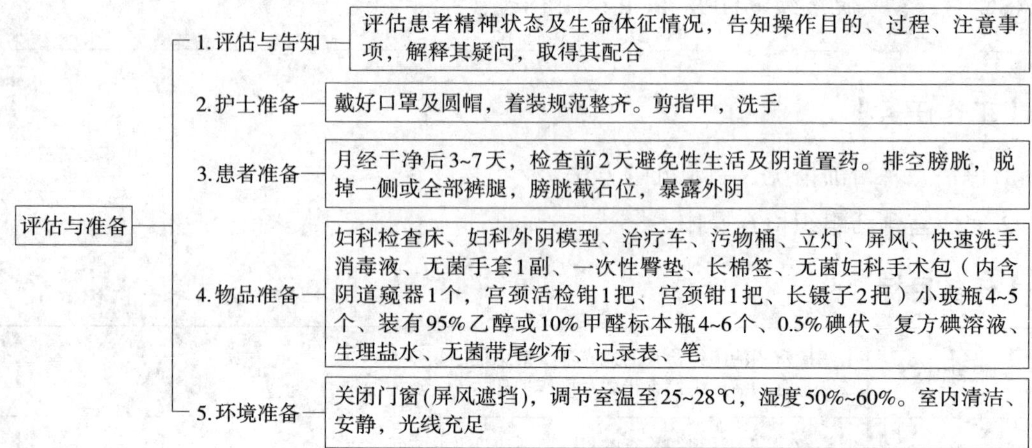

【操作方法】

宫颈活组织检查

1.消毒铺巾：消毒外阴、阴道及宫颈，铺无菌孔巾。

2.妇科检查：双合诊确定子宫大小、位置。

3.消毒暴露：放置并固定阴道窥器，暴露阴道、子宫颈，用干棉球将宫颈黏液及阴道分泌物拭净，局部消毒。

4.取材

（1）用宫颈钳夹持子宫颈前唇，用活检钳在宫颈外口鳞-柱状上皮交界处3、6、9、12等四处钳取组织，也可在或多点钳取组织（图5-3）。钳取上皮全层及部分间质。

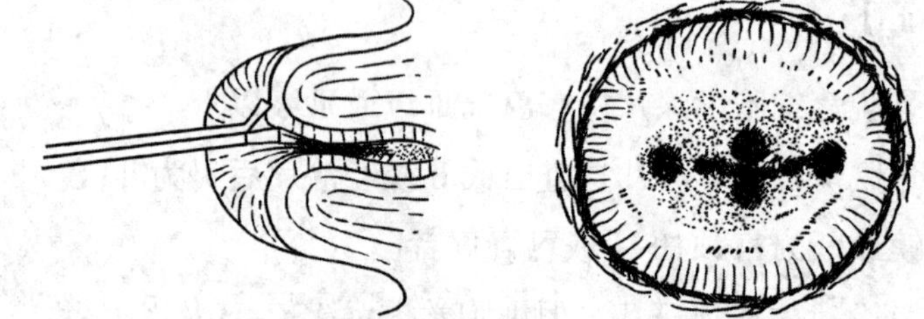

图5-3　子宫颈活检

（2）确诊为宫颈癌，为明确病理类型或浸润深度病变最严重区单点取材。

（3）可借助阴道镜定位取材。

（4）子宫颈阴道部涂复方碘溶液，在不着色区取材。

（5）可疑为颈管内病变者，也可用小号刮匙刮取颈管内组织。

5.取下阴道窥器

6.止血：钳夹组织后在阴道内填塞无菌带尾线纱布卷1块压迫止血，尾端留于阴道口外。若活检处出血较多，可用云南白药棉球压迫止血。

7.固定标本：取出组织分别放入装有95%乙醇或甲醛小瓶内浸泡固定，做好标记。

【操作后处理】

1.核对患者信息，填写病理活组织检查申请单，连同密封并贴好患者信息的标本瓶一起及时送检。

2.协助患者穿好裤子，撤去一次性臀垫。

3.术后患者需留院观察1小时，注意阴道流血情况。

4.整理用物，洗手，记录。

【注意事项】

1.注意保暖，保护产妇私隐。

2.操作中及时为医师传递所需物品，观察患者在操作过程中有无特殊不适，注意倾听，有异常及时通知医生采取措施。

3.嘱患者术后注意观察有无阴道流血，避免用力，24小时后自行取出阴道带尾纱。取出带尾纱若仍有阴道流血，应及时返院。保持外阴清洁，禁性生活及盆浴1个月。

4.告知患者及时领取病检报告并及时将结果反馈医生。

【思考题】

（一）选择题

1.宫颈活检的护理要点，正确的是

A.月经期不宜检查，月经前期可行检查

B.生殖器急性炎症在积极抗感染下行检查

C.在碘着色区域钳取宫颈组织留检

D.术后24小时后患者自行取出棉球

E.术后禁性生活和盆浴2周

2.宫颈活检时患者采取的体位是

A.平卧位　　B.半卧位

C.仰卧位　　D.膀胱截石位

E.俯卧位

3.宫颈多点活检常用检查方法主要是指

A.局部活组织检查　　B.阴道镜检查

C.诊断性宫颈锥形切除术　　D.ECC术

E.分段诊刮术

4.检查术后的护理要点是

A.观察阴道流血情况，若出现像经期一样，应及时就诊

B.嘱其保持会阴部清洁，当晚不宜清洗外阴

C.指导患者术后1个月禁止激烈运动、禁止盆浴及阴道灌洗

D.不吃活血的食物药物

E.以上都是

5. 下面那项不是宫颈活检术所需材料

A. 知情同意书、申请单、信息反馈表　B. 病理玻璃瓶、甲醛固定液

C. 标签、妇检　D. 扩阴器、垫巾

E. 探宫棒

（二）案例分析题

患者，女，46岁，白带增多一年，偶尔呈粉红色，近三个月有性交后出血，月经尚规则，妇科检查见宫颈中度糜烂，子宫正常大小，质软、双侧附件无异常。

1. 评估患者目前情况，口述此时最主要的处理。

2. 口述宫颈活检术操作步骤、术前准备、护理配合及注意事项。

（庄佳娥）

任务五　诊断性刮宫术

情景导入

患者，女，36岁。工作紧张，近2年来未避孕，欲生育，但一直未孕。月经不规则，经期延长。诊断考虑：原发不孕症。

【工作任务】

1. 快速评估患者目前，制定处理原则。

2. 为了解卵巢有无排卵，完成诊断性刮宫操作。

【任务目标】

知识目标	1. 掌握诊断性刮宫的适应证及禁忌证。 2. 熟悉诊断性刮宫术步骤及手术护理。
能力目标	1. 能叙述诊断性刮宫的目的、适应证及禁忌证。 2. 能独立完成诊断性刮宫术的术前准备、术中配合及术后护理。
素质目标	1. 能与患者进行有效的沟通并取得配合，减少其对操作的恐惧。 2. 尊重关爱妇女，保护患者的隐私，具有职业担当与奉献精神。

【操作目的】

1. 止血

2. 明确诊断

（1）一般诊断性刮宫：刮取宫腔内膜或其他组织进行病理学检查，以明确和治疗宫腔

疾病，也可了解排卵情况。

（2）分段诊断性刮宫：区分子宫内膜癌和子宫颈管癌。

【适应证】

1. 一般诊断性刮宫：①异常子宫出血需明确诊断者；②不孕症帮助了解是否排卵、有无子宫内膜病变；③宫腔内有妊娠物残留、功血明确诊断及止血。

2. 分段诊断性刮宫：明确疾病原发部位，对某些疾病进行正确分期。

【禁忌证】

1. 生殖系统急性炎症。

2. 患者合并严重心肺疾病不能耐受者。

3. 体温>37.5℃。

【操作前准备】

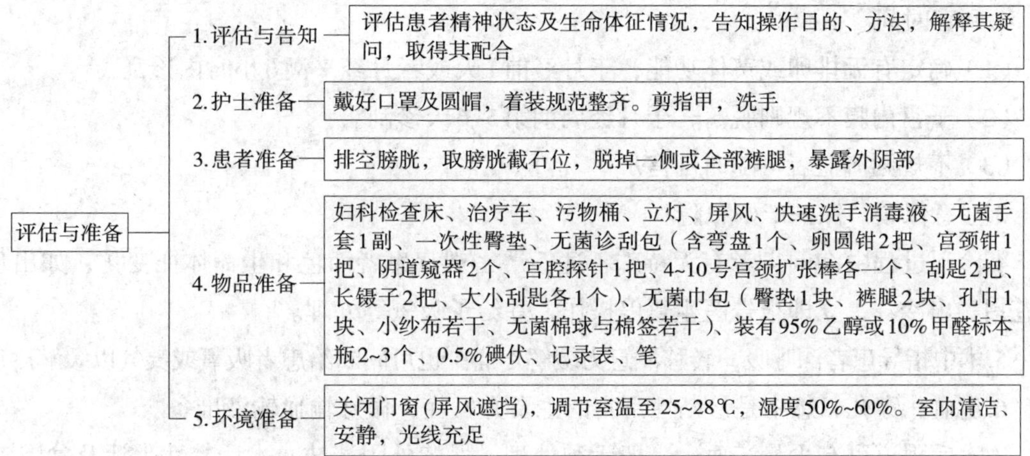

【操作方法】

一般性诊断刮宫

1. 消毒铺巾： 消毒外阴、阴道及宫颈，铺无菌孔巾。

2. 妇科检查： 双合诊确定子宫大小、位置。

3. 消毒暴露： 放置并固定阴道窥器，暴露阴道，卵圆钳夹取蘸有0.5%碘伏棉球再次消毒阴道及阴道穹窿。用宫颈钳夹宫颈前唇，牵引并固定子宫颈。

4. 探宫及扩宫： 用蘸有0.5%碘伏棉签消毒宫颈管两次。右手以持笔式握宫腔探针，顺子宫屈向进入宫腔直至宫底，探测宫颈管及宫腔深度。右手以执笔式用宫颈扩张器逐号（4~7号）缓慢扩张宫颈内口直至大于刮匙半号至1号。

5. 刮宫： 将1块纱布垫于阴道后穹窿及阴道后壁，用于收集刮出的内膜组织，用刮匙顺子宫屈向进入宫腔，到达宫底后退出少许，自上而下方向轻轻搔刮宫腔前壁、侧壁、后壁、宫底和两侧子宫角刮取组织。刮毕，用探针再次探测宫腔深度，了解子宫收缩情况。

6. 固定标本： 取出纱布，收集刮出的内膜组织放入标本瓶（95%乙醇或10%甲醛溶液）中浸泡固定，做好标记。

7. 取出宫颈钳及阴道窥器： 擦净阴道内血液，取下宫颈钳，再次消毒宫颈外口，取出阴道窥器。

分段诊刮
- 1. **消毒外阴、阴道、宫颈的处理**：同一般诊断性刮宫前1、2、3点。
- 2. **环刮宫颈管**：将1块纱布垫于阴道后穹窿及阴道后壁，注意此时不需探宫腔深度，以免探针将宫颈管组织带入子宫腔而混淆诊断。用小刮匙子宫颈管自内口至外口顺序环刮宫颈管1周，将刮出组织置于纱布上。
- 3. **刮宫腔**：右手以持笔式握宫腔探针，顺子宫屈向进入宫腔直至宫底，探测宫腔深度，然后刮取子宫腔内组织，方法同一般诊断性刮宫中第5点内容。
- 4. **固定标本**：刮出的组织分别放入标本瓶（95%乙醇或10%甲醛溶液）送检。
- 5. **取出宫颈钳及阴道窥器**：同一般诊断性刮宫。

【操作后处理】

1.核对患者信息，填写病理活组织检查申请单，连同密封并贴好患者信息的标本瓶一起及时送检。

2.协助患者穿好裤子，撤去一次性臀垫，安置其休息1小时。

3.整理用物，洗手，记录。

【注意事项】

1.刮宫前5~7天禁止性生活。

2.刮宫时间。

（1）确定有无排卵或黄体功能，于月经前1天或者月经来潮6小时内诊刮。

（2）子宫内膜不规则脱落，于月经周期第5~6天诊刮。

（3）不规则流血者可随时刮宫。

3.注意保暖，保护产妇私隐。

4.诊刮过程中询问患者有无特殊不适，严密观察患者面色和生命体征变化，如出现面色苍白、出冷汗，立即报告医生暂停操作，并给予吸氧等处理。

5.术中指导患者深呼吸，转移注意力缓解疼痛。也可间断给患者吸氧或笑气以缓解疼痛。

6.出血、穿孔、感染是诊断性刮宫的主要并发症，做好输血输液准备。

7.术后阴道可有少量流血，一般无须处理。保持外阴清洁，术后禁性生活及盆浴2周，遵医嘱口服抗生素预防感染。

8.1周后门诊复查，根据病理结果决定治疗原则。

【思考题】

（一）选择题

1.患者，女，36岁。工作紧张，近2年来未避孕，欲生育，但一直未孕。月经不规则，经期延长。医生建议患者行诊断性刮宫以了解有无排卵，护士告知刮宫时间应在月经来潮

A.后72小时　　C.前2周

E.后12小时　　B.后48小时

D.后24小时　　E.后6小时内

2.诊断性刮宫的适应证为

A.不明原因的子宫出血　　B.月经失调

C.不孕症了解有无排卵　　D.疑有宫腔组织残留

E.以上都正确

3.关于诊断性刮宫术，正确的是

A.不全流产致子宫长时间出血者，刮宫既能协助诊断又能止血

B.不孕症患者诊断性刮宫应在月经来临前或月经来潮36小时内

C.诊断性刮宫的刮出物放入干燥试管送检

D.诊断性刮宫是取子宫内膜基底层组织作病理学检查

E.诊断性刮宫不能用于疾病的治疗

4.下列有关诊断性刮宫患者的术后护理措施，不正确的是

A.术后1小时，观察患者一般情况　　B.术后少量流血可以持续10天

C.保持外阴清洁　　D.避免性生活和盆浴2周

E.遵医嘱服用抗生素

5.关于诊断性刮宫术的护理，正确的是

A.刮宫前5天禁止性生活

B.功能失调性子宫出血患者应在月经干净后刮宫

C.怀疑宫颈管病变时，将子宫内膜和宫颈管组织一并刮取送检

D.刮宫术后2周到门诊复查

E.刮宫术后1个月内禁止性生活

（二）案例分析题

患者，女，48岁，孕4产1。月经紊乱11个月，因“闭经3个月余后阴道淋漓出血半个月”入院。妇科检查子宫正常大小，双附件未见异常。Hb 80g/L。

1.评估患者目前情况，口述此时最主要的处理。

2.口述诊断性刮宫术步骤、术前准备、手术配合及注意事项。

（庄佳娥）

书网融合……

答案解析

项目六　计划生育护理

任务一　避孕措施的选择

PPT

情景导入

胡某，女，36岁，G_4P_2，自然分娩2次、人工流产2次。现想咨询了解避孕方法及相关知识。

【工作任务】

1.讲解避孕方法种类。

2.结合妇女实际情况给予避孕方法指导帮助。

【操作目的】

结合妇女的自身特点（包括家庭、身体、婚姻状况等）选择合适的安全有效避孕方法。

【任务目标】

知识目标	1.掌握避孕的方法与原理。 2.熟悉避孕方法的适宜人群。
能力目标	1.能进行避孕知识的健康宣教，具有良好的沟通能力。 2.能正确指导妇女采取安全有效的避孕方法。
素质目标	1.能与患者进行有效的沟通并取得配合，纠正错误的认知。 2.尊重关爱妇女，保护患者的隐私，具有职业担当与奉献精神。

【操作前准备】

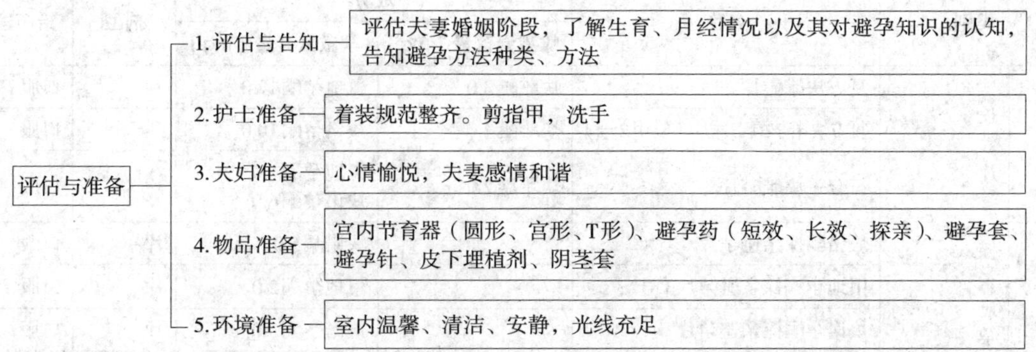

【避孕方法】

应根据妇女自身情况（包括家庭、身体、婚姻状况等），提供合适、安全、有效的避孕建议。常用甾体激素药种类（表6-1）。

各年龄阶段避孕方法选择

1.新婚期

（1）原则：新婚夫妇年轻，尚未生育，应选择使用方便、不影响生育的避孕方法。

（2）选用方法：复方短效口服避孕药、男用阴茎套、外用避孕栓、薄膜等。

2.哺乳期

（1）原则：不影响乳汁质量及婴儿健康。

（2）选用方法：阴茎套是哺乳期选用的最佳避孕方式，也可选用放置宫内节育器。

3.生育后期

（1）原则：选择长效、可逆、安全、可靠的避孕方法，减少非意愿妊娠进行手术带来的痛苦及并发症。

（2）选用方法：各种避孕方法（宫内节育器、皮下埋植剂、复方口服避孕药、避孕针、阴茎套等）均适用，根据个人身体状况进行选择。已生育两孩或以上妇女，可采用绝育术。

4.绝经过渡期

（1）原则：此期仍有排卵可能，应坚持避孕，选择以外用避孕为主的避孕方法。

（2）选用方法：可采用阴茎套。原来使用宫内节育器无不良反应可继续使用，至绝经后半年内取出。

表6-1　常用甾体激素药种类

类别			名称	成分		剂型	给药途径
				雌激素含量（mg）	孕激素含量（mg）		
口服避孕药	短效片	单相片	复方炔诺酮片（避孕片1号）	炔雌醇0.035	炔诺酮0.6	薄膜片	口服
			复方甲地孕酮片（避孕片2号）	炔雌醇0.035	甲地孕酮1.0	片	口服
			复方左炔诺孕酮片	炔雌醇0.03	左炔诺孕酮0.15	片	口服
			复方去氧孕烯片（妈富隆）	炔雌醇0.03	去氧孕烯0.15	片	口服
			复方孕二烯酮片	炔雌醇0.03	孕二烯酮0.075	片	口服
			屈螺酮炔雌醇片	炔雌醇0.03	屈螺酮3.0	片	口服
		三相片	左炔诺孕酮三相片			片	口服
			第一相片（1~6片）	炔雌醇0.03	左炔诺孕酮0.05	片	口服
			第二相片（7~11片）	炔雌醇0.04	左炔诺孕酮0.075	片	口服
			第三相片（12~21片）	炔雌醇0.03	左炔诺孕酮0.125	片	口服

续表

类别		名称	成分		剂型	给药途径
			雌激素含量（mg）	孕激素含量（mg）		
口服避孕药	长效片	复方炔雌醚片	炔雌醚3.0	氯地孕酮12.0	片	口服
		复方炔诺孕酮二号片（复甲2号）	炔雌醚2.0	炔诺孕酮10.0	片	口服
		三合一炔雌醚片	炔雌醚2.0	氯地孕酮6.0 炔诺孕酮6.0	片	口服
	探亲避孕药	炔诺酮探亲避孕片		炔诺酮5.0	片	口服
		甲地孕酮探亲避孕片1号		甲地孕酮2.0	片	口服
		炔诺孕酮探亲避孕片		炔诺孕酮3.0	片	口服
		双炔失碳酯片（53号抗孕片）		双炔失碳酯7.5	片	口服
长效针	单方	庚炔诺酮注射液		庚炔诺酮200.0	针	肌内注射
		醋酸甲羟孕酮避孕针（迪波普拉维）		甲羟孕酮150.0	针	肌内注射
		复方己酸孕酮	戊酸雌三醇2.0	己酸羟孕酮250.0	针（油剂）	肌内注射
	复方	复方甲地孕酮避孕针	17β－雌二醇5.0	甲地孕酮25.0	针（混悬剂）	肌内注射
		复方甲羟孕酮注射针	环戊丙酸雌二醇5.0	醋酸甲羟孕酮25.0	针	肌内注射
缓释避孕药	皮下埋植剂	左炔诺孕酮硅胶囊Ⅰ型		左炔诺孕酮36×6		皮下埋植
		左炔诺孕酮硅胶棒Ⅱ型		左炔诺孕酮75×2		皮下埋植
		依托孕烯植入剂				皮下埋植
	缓释阴道避孕环	甲硅环		甲地孕酮200.0或250.0		阴道放置
	微球或微囊避孕针	庚炔诺酮微球针		庚炔诺酮65.0或100.0	针	皮下注射
		左旋诺孕酮微球针剂		左旋诺孕酮50.0	针	皮下注射
		肟高诺酮微囊针剂		肟高诺酮50.0	针	皮下注射
避孕贴剂		Ortho Evra	炔雌醇0.75	17–去酰炔肟酯6.0	贴片	皮肤外贴

【思考题】

（一）选择题

1. 葡萄胎术后避孕方法宜选用

A. 安全套　　B. 宫内节育器

C. 药物避孕法　　D. 自然避孕法

E. 免疫避孕法

2. 下列可以采取口服避孕药避孕的是

A. 急性肾炎　　B. 糖尿病

C. 哺乳期妇女　　D. 健康的育龄妇女

E. 生殖器官肿瘤患者

3. 下列避孕方法中失败率最高的是

A. 定时口服避孕药　　B. 放置宫内节育器

C. 用避孕套　　D. 用阴道隔膜

E. 安全期避孕

4. 产后2个月的哺乳期妇女，首选的避孕方法是

A. 口服避孕药　　B. 宫内节育器

C. 安全期避孕　　D. 避孕套

E. 可不避孕

5. 李女士有原发性痛经，护士建议她采用可减轻痛经的避孕方法是

A. 口服短效避孕药　　B. 安全期避孕法

C. 输卵管结扎术　　D. 避孕套

E. 阴道隔膜

（二）案例分析题

患者，女，27岁，已婚未孕育，来院咨询常用的避孕方法。

1. 评估患者目前情况，指导患者最适宜的避孕方法。

2. 口述常用的几种避孕方法及相应注意事项。

（庄佳娥）

PPT

任务二　宫内节育器放置术

情景导入

王女士，30岁，女，孕3产2。剖宫产后10个月，哺乳期。入院咨询最适宜的节育措施。

【工作任务】

1. 评估患者目前情况，提出安全有效的避孕措施。

2. 完成宫内节育器放置术的操作。

3. 给予术后健康宣教。

【任务目标】

知识目标	1.掌握宫内节育器放置术的适应证及禁忌证。 2.熟悉宫内节育器放置术步骤及操作护理。
能力目标	1.能叙述宫内节育器放置术的目的、适应证及禁忌证。 2.能独立完成宫内节育器放置术的术前准备、操作配合及术后宣教。
素质目标	1.能与患者进行有效的沟通并取得配合，减少其对操作的恐惧。 2.尊重关爱妇女，保护患者的隐私，具有良好沟通能力、职业担当与奉献精神。

【操作目的】

通过改变宫腔内环境，阻碍受精卵着床，达到安全、有效、经济的可逆性的节育目的。

【适应证】

1.育龄期妇女自愿放置宫内节育器且无禁忌证者。

2.紧急避孕者。

【禁忌证】

1.生殖系统急性炎症。

2.月经期或不规则阴道流血。

3.妊娠或可疑妊娠者。

4.人工流产后出血多者，疑有妊娠物残留或感染者。

5.生殖器畸形如双子宫、纵隔子宫等。

6.宫颈内口过松，重度陈旧性宫颈裂伤或子宫脱垂，宫腔过短（<5.5m）或过长（>9cm）。

7.有铜过敏史。

8.全身严重合并症不能耐受者。

【放置时间】

1.月经干净后3~7天无性生活。

2.正常分娩后且子宫恢复正常。

3.剖宫产6个月。

4.人工流产术后，宫腔深度<10cm。

5.哺乳期或月经延迟者需排除妊娠。

6.自然流产后于1次月经正常后，药物流产后于2次月经正常后放置。

7.紧急避孕应在性交后5天内放置。

8.含孕激素IUD在月经第3天放置。

【操作前准备】

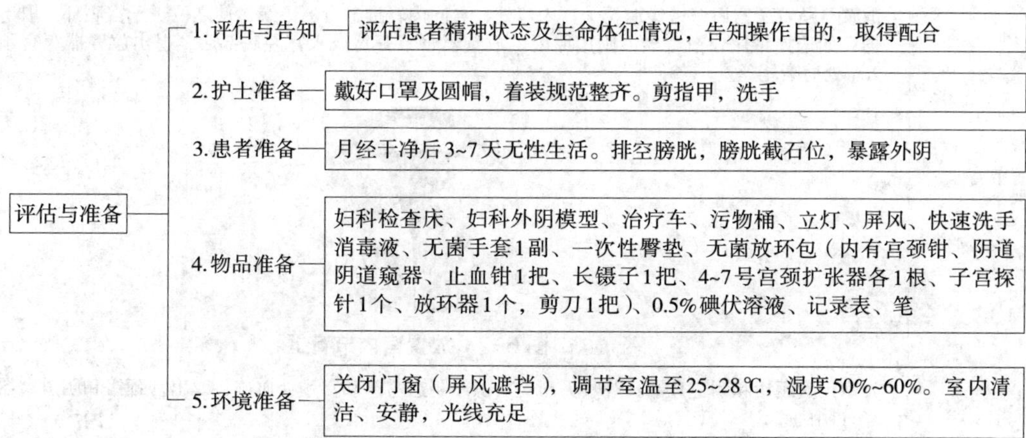

【操作方法】

放置节育器术

1.消毒铺巾：消毒外阴、阴道及宫颈，铺无菌孔巾。

2.妇科检查：双合诊确定子宫大小、位置。

3.消毒暴露：放置并固定阴道窥器，暴露阴道，再次消毒阴道及阴道穹窿，用宫颈钳夹宫颈前唇，向外缓缓牵引使子宫轴尽量拉直。

4.选择节育器：用探针探查宫腔深度，并轻轻向两侧摆动，估计宫腔深度及宽度，根据宫腔大小，选择合适的节育器（图6–1）。

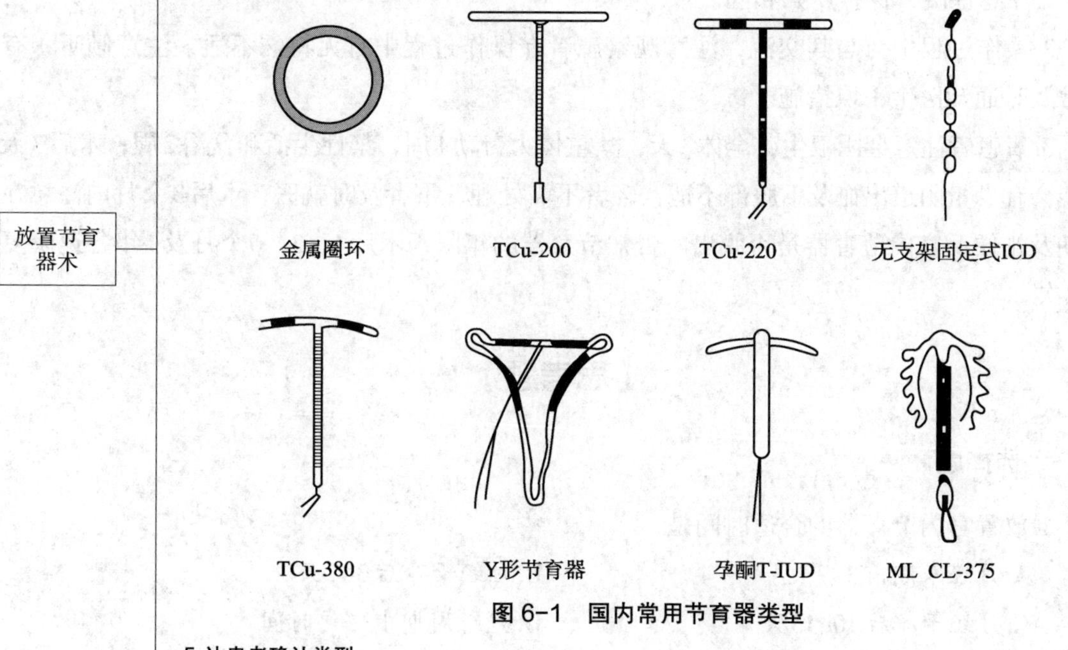

图6–1　国内常用节育器类型

5.让患者确认类型

放置节育器术

6. **放置节育器**：根据宫颈口的松紧度、节育器的种类及大小决定是否需要用宫颈扩张器逐号扩张宫颈。如选择环形节育器，需先将节育器卡在放置器上，沿宫腔方向轻轻送至宫腔底（图6-2），将放置器贴着子宫后壁慢慢退至子宫内口处，再向内轻推节育器下缘，使之位于子宫底部，取出放置器；如选择带尾丝节育器，则用原配的放置器将节育器放入宫腔底部后，退出放置器距宫颈外口2cm处剪断尾丝。

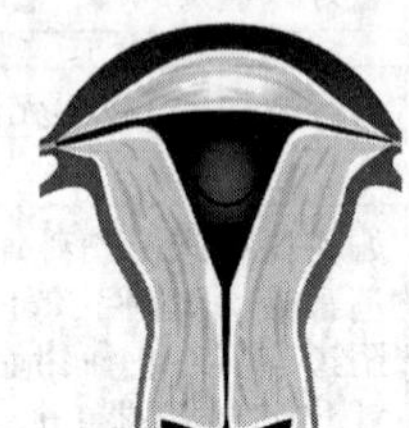

图6-2 放置宫内节育器

7. **取出宫颈钳和阴道窥器**：观察无出血后擦净阴道穹窿和宫颈处血迹，取出宫颈钳和阴道窥器，擦净外阴血迹。

【操作后处理】

1. 协助患者穿好裤子，撤去一次性臀垫并搀扶起到休息室休息1小时。

2. 整理用物，洗手，记录。

【注意事项】

1. 注意保暖，保护产妇私隐。

2. 操作过程中，与其交流，注意观察患者在操作过程中有无特殊不适，注意倾听，有异常及时通知医生采取措施。

3. 嘱患者注意会阴卫生，全休3天，禁重体力劳动1周，禁性生活和盆浴2周；术后3天可能会有少量阴道出血及下腹部不适，轻者不需处理，重者及时就医；术后3个月内注意在经期及排便后宫内节育器是否脱出。告知节育器的年限，术后1、3、6个月及1年各返院复查1次。

【思考题】

（一）选择题

1. 放置宫内节育器的合适时间是

A. 月经来潮前3~7天　　B. 月经干净后3~7天

C. 月经干净后10~15天　　D. 月经周期中任何时间

E. 排卵前

2. 剖宫产后放置宫内节育器的时间为

A. 剖宫产后2个月　　B. 剖宫产后3个月

C. 剖宫产后4个月　　D. 剖宫产后5个月

E. 剖宫产后6个月

3. 宫内节育器放置后的健康教育，不正确的是

A. 保持外阴清洁　B. 放置术后休息3天

C. 1周内禁止性生活　D. 术后3个月内排便时注意有无节育器脱落

E. 术后定期复查

4. 通常已生育妇女较愿意首选的节育措施是

A. 药物避孕　B. 宫内节育器避孕

C. 避孕套　D. 输卵管结扎术

E. 安全期避孕

5. 下述不是IUD放置并发症的是

A. 感染　B. IUD异位

C. 带器妊娠　D. 节育器异位、嵌顿或断裂

E. 术中仅出现轻微腰酸及轻微腹痛

（二）案例分析题

某产妇，剖宫产一男婴，现产后6个月，母乳喂养，乳汁充足，产妇要求对计划生育进行指导。

1. 评估患者目前情况，口述此时最主要的处理。

2. 口述宫内节育器放置术操作步骤、术前准备、护理配合及注意事项。

（庄佳娥）

任务三　宫内节育器取出术

情景导入

患者，女，56岁，因绝经2年余，入院要求取出宫内节育器。自诉5年前放置一枚圆形金属节育器。

【工作任务】

1. 评估患者目前情况，提出处理方法。

2. 完成宫内节育器取术操作。

3. 给予术后健康宣教。

【任务目标】

知识目标	1. 掌握宫内节育器取出术的适应证及禁忌证。 2. 熟悉宫内节育器取出术步骤及操作护理。
能力目标	1. 能叙述宫内节育器取出术的目的、适应证及禁忌证。 2. 能独立完成宫内节育器取出术的术前准备、操作配合及术后宣教。
素质目标	1. 能与患者进行有效的沟通并取得配合，减少对操作的恐惧。 2. 尊重关爱妇女，保护患者的隐私，具有良好沟通能力、职业担当与奉献精神。

【操作目的】

避免节育器对宫腔内环境的刺激。

【适应证】

1. 计划再生育或不再需要避孕者。
2. 节育器放置期限已满需更换者。
3. 绝经过渡期停经1年内。
4. 更换其他避孕措施或绝育者。
5. 带器妊娠或环移位者。

【禁忌证】

1. 生殖系统急性炎症。
2. 全身严重合并症不能耐受者。

【取器时间】

1. 月经干净后3~7天无性生活。
2. 出血多者随时取。
3. 带器妊娠在人工流产时取出。

【操作前准备】

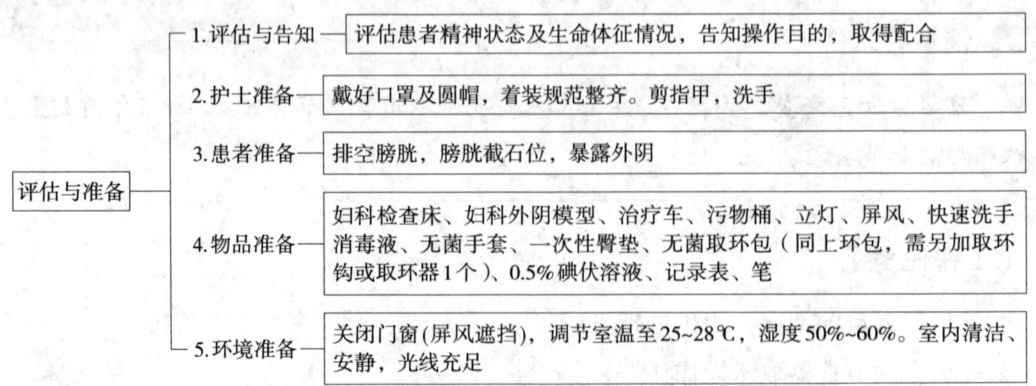

【操作方法】

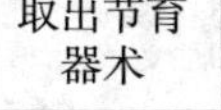

1.消毒铺巾：消毒外阴、阴道及宫颈，铺无菌孔巾。
2.妇科检查：双合诊确定子宫大小、位置。
3.消毒暴露：放置并固定阴道窥器，暴露阴道，再次消毒阴道及阴道穹窿。
4.取出节育器
（1）有尾丝者：用血管钳夹住尾丝后轻轻牵引取出。
（2）无尾丝者：用宫颈钳夹宫颈前唇，向外缓缓牵引使子宫轴尽量拉直。用探针探查宫腔深度及IUD位置，将取环钩沿子宫屈向送到宫底，转动取环钩使其钩住节育器下缘，轻轻向外牵拉取出（图6-3）。取IUD困难者，可在B超、X线引导下或借助宫腔镜取出。
（3）让患者确认种类及完整性。
5.取出宫颈钳和阴道窥器：观察患者无出血后擦净阴道穹窿和宫颈处血迹，取出宫颈钳和阴道窥器并擦净外阴血迹。

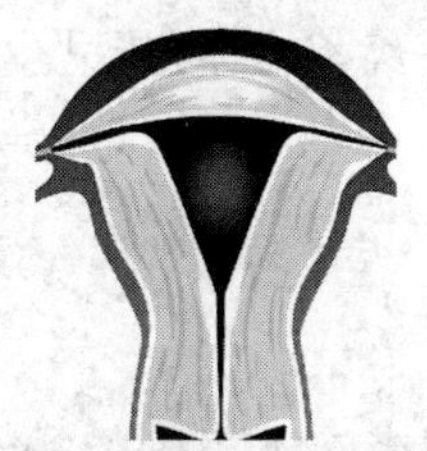

图6-3　取出宫内节育器

【操作后处理】

1.协助患者穿好裤子，撤去一次性臀垫并搀扶起到休息室休息1小时。

2.整理用物，洗手，记录。

【注意事项】

1.注意保暖，保护产妇私隐。

2.术前超声提示或患者自述明确宫内节育器种类。

3.注意观察患者在操作过程中有无特殊不适，注意倾听，有异常及时通知医生。

4.术后3个月内，常出现、月经过多、经期延长、月经期中间点滴出血，轻者一般无须特殊处理，重者需口服止血药、补充铁剂和抗生素，处理无效者可取出IUD，改用其他避孕方法。

5.腰腹酸胀感是由于子宫频繁收缩所致，轻者无须处理，重者应更换节育器。

6.嘱患者术后注意会阴卫生，预防感染，术后休息1天，禁性生活和盆浴2周。

【思考题】

（一）选择题

1.宫内节育器取出的合适时间是

A.月经来潮前3~7天　　B.月经干净后3~7天

C.月经干净后10~15天　　D.月经周期中任何时间

E.排卵前

2. 金属环放置无症状可放置

A. 5年　　B. 10年

C. 15年　　D. 15~20年

E. 20年以上

3. 宫内节育器取出的适应证不包括

A. 计划再生育者　　B. 放置期限已满需更换者

C. 围绝经期妇女　　D. 绝经1年以上者

E. 改用其他避孕措施或绝育者

4. 患者，女，25岁，因停经49天诊断早孕，B超确诊为带器妊娠，进一步处理措施是

A. 药物流产 + 取环术　　B. 负压吸引术 + 取环术

C. 钳刮术 + 取环术　　D. 依沙吖啶引产术 + 取环术

E. 水囊引产 + 取环术

5. 宫内节育器取出术护理措施不正确的是

A. 术前体温不超过37.4℃　　B. 术后送受术者到观察室休息1~2小时

C. 严格无菌操作观念　　D. IUD取出后，让患者辨认

E. 术后保持外阴清洁，1个月内禁性生活

（二）案例分析题

患者，女，27岁，因放置宫内节育器后月经过多、经期延长，欲改用短效口服避孕药物。

1. 评估患者目前情况，口述此时最主要的处理。

2. 口述宫内节育器取出术操作步骤、术前准备、护理配合及注意事项？

（庄佳娥）

任务四　人工流产负压吸引术

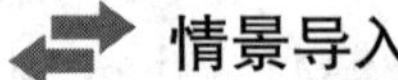

情景导入

患者，女，30岁，因停经60天，尿妊娠试验阳性。孕3产2，自然分娩2次。入院诊断：孕3产2，孕8^{+4}周。患者因个人原因要求终止妊娠。

【工作任务】

1. 评估患者目前情况，给予安全有效处理方法。
2. 完成人工流产负压吸引术的操作。
3. 给予术后健康宣教。

【任务目标】

知识目标	1. 掌握负压吸引术的适应证及禁忌证。 2. 熟悉负压吸引术步骤及操作护理。
能力目标	1. 能叙述负压吸引术的目的、适应证及禁忌证。 2. 能独立完成负压吸引术的术前准备、操作配合及术后宣教。
素质目标	1. 能与患者进行有效的沟通并取得配合，减少对其操作的恐惧。 2. 尊重关爱妇女，保护患者的隐私，具有良好沟通能力、职业担当与奉献精神。

【操作目的】

终止妊娠10周内宫内妊娠。

【适应证】

1. 避孕失败且患者自愿要求终止妊娠而无禁忌证者。
2. 孕妇因疾病不能继续妊娠者。

【禁忌证】

1. 生殖系统急性炎症。
2. 各种慢性病急性发作期和各种急性传染病。
3. 全身严重合并症不能耐受者。
4. 术前两次体温测量≥37.5℃。

【操作前准备】

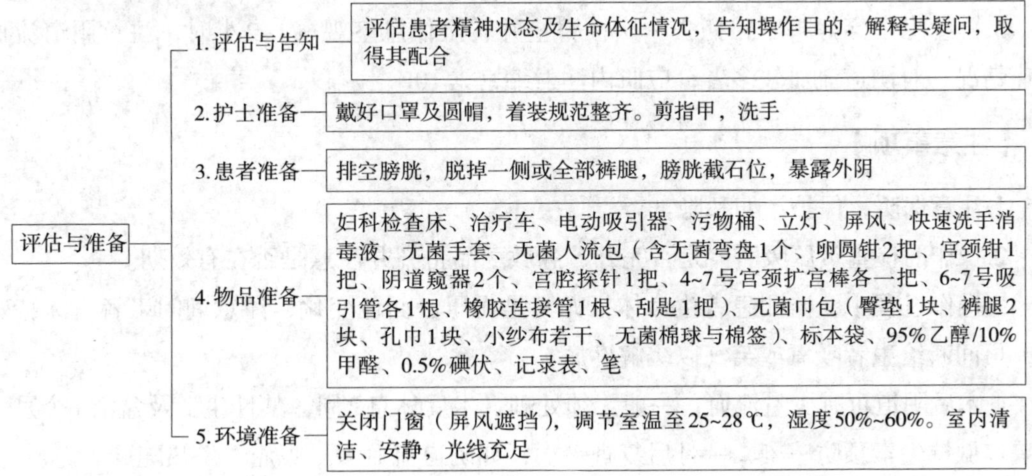

【操作方法】

负压吸引术

1. **消毒铺巾**：消毒外阴、阴道及宫颈，铺无菌孔巾。
2. **妇科检查**：双合诊确定子宫大小、位置。
3. **消毒暴露**：放置并固定阴道窥器，暴露阴道，卵圆钳夹取0.5%碘伏棉球再次消毒阴道及阴道穹窿。用宫颈钳夹宫颈前唇，牵引并固定子宫颈。
4. **探宫及扩宫**：用浸湿0.5%碘伏棉签消毒宫颈管两次。右手以持笔式握宫腔探针，顺子宫方向进入宫腔直至宫底，探测宫腔深度。右手以执笔式用宫颈扩张器由小到大（4~7号）依子宫屈度缓慢扩张宫颈内口直至比选用的吸管大半号0.5或1号。
5. **吸宫**：连接吸宫棒与吸引管，试吸无误后，按孕周及宫腔大小控制负压，一般压力控制在400~500mmHg。送入吸引管至宫腔，当吸引管送达宫腔底部后开动负压，将吸管开孔处对准孕卵着床处（图6-4），上下移动并同时顺时针或逆时针方向转动吸管，当感觉子宫缩小，宫壁有粗糙感，吸管头部移动受阻时提示已吸干净，折叠橡皮导管，在无负压的情况下抽出吸管。

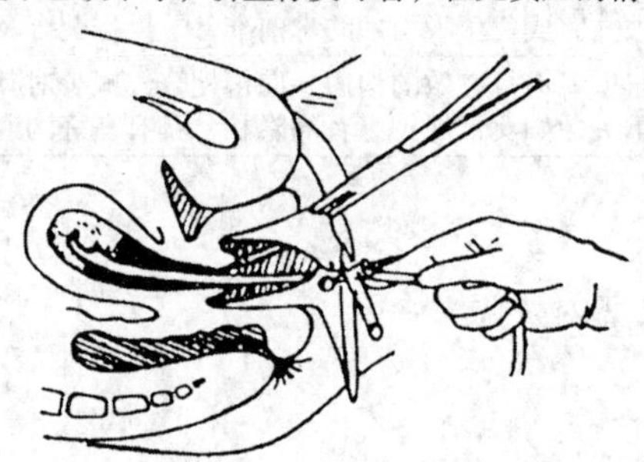

图6-4　负压吸宫术

6. **刮宫**：用小刮匙轻刮宫腔1周，尤其是宫底及两侧宫角，检查宫腔是否吸干净。仔细检查有无绒毛组织，肉眼观异常者需送检。
7. **取出宫颈钳及阴道窥器**：擦净宫颈、阴道内血液，取下宫颈钳，再次消毒宫颈外口取出阴道窥器。

【操作后处理】

1. 切断电源，拆除吸引器连接管。

2. 将吸出绒毛组织在流动的清水下进行过滤，检查其与妊娠月份是否相符、有无水泡状物，发现异常组织需放置于装有95%乙醇或甲醛小瓶内浸泡固定，贴好标签、送检标本。

3. 协助患者穿好裤子，撤去一次性臀垫并转至休息室观察1~2小时，注意阴道流血及腹痛情况，对阴道流血较多者，应肌内注射缩宫素10U。

【注意事项】

1. 注意保暖，保护产妇私隐。

2. 操作前检查负压吸引器是否完好，急救药品备齐并注意是否在有效期。

3. 操作过程中，监测患者生命体征尤其是血压、面色变化，注意询问患者有无特殊不适，可间断给患者吸氧或笑气以缓解疼痛。

4. 术后阴道可有少量流血，一般无须处理。术后休息2周，禁性生活及盆浴1个月，遵医嘱口服抗生素预防感染，一月后复查一次，如阴道流血多、腹痛、发热随诊。

【思考题】

（一）选择题

1. 患者，女，32岁，因停经48天诊断早孕，行负压吸引术，采取的护理措施不正确的是
A. 术前体温不超过38℃可行手术
B. 术后送受术者至观察休息1~2小时
C. 书中严格执行无菌操作步骤
D. 术中严密观察受术者的反应
E. 术中保持外阴清洁，4周内禁性生活
2. 患者，女，行人工流产术，关于术后护理措施错误的是
A. 术后休息1~2小时，无异常即可离院
B. 保持外阴清洁
C. 术后1个月内禁止盆浴
D. 术后6个月内禁止性生活
E. 术后休息1个月
3. 患者，女，因停经46天诊断早孕，B超确诊为带器妊娠，终止妊娠适宜的措施为
A. 药物流产+取环术
B. 负压吸引术+取环术
C. 钳刮术+取环术
D. 依沙吖啶引产术+取环术
E. 水囊引产+取环术
4. 下列哪类患者可以进行人工流产术
A. 急性生殖器官炎症
B. 妊娠剧吐酸中毒者
C. 术前8小时有两次体温超过38℃
D. 避孕失败自愿要求终止妊娠者
E. 各种疾病的急性期
5. 关于人工流产术，正确的做法是
A. 妊娠10周以内行钳刮术
B. 妊娠14周以内行吸宫术
C. 子宫过软者，术前应肌注麦角新碱
D. 术后应检查吸出物有无妊娠物，并注意数量是否与妊娠月份相符
E. 吸宫过程出血多，应及时增大负压迅速吸刮

（二）案例分析题

患者，女，30岁，妊娠48天行吸宫术，想了解该手术相关情况。

1. 评估患者目前情况，口述此时人工流产吸宫术的目的。
2. 口述人工流产吸宫术操作步骤、配合、术后注意事项。

（庄佳娥）

任务五　人工流产钳刮术

PPT

情景导入

患者，经产妇，34岁，因停经12^{+2}周，入院要求终止妊娠。既往孕产史：孕4产2人流1次。入院诊断：孕4产2，孕12^{+2}周。

【工作任务】

1. 评估患者目前情况，给予安全有效的处理方法。
2. 完成行人工流产钳刮术。
3. 给予术后健康宣教。

【任务目标】

知识目标	1. 掌握人工流产钳刮术的适应证及禁忌证。 2. 熟悉人工流产钳刮术步骤及操作护理。
能力目标	1. 能叙述人工流产钳刮术的目的、适应证及禁忌证。 2. 能独立完成人工流产钳刮术的术前准备、操作配合及术后宣教。
素质目标	1. 能与患者进行有效的沟通并取得配合，减少其对操作的恐惧。 2. 尊重关心患者，保护患者隐私，具有职业担当与奉献精神。

【操作目的】

终止妊娠10~14周内宫内妊娠。

【适应证】

1. 避孕失败且患者自愿要求终止妊娠而无禁忌证者。
2. 孕妇因疾病不能继续妊娠者。

【禁忌证】

1. 生殖系统急性炎症。
2. 各种慢性病急性发作期和各种急性传染病。
3. 全身严重合并症不能耐受者。
4. 术前两次体温测量≥37.5℃。

【操作前准备】

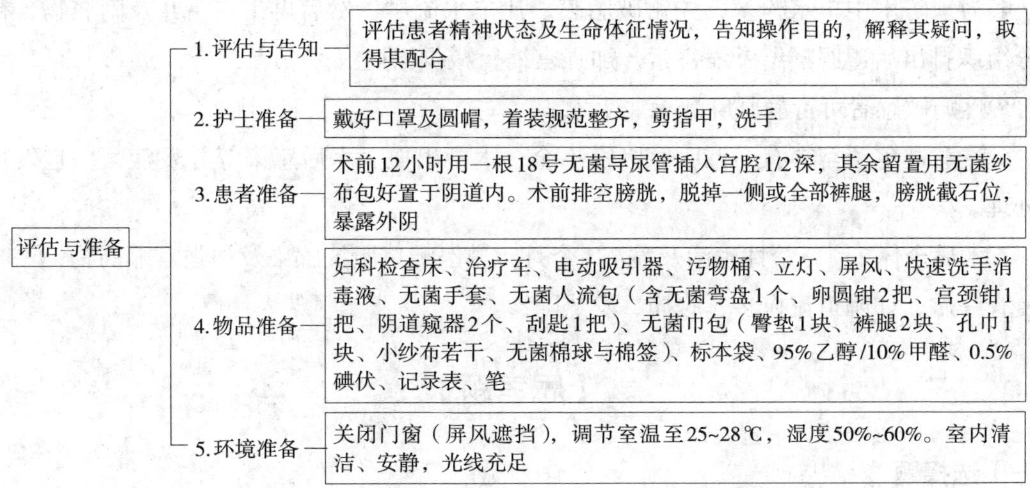

【操作方法】

钳刮术

1. 消毒铺巾： 铺一次性臀垫，消毒外阴、阴道及宫颈，同时取出留置的导尿管，铺无菌孔巾。

2. 妇科检查： 双合诊确定子宫大小、位置。

3. 消毒暴露： 放置并固定阴道窥器，暴露阴道，卵圆钳夹取0.5%碘伏棉球再次消毒阴道及阴道穹窿。用宫颈钳夹宫颈前唇，牵引并固定子宫颈。

4. 探宫及扩宫： 用浸湿0.5%碘伏棉签消毒宫颈管两次。右手以持笔式握宫腔探针，顺子宫屈向进入宫腔直至宫底，探测宫腔深度。

5. 钳夹胎盘及胎体： 将卵圆钳缓慢伸入宫腔，钳破胎膜使羊水流尽，再用卵圆钳沿宫颈管缓慢进入宫腔，到达宫底后，退出1cm左右，在前壁、后壁或侧壁寻找胎盘附着部位，夹住胎盘，左右轻轻摇动，使胎盘逐渐剥离后将胎盘夹取出来。钳取胎体时，应保持胎体纵位，避免胎儿骨骼刺伤子宫壁及宫颈管。如妊娠月份较大可先取胎体后取胎盘。

6. 刮宫： 用刮匙轻刮宫腔1周，尤其是宫腔底及两侧宫角。

7. 取出宫颈钳及阴道窥器： 擦净阴道内血液，取下宫颈钳，再次消毒宫颈外口。取出阴道窥器。

【操作后处理】

1. 切断电源，拆除吸引器连接管。

2. 保留取出的胎块，核对是否完整，必要时将钳夹出的组织放置于装有95%乙醇或甲醛小瓶内浸泡固定，贴好标签、送检标本。

3. 协助患者穿好裤子，撤去一次性臀垫并转至休息室观察1~2小时，注意阴道流血及腹痛情况，术后遵医嘱常规静脉滴注缩宫素加强宫缩处理。

【注意事项】

1. 注意保暖，保护产妇私隐。

2. 为保证手术顺利进行，需充分扩张宫颈口，术前可口服、肌内注射或阴道放置扩张宫颈药物，如前列腺素制剂，使宫颈软化扩张。

3. 诊刮过程中严密观察患者面色和生命体征变化，如出现面色苍白、出冷汗等人工流产综合征反应。一旦发生立即暂停操作，并给予吸氧，静脉注射0.5~1mg阿托品，症状多可缓解。

4.为预防术中羊水栓塞，先钳破胎膜，让羊水流尽，然后再钳夹胎儿及附属物，待大部分组织排出后遵医嘱给予缩宫素，加强宫缩，减少出血。

5.疼痛敏感者可行静脉麻醉无痛手术。

6.注意避免子宫穿孔、漏吸、吸宫不全、术中出血、术后感染等并发症，一旦发现及时处理。

7.术后全休2周，禁性生活及盆浴1个月，遵医嘱口服抗感染及加强宫缩药物，一个月后复查一次，如阴道流血多、腹痛、发热随诊。

【思考题】

（一）选择题

1.钳刮术适用于妊娠

A. 1~5周　　B. 6~10周

C. 10~14周　　D. 15~20周

E. 20~25周

2.妊娠90天，需终止妊娠最常用的方法

A.负压吸引术　　B.钳刮术

C.催产素静脉滴注　　D.利凡诺羊膜腔内注射法

E.催产素肌肉注射

3.患者李某，行人工流产术，关于术后护理措施，错误的是

A.术后休息1~2小时，无异常即可离院　　B.保持外阴清洁

C.术后1个月内禁止盆浴　　D.术后6个月内禁止性生活

E.术后休息1个月

4.人工流产手术并发症有

A.人工流产术时出血　　B.人工流产不全

C.宫腔积血　　D.宫颈、宫腔粘连

E.以上都是

5.钳刮术中见黄色脂肪样组织，不恰当的处理是

A.抗感染　　B.停止宫腔操作

C.肌内注射子宫收缩剂　　D.立即行剖腹探查术

E.住院观察，有内出血征象行剖腹探查术

（二）案例分析题

患者，女，20岁，妊娠13周入院要求无痛人流术，想了解该手术相关情况。

1.评估患者目前情况，口述此时人工流产术方式的选择。

2.口述此患者人工流产术的术前准备、操作步骤、术中配合、术后注意事项。

（庄佳娀）

书网融合……

答案解析

参考文献

［1］刘鹃，施秀红.胎头吸引器在阴道助产分娩中的应用效果观察［J］. 心电图杂志（电子版），2019，8（1）：140–141.

［2］耿莉华，宋雁宾，黄少平.护理实训教材妇产科护理分册［M］. 2版. 北京：科学出版社，2009.

［3］单伟颖.妇产科护理学实训指导［M］. 北京：中国医药科技出版社，2017.

［4］赵凤霞，徐小萍.妇产科护理实训指导［M］. 浙江：浙江大学出版社，2016.

［5］济南阳光大姐服务有限责任公司."1+X"母婴护理职业技能等级证书配套教材［M］. 北京：高等教育出版社，2020.

［6］谢幸，孔北华，段涛.妇产科学［M］. 9版. 北京：人民卫生出版社，2018.

［7］蒋莉，蔡晓红.妇产科护理学［M］. 北京：中国医药科技出版社，2018.

［8］王玉.妇产科护理［M］. 北京：中国医药科技出版社，2021.

［9］尹红，杨小玉.妇产科护理学［M］. 北京：中国医药科技出版社，2019.

［10］陈顺萍.妇科护理学［M］. 北京：中国医药科技出版社，2019.

［11］廖秦平.妇产科学［M］. 4版.北京：北京大学医学出版社，2014.

［12］张宏玉.助产学［M］. 北京：中国医药科技出版社，2014.

［13］陆虹，柳韦华.妇产科护理学［M］. 2版.北京：北京大学医学出版社，2016.

［14］蔡文智.助产技能实训［M］. 北京：人民卫生出版社，2015.